静脉用药集中调配基础操作指南

主 编 米文杰 陈 迹 李 林
主 审 刘新春

人民卫生出版社

图书在版编目(CIP)数据

静脉用药集中调配基础操作指南/米文杰,陈迹,李林主编.
—北京:人民卫生出版社,2017
ISBN 978-7-117-24585-2

Ⅰ.①静… Ⅱ.①米… ②陈… ③李… Ⅲ.①静脉注射-注射剂-卫生管理-指南 Ⅳ.①R944.1-62

中国版本图书馆 CIP 数据核字(2017)第 100551 号

| 人卫智网 | www.ipmph.com | 医学教育、学术、考试、健康,购书智慧智能综合服务平台 |
| 人卫官网 | www.pmph.com | 人卫官方资讯发布平台 |

静脉用药集中调配基础操作指南

主　　编：米文杰　陈　迹　李　林
出版发行：人民卫生出版社(中继线 010-59780011)
地　　址：北京市朝阳区潘家园南里 19 号
邮　　编：100021
E - mail：pmph @ pmph.com
购书热线：010-59787592　010-59787584　010-65264830
印　　刷：三河市尚艺印装有限公司
经　　销：新华书店
开　　本：710×1000　1/16　　印张：31
字　　数：590 千字
版　　次：2017 年 6 月第 1 版　2017 年 10 月第 1 版第 2 次印刷
标准书号：ISBN 978-7-117-24585-2/R · 24586
定　　价：58.00 元

打击盗版举报电话：010-59787491　E-mail：WQ @ pmph.com
(凡属印装质量问题请与本社市场营销中心联系退换)

静脉用药集中调配基础操作指南

顾问指导委员会

主 任 委 员　吴永佩

副主任委员　颜　青

委　　　员（按姓氏笔画排序）

　　　　　　王建华　包建安　刘向红

　　　　　　张建中　杨婉花

编写委员会

主　　　编　米文杰　陈　迹　李　林

主　　　审　刘新春

副 主 编　郁伟海　刘广宣　李　静

　　　　　　杨　萍　尹红梅　孙　纯

编　　　委（按姓氏笔画排序）

　　　　　　马玲梅　新疆医科大学第一附属医院

　　　　　　王　宁　中国大冢制药有限公司

　　　　　　王　伟　中国大冢制药有限公司

　　　　　　王立军　山东大学齐鲁医院

　　　　　　王彦娥　新疆医科大学第一附属医院

　　　　　　王晓然　新疆医科大学第一附属医院

　　　　　　王海秀　大理州人民医院

　　　　　　牛飞飞　山东大学齐鲁医院

　　　　　　尹红梅　山东大学齐鲁医院

　　　　　　朱　毅　新疆医科大学第一附属医院

　　　　　　伍伦玲　西南医科大学附属中医医院

　　　　　　刘　媛　牡丹江市肿瘤医院

　　　　　　刘广宣　辽宁省肿瘤医院

　　　　　　刘春丽　新疆医科大学第一附属医院

刘嘉懿　辽宁省肿瘤医院

米文杰　山东大学齐鲁医院

祁英杰　辽宁省肿瘤医院

阮大山　中国大冢制药有限公司

孙　纯　武汉市第一医院

杜希英　日照市莒县人民医院

李　林　山东大学齐鲁医院

李　静　青岛大学附属医院

李　黎　河南省人民医院

李　燕　山东大学齐鲁医院

杨　萍　山东大学齐鲁医院

邱俊皓　山东大学齐鲁医院

佟丽莉　辽宁省肿瘤医院

宋　涵　新疆医科大学第一附属医院

张　燕　山东大学齐鲁医院

张佃荣　山东大学齐鲁医院

张艳艳　山东大学齐鲁医院

陈　迹　新疆医科大学第一附属医院

陈　琴　辽宁省肿瘤医院

陈东旭　日照市莒县人民医院

苗　盼　山东大学齐鲁医院

范　静　青岛大学附属医院

林　波　中国大冢制药有限公司

郁伟海　中国大冢制药有限公司

岳佳琪　新疆医科大学第一附属医院

宗新杰　淄博世博医院

项　婧　辽宁省肿瘤医院

赵　欣　新疆医科大学第一附属医院

赵志臣　青岛大学附属医院

赵战威　威海市中心医院

柯力援　辽宁省肿瘤医院

段好庆　山东大学齐鲁医院

侯丽珠　山东大学齐鲁医院

郭小娜　新疆医科大学第一附属医院

焉晓萍　山东大学齐鲁医院

黄丹雪　辽宁省肿瘤医院
崔红霞　辽宁省肿瘤医院
隋　月　辽宁省肿瘤医院
董玉梅　兰州大学第二医院
程晓明　山东大学齐鲁医院
黎　苏　辽宁省肿瘤医院
潘　东　青岛大学附属医院
潘慧敏　新疆医科大学第一附属医院

前　言

静脉用药调配中心(pharmacy intravenous admixture services,PIVAS)将原来分散在各个病区、非洁净环境中进行的调配静脉用药转变为在药学监护下并在洁净的环境中(万级洁净区、局部百级洁净区)集中调配静脉用药的管理模式,可为临床提供更安全、有效的静脉药物治疗服务,是现代医院药学工作的重要内容。

静脉用药调配中心的建立可以加强对药品使用环节的质量控制,保证静脉药物的无菌性,防止微粒污染;同时可解决不合理用药现象,确保药物相容性和稳定性,将给药错误降至最低;实现医院药学由单纯供应保障型向技术服务型转变,体现以"病人为中心"的药学服务理念,是医院药学的重要组成部分。

静脉用药调配中心是"以病人为中心,以处方为重心"的药物治疗管理服务部门,在现代医院药学中发挥着独特的作用。对大多数药学人员和护理人员来说,PIVAS的药学服务是一项新的课题,要求药护人员必须具有扎实的药学专业知识和丰富的临床知识技能,并且能够在工作实践中不断认识、不断积累,充分发挥药师护士的职业潜能,协助临床医师合理安全用药,提供药学服务。

近几年来,全国医院PIVAS工作发展得很快,已经有1200余家PIVAS开展工作,在集中调配规范化、标准化、同质化建设方面都做出了突出成绩。由于我国过去没有开展PIVAS这项工作,经验积累相对较少,随着越来越多医院的开展,也出现了许多专业性的问题。大多数PIVAS药师和护理人员对静脉用药集中调配的认识仍处于初级阶段,对其中的内涵及风险理解不够,在基础的调配操作中难免出现这样或那样的疑问,同时,许多新开展PIVAS工作的医院对药师和护理人员的规范化培训也有许多困惑和需求。针对上述亟待解决的难题,我们组织全国开展这项工作较好的医院,由有经验的药师和护理人员编写了本部书籍。

本书上篇对静脉用药调配的质量控制、PIVAS重大事件处理应急预案、PIVAS常见差错事故及其防范措施、PIVAS整体工作分析研究,如新技术开展、药物调配中的细化操作及注意事项等方面都做了大篇幅论述,同时还对在PIVAS工作运行中的职业防护、风险防范及持续改进策略等方面作了详细论述。下篇则着重介绍了PIVAS常见的静脉用药混合调配特性、混合调配操作及注意事项,本书重在突出静脉用药集中调配的基础操作,后续我们还编写了《静脉用药调配中心基础知识问答》《静脉用药集中调配基础管理与进阶实践》系列书籍,其内容与本书相辅相成,相信对 PIVAS 的建立与工作开展具有较大的指导意义。希望此系列书籍能够对我国从事 PIVAS 工作的广大药学、护理人员及相关专业的学生给予更多的帮助和启发,同时也希望对促进 PIVAS 这一新兴领域的发展起到积极的推动作用。

2017 年 3 月

编写说明

　　本书关于 PIVAS 常见静脉用药的特性、用法用量、适宜溶媒、稀释液的稳定性及特别提示等结论，均引自药品说明书及近期（2000 年以后）国内外文献及专著等，并尊重当前国内外公正、客观的评价；静脉用药集中调配的基础操作部分为国内大部分 PIVAS 长期实践经验的总结。鉴于各种静脉用药在研制、生产和使用上不同的生产企业可能有各自特殊的质量标准、溶剂、辅料、用法、用量和使用要求，我们郑重声明本书中所载药品的用量用法、适宜溶媒、稀释液的稳定性及特别提示仅供临床参考，如与本书有差异时，应以具体药品说明书为准。

目　录

上　篇

下　篇

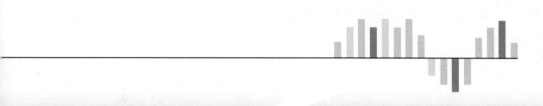

上　篇

第一章

输液发展史

第一节　静脉药物治疗的发展

静脉药物治疗是一项高度专业的技术,其发展经历了近 500 年的波折,在 20 世纪逐渐形成一套完整的体系,成为最直接有效的临床治疗手段之一。

William Harvey 于 1628 年提出关于血液循环的理论,为后人开展静脉药物治疗奠定了理论基础,被称为静脉药物治疗的鼻祖。英国的 Sir Christopher Wren 又尝试给动物注射,由此开始了注射疗法。此后,人们在行医治疗的过程中又进行了多次颇具影响力的输血尝试,有关注射疗法的各种研究和实验陆续开展。1665 年,英国医生 Richard Lower 首次在动物间成功输血;1667 年,法国人 John Baptiste Denis 将羊血输注给 1 名 15 岁病患,成为将动物血输注给人类的创始者。

1817~1818 年,英国人 Blundell 为 1 名产后出血的妇女回输自身血液,人血输注治疗由此开始;此后,Blundell 在该领域继续深入研究探索,并于 1824 年成功设计出输血工具(图 1-1-1)。1872 年,直接输血法诞生,将献血者的动脉用管子直接与受血者的静脉相连的技术,在临床得到应用。19 世纪 20~30 年代,霍乱肆虐全球,欧洲成为这场劫难的重灾区。1832 年,英国人 Latta 用含有盐水和碳酸氢钠的溶液注入病人静脉,补充因霍乱导致上吐下泻而丢失的体液,并取得一定疗效,近代输液疗法由此开始。

一、输液器具的发展

输液疗法的不断进步,使静脉输注产品生产技术及配套药械得以发展革新。1860 年,法国 Louis Pasteur 借助显微镜发现微生物,并发明手术消毒剂,其研究成果为消毒灭菌理论的提出及灭菌技术的发展奠定了基础。1898 年,医用玻璃瓶在美国投产并推广,从而宣告玻璃瓶输液时代的到来。1931 年,美国 Dr. Baxter 与同伴合作,在改造后的汽车车库内生产出世界上第一瓶商用的葡萄

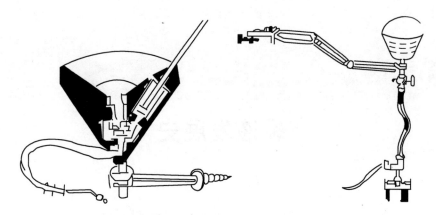

图 1-1-1　1824 年,英国 Blundell 发明的输液器

糖注射液,从而宣告输液器材与容器分离,其各自成为独立的器具。

与此同时,经历了漫长而艰难的探索过程,输血器材的开发也迎来突破性进展。20 世纪早期,Kimpton Brown、Henry 以及 Jouvelet 等人,先后对输血器材进行多次改良,这一时期的输血设备采用开放式设计,不仅带有刻度,还增加了经反复洗涤消毒后还可重复使用的橡皮塞玻璃瓶、橡皮管、不锈钢针头等器具。直至 1949 年,塑料输血袋和输血器代替玻璃瓶和橡皮管,封闭的一次性输血装置得到普及应用。

1950 年,Gautier 与 Maasa 发明了留置针,其对输液中静脉保护和液体渗出等问题的解决,以及推动穿刺工具的发展具有重大意义。1952 年,Robert Aubaniac 通过锁骨下中心静脉导管进行长期胃肠外营养治疗,从而使之成为危重病人抢救过程中非常关键的技术。然而,由于该治疗方法容易引起局部渗血、血肿、误穿动脉、气胸、局部红肿感染、心律失常等多种并发症,其在临床的应用中受到一定限制。

在头皮针发明以前,静脉输液针头是不同型号的普通注射器钢针头。由于注射器针的针头很大,给静脉穿刺和针头的固定带来很大的困难。1957 年,一次性头皮针被发明,头皮针穿刺成为了当时周围浅表静脉穿刺的唯一方法。现在,一次性头皮针仍在临床治疗中被使用,但它只是作为临时输液时使用的一次性工具,留置时间一般为 2~4 小时。

20 世纪 60 年代是静脉输液治疗迅速发展的重要时期。在此期间,输液生产工艺进行了多次变革和优化。这一时期,有超过两百种的静脉输注液体可供选择,静脉给药方式变得多样化,滤器和电子输注装置被广泛应用。

1961 年,美国 BD 公司正式生产一次性医用聚丙烯塑料瓶,3 年后,该公司又利用聚氨酯材料成功研制出套管针,该产品不但在临床治疗中得到广泛应用,同时也对减轻病人治疗痛苦、降低护士操作难度起到诸多积极作用。1965 年,日本开始研发聚乙烯塑料瓶作为输液容器,至 70 年代初期,PVC 软袋及聚丙烯塑料输液容器,分别在欧美、日本等发达地区及国家推广使用,输液包装材料技术迎来高速发展期。

二、液体治疗的发展

伴随外科手术的进展,人们对于液体治疗的认识逐渐深入。生物医学领域关于输液疗法的科学研究逐渐增多,应用需求的不断扩大,推动了输液制剂的研究开发和临床推广。1883 年,英国生理学家、临床医生,同时任伦敦大学医学院教授的 Sydney Ringer,意外地用自来水配置蛙心肌灌注液,发现其心肌收缩率强于蒸馏水配制的生理盐水,于是首先提出了复方电解质溶液的概念(在 0.9% NaCl 溶液中加入 Ca^{2+} 和 K^+),林格液因此得名;1911 年,Kansch 首次为外科术后的病人进行葡萄糖静脉输注;输液疗法效果最明显的是 1915 年儿科医生 Marriott 等给腹泻小儿输液,使死亡率从 90% 下降到 10%。

1920 年,日本 Yamakawa、Nomura 及 Sato 致力于研究静脉用脂肪乳剂,并首次将脂肪作为供能物质输给病人;1932 年 Hartmann 开发出使用乳酸钠的乳酸钠林格液,现在仍广泛使用;1935 年,Emmett Holt Jr. 在约翰·霍普金斯大学进行了一系列有关脂肪平衡的研究,并成功进行了将蓖麻油提炼的脂肪乳剂作为营养物质注入人体的实验;1939 年,Robert Elman 博士首次用酪蛋白水解产物输入静脉;Schohl 与 Blackfan 又于 1940 年成功将合成氨基酸溶液输入婴儿体内,他们的实践成果一时间在业内反响热烈。此后,有关营养输液的研究热潮不断高涨,并席卷全球。

1943 年,临床上首次使用滤器滤除纤维蛋白以防止输液时血液的凝固。1944 年,Helfich 与 Abelson 成功将 50% 的葡萄糖、10% 的氨基酸溶液与 10% 的橄榄油卵磷脂乳剂通过静脉血管输入到一个 5 岁的儿童体内;1946 年,Darrow 研制成高钾液,并开始试用钾盐静脉输入,治疗重症腹泻患儿。1960 年,瑞典教授 Wretlind 及其同事,研制了第一个完全无毒的脂肪乳剂——英脱利匹特。该乳剂产品随后被加入静脉营养而发展为全静脉营养液,并在外科病人中使用。

随着麻醉学与外科学的不断发展,根据围术期输液的研究,又开发出各种糖质液、氨基酸液等输液剂。

1967 年 Dr. Stanley Dudrick 等开发出的以高张葡萄糖液为基础的中心静脉营养法(total parental nutrition,TPN),使静脉营养疗法步入新阶段,它使 Wretlind 等开发的脂肪乳剂高能量输液疗法,得到广泛应用。

随着肠外营养液的普及,需降低由此带来的并发症,营养疗法便由中心静脉向周围静脉与胃肠道途径的综合性营养管理的方向发展。至此,静脉液体治疗作为独立的治疗技术已趋成熟,并发展为治疗学的分支学科。

三、我国液体治疗的进展

战争时期,大输液产品和血制品的消耗及供应需求持续增加,由于用量大、使用范围广等现实问题,抗生素、血浆替代扩容品及糖、盐基础输液等的治疗方法研究和技术应用在这一时期取得新的进展。

新中国成立后,我国医疗事业蓬勃发展,临床液体疗法理论逐步形成。1957年,范权作为"范氏输液法"创始人,首先制定以氯化钾、碳酸氢钠、葡萄糖和氯化钠按4：5：6：7为基础的液体配制和输液方案。此方案在以后十余年的临床实践中不断完善,形成一整套至今仍被广泛使用的简便易行的输液方案。他把国内外多年沿用的"预定24小时补液总量"的方案改变为"定速计时"方案,此方案较前者更为科学、实用、合理、有效。他在国内首先深入探讨小儿脱水、酸碱平衡紊乱时血清钾的变化及相应的临床表现和心电图改变,强调及时、足量补充钾盐的重要性,提出安全有效的补钾方案,这在当时国际上也居领先地位。

1965年,由我国文士域教授首次主编的《水与电解质平衡》一书,从病理、生理角度阐述了水电解质平衡理论及各科病理状态体液变化,在该领域做出很大贡献。之后,北京协和医院在1972~1973年重新修订了《水与电解质平衡》。

1974年邓金鎏撰写了《体液平衡与输液》一书,全书30余万字,内容丰富,实用性强,系统阐述了体液平衡的基础理论和电解质紊乱等病理状态以及临床治疗的具体方案。他的治疗方法便于理解掌握,适合广大儿科工作者使用。

1978~1979年陈敏章、蒋朱明根据临床理论与实践编写的《临床水与电解质平衡》一书中提出:对于每一个医生来说,正确理解水与电解质平衡的基本概念和生理原则,对提高医疗质量,特别是救治危重症病人都十分重要。

1999年李文硕教授主编的《液体治疗学》,在详细阐述各种状态下体液变化与液体治疗原则的基础上,对输液生成到使用全过程的各影响因素,包括输液成方制剂的制作、输液剂质量保证、输液方式、配套器械、输液管理、输液过程监测等,进行了详细论述,为今天工业化生产安全、密闭式大输液制剂在临床的广泛应用奠定了理论基础。

2008年,赵志刚、高海春等主编的《注射剂的临床安全与合理应用》中首次提出"安全输液"概念,指出输液治疗作为中国70%以上住院病人的治疗手段之一,它是通过开放静脉将药物输入人体,由于其特点是可以快速遍布全身,所以安全性尤为重要。怎样才能保证输液治疗安全合理,需要从输液的生产质量、配方组成到临床医师的处方配伍,以及护士的加配药、输液器具选择、规范操作,甚至储藏运输等全流程达到安全规范,才能够保证输液治疗的安全合理。其中无论哪个环节出现问题,都将酿成难以弥补的后果,且"安全输液"必须做到全面安全,才能真正保证病人输液安全。此外,书中还详细论述了输液理论与成方输液剂临床应用指导,并对成方输液剂做了系统分类,开创输液剂分类的先河。

改革开放初期,从国外引进了平衡液、维持液、细胞内液补充液输液及儿科起始输液等先进产品及液体治疗方法,这些生产技术及治疗方法发展至今,已广泛应用于治疗领域。

中国医学科学院主办的《中国临床营养杂志》、中华医学会肠外肠内营养学分会《肠外肠内营养临床技术操作规范(2007版)》中就术后糖电解质输液做了临床规定,开创了输液处方规范化的先河。

根据世界卫生组织关于制订国家级处方,指导临床合理用药的倡导,原卫生部委托医院管理协会于2010年编撰出版了《中国国家处方集》一书,其中对输液的分类与临床用途进行了规范,这为提高我国药物治疗水平,保障病人获得安全、有效、经济、适当的治疗,提供了诸多指导和帮助。

至此,临床液体疗法已经逐步标准化、规范化、同质化,被临床广泛研究与应用。

第二节 输液产品的发展

一、静脉输液方式的发展

静脉输液的方式经历了三个阶段的变迁。

1. 第一代静脉输液系统 20世纪50年代之前,全开放式静脉输液系统一直广泛应用于临床,它是由广口玻璃瓶和天然橡胶材质制造的输液管路所组成的系统。

2. 第二代静脉输液系统 第二代静脉输液产品属于半开放式输液系统,它是由玻璃或硬塑料容器与带有滤膜的一次性输液管路构成的。它改进了输液管路,减少污染机会,溶液的生产变得集中,工业化程度高,质量和安全性得到很大提高。

3. 第三代静脉输液系统 又名全密闭静脉输液系统,它是将输液容器替换为塑料材质的软袋,在重力滴注过程中软袋受外界大气压力会逐渐扁瘪,不必用进气针使袋内外气体相连,同时软袋一次成型,进针和加药阀均为双层结构,避免了溶液与外界或橡胶的直接接触,因而具有非常优越的防止污染作用。同时,由于它是一个封闭系统,无外界空气进入,避免了玻璃瓶和塑料瓶输液时不得不导入空气而可能引起的污染。

二、包装技术的发展

(一)输液容器

静脉输液产品的发展与静脉药物治疗技术发展是同步的,随着静脉输液方式的发展,静脉输液的包装容器发生了很大的变化。国外早在 20 世纪 60 年代就发明了塑料瓶和聚氯乙烯(PVC)输液袋,取代了以往的玻璃输液瓶;20 世纪 90 年代,欧美国家又成功研发非 PVC 多层共挤膜输液袋,由于它与常用输液相容性良好,很快成为最新的输液制剂包装材料。输液包装容器的材质几经演变,向着更优质、无毒、安全和适用的方向发展。

近 20 年来,随着国内生产输液制品的企业陆续引进非 PVC 输液容器的生产技术,我国输液容器的生产、使用、管理也都发生了很大的变化。国家食品药品管理局于 2004 年 7 月 20 日颁布了第 13 号令《直接接触药品的包装材料和容器管理办法》,对输液的包装材料做了详细规定。目前,国内由于历史背景、经济、医疗水平的地区差异,大输液的包装材料既有传统的玻璃瓶、塑料瓶、聚丙烯塑料袋、PVC 袋,也有多层共挤膜等非 PVC 输液袋。

1. 玻璃瓶输液容器　早在 1898 年,美国 BD 公司就开始生产医用玻璃瓶,目前已有 100 多年的发展史,是最传统的输液容器。在开放式输液和半开放式输液时代,输液容器主要是玻璃瓶。

(1)玻璃瓶输液容器的优点:①材质透明,生产过程中易于灯检,液平面易读;②热稳定性优良、耐压、瓶体不变形;③生物相容性好,能与大部分液体配伍。

(2)玻璃瓶输液容器的缺点:①玻璃瓶重量大、易破损,不利于储存、运输,用完后的玻璃瓶作为废品回收也很不方便。②烧制过程对环境造成污染;能源消耗量大,生产成本高。③受碰撞导致隐形裂伤,容易引起药液污染,所以无论在制备、包装、运输、消毒灭菌还是使用过程中均会带来潜在的污染,给输液安全带来很大的隐患。④在使用时需要通气管,只能采用半开放式输液方式,空气中的细菌、微粒随着空气进入瓶中。而且当溶液中加有治疗性药物且需要长时间滴注时,药物长期与进入瓶内的空气接触,有可能造成部分药物浓度及药效降低,减弱治疗效果。⑤瓶塞为橡胶塞,在使用输液器穿刺过程中,可导致大量肉眼可见或不可见的微粒进入液体,造成药液微粒污染。⑥久储药液后,因玻璃自身的特性,瓶身易出现脱片现象,把固体颗粒带入输液而影响输液质量。临床上的解决办法主要有两种:采用终端过滤器以除去各种不溶性颗粒样物质,或从包装容器及输液方式上进行彻底变革。

在这样的历史背景下,输液包装容器的变革应运而生。

2. 塑料瓶输液容器　塑料瓶用于药品的包装历史不是很长,但发展迅猛。1961 年,BD 公司正式生产一次性医用塑料瓶(亦称 PP 瓶)。日本在 1965 年开始研发聚乙烯塑料瓶作为输液容器。1972 年开始使用聚丙烯塑料容器。

(1)塑料瓶输液器的优点:具有稳定性好、口部密封性好、无脱落物、胶塞不与药液接触、质量轻、抗冲击力强;输液产品在生产过程中受污染的概率低、节约能源、保护环境;使用方便;对气体具有阻隔作用;一次性使用免回收、成型工艺成熟等。特别是现代科学技术已将制瓶、灌装、密封三者一体化,在无菌条件下完成大输液制品的自动化生产,缩短了输液生产环节,有利于对产品质量进行控制。

(2)塑料瓶输液容器的缺点:塑料瓶输液容器的最大缺陷是只能采取半开放式输液方式,使药液在使用环节上容易受到污染。

最初用于制作塑料输液容器的原料主要是由聚氯乙烯单体聚合而成,是世界上实现工业化生产最早的塑料品种之一。以 PVC 为材质制成的输液瓶,其特点是透明性好、不易折裂、回复性好、塑料袋的表面可印刷、外观好;但塑料输液容器具有透气性,可造成内液的蒸发,长期储存需外加包装;而且在生产过程中,为增加其柔韧性和热稳定性而加入了邻苯二甲酸类增塑剂和一些添加剂,前者在使用时,可通过渗透或静脉液体进入人体血液,会损害生殖系统,后者则部分析出与药液发生理化反应,影响药效;用后销毁可造成环境问题(释放出二噁英),已被很多国家禁止使用。国内目前在临床上使用的塑料瓶输液容器都为非 PVC 材质的。

3. 软袋输液容器

(1)根据袋体的材质不同,软袋输液又可以分为 PVC 软袋、非 PVC 软袋及 EVA 软袋。

1)PVC 软袋:20 世纪 70 年代,欧美一些国家开始用 PVC 软袋替代塑料瓶。PVC 本来的性质是形态透明而坚硬,不利于加工,只有加入足量的增塑剂才能使之变得柔软。早期 PVC 材质输液袋由于加入邻苯二甲酸二乙酯来增塑,并且使用稳定剂等因素,引起一些药物的流失和变质,如 PVC 输液袋对胰岛素、硝酸异山梨酯和硝酸甘油有吸附性;而紫杉醇注射液中的聚氧乙基蓖麻油可将邻苯二甲酸二乙酯溶出,产生一定的毒性作用。

人们对 PVC 输液容器在使用时的安全性担忧,主要集中在增塑剂(邻苯二甲酸二乙酯)和未经聚合的 VCM(氯乙烯)上。其次,还有 PVC 软袋生产及焚化对环境的影响等。

基于以上原因,国家食品药品监督管理局已经在 2000 年 9 月停止了对生产 PVC 输液袋的注册;同年,中国人民解放军总后勤部卫生部又下发文件,明确规定部队医院禁止生产和使用 PVC 软袋大输液。

2)非 PVC 软袋:非 PVC 软袋一般采用多层膜材质,它的发展经历了两个阶段。第一阶段是 20 世纪 80、90 年代出现的黏结聚烯烃复合膜,生产过程中各层膜之间使用了黏合剂,既不利于膜材的稳定,又影响了药液的稳定;第二阶段是 2004 年,由国外引进国内的非 PVC 多层共挤膜软袋开始,该输液软袋膜是由多层聚烯烃材料交联共挤出来的,在万级洁净环境下进行,不使用黏合剂和增塑剂。使用百级洁净空气吹膜,筒状出膜,始终保持密闭状态,避免了污染。

目前较为流行的非 PVC 多层共挤膜多为三层结构,外层为机械强度较高的聚酯或聚丙烯,中间层为聚丙烯与不同比例的弹性材料混合或氢化苯乙烯-丁二烯嵌段共聚物(SEBS),内层为聚丙烯与 SEBS 共聚物的混合。三层共挤输液膜各层的性能为,外层:阻绝空气,良好的印刷性能;中间层:阻水并具有抗渗透性和弹性;内层:无毒、良好的热封性和弹性,与药液具有很好的相容性。其形成的共挤膜袋高阻湿、阻氧性,透水透气性极低,且表面雾度小、光泽度大、透明度高,便于使用前检查;在制备工艺上,制袋、印刷、灌装、封口可在同一台设备上完成,无交叉污染,它耐热性能好,经过 121℃ 高温消毒后仍能保持完好状态;同时无增塑剂,对药物的吸附性小,具有很好的药效稳定性和药物相容性,适合绝大多数药物的包装,同时具有容易检查漏液、输液流程简单、坠落不易破裂、环保性好、易处理的优点。

从大输液制剂的发展看,非 PVC 软袋输液所用的包装材料、生产工艺、整体设计、使用方法是当今输液体系中最理想的输液形式,代表国际一流的最新水平和大输液包装材质的发展方向。

3)EVA 输液袋:EVA 输液袋是作为 PVC 营养输液袋的替代品出现的,它是乙烯(E)、乙酸乙烯(VA)酯共聚物,一般供一次性肠外营养调配使用。

它不含增塑剂,无毒、无吸附、无析出,不会造成环境污染,最大限度提高了产品临床的安全性。

(2)软袋输液还可根据包装形式不同进行分类。

1)根据管口的数量,可分为单管单塞输液袋(图 1-2-2)和双管双塞输液袋(图 1-2-1)两种包装形式。单管单塞的输液袋是将加药口和输注口设计在一个

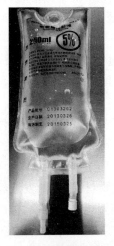

图 1-2-1 双管双塞输液袋

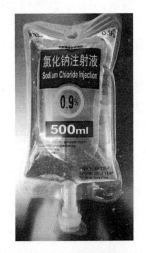

图 1-2-2 单管单塞输液袋

管口上,管口直径较大;双管双塞的输液袋是将加药口和输注口分别设计在两个管口上,相对单管,其管口直径较小。

2)根据其防尘外袋,可分为普通防尘外袋(图1-2-3)和无菌防尘外袋(图1-2-4)。普通防尘外袋是在灭菌流程结束后套装;而无菌防尘外袋是在套装后再进行灭菌处理,这种工艺要求外袋的包装有一定厚度,并能耐121℃高温高压灭菌。两种包装的选择依据是根据内袋的材质特点来决定的,如果内袋的透水透气性较高的话,就必须选择无菌防尘外袋。

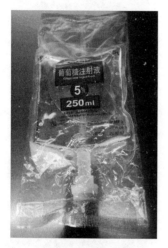

图1-2-3 普通防尘输液外袋

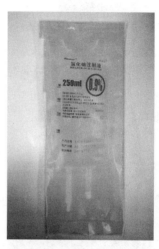

图1-2-4 无菌防尘输液外袋

3)根据管口的封包形式,可分为贴膜式输液管口(图1-2-5)、塑料拉环式输液管口(图1-2-6)、塑料易折式输液管口(图1-2-7)和铝合金组合盖输液管口(图1-2-8)。

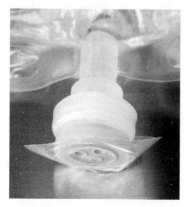

图1-2-5 贴膜式输液管口

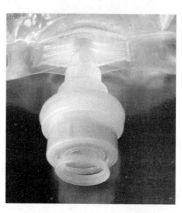

图1-2-6 塑料拉环式输液管口

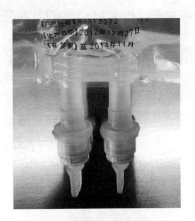

图1-2-7　塑料易折式输液管口

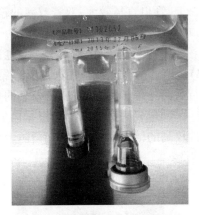

图1-2-8　铝合金组合盖输液管口

4）根据软袋输液外观标示，还可分为单色印刷（图1-2-9）和套色印刷（图1-2-10）两种。

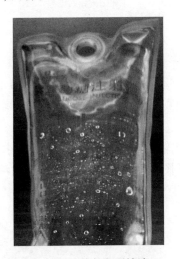

图1-2-9　单色印刷输液

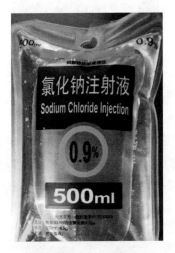

图1-2-10　套色印刷输液

（二）输液瓶塞

由于输液制剂是通过静脉滴注的方式直接输入人体血液系统中而起作用的大容量注射剂，而输液制剂对细菌、热原、微粒控制及纯度等有严格质量要求，故与其相配套的医用包装材料如输液容器、瓶塞等要求也很严格。输液瓶塞在发展过程中，先后经历了天然胶塞、丁基胶塞和聚异戊二烯胶塞三个阶段。

1. **天然胶塞**　天然胶塞多由天然橡胶制成，因为天然橡胶在割胶和加工过程中，不可避免地受到细菌、植物枝叶、花粉等的污染，造成其成分复杂，存在异种蛋白等杂质,从而引起注射剂热原、澄明度和不溶性微粒等方面的质量问题,给用药安全留下了严重的隐患,对人体有危害。

用天然橡胶做成的天然胶塞虽然物理机械性好,但容易老化、气密性差、化学稳定性差、杂质多,使用时只要经短期热压灭菌或胶塞的内端与溶液接触浸泡即会析出杂质,一般储存期只有一年半,而且容易掉屑。当连接输液管路时,输液器刺破胶塞进入输液,可将橡胶塞的微粒带入溶液,橡胶微粒既是输液中微粒的来源之一,也是化学污染物的来源,给用药安全留下了严重的隐患。在 2001 年以前,国内生产的绝大多数玻璃瓶塞都采用涤纶膜覆盖的翻口天然胶塞。

由于天然胶塞的上述缺点,国家食品药品监督管理局规定自 2001 年 7 月 1 日起,一些抗生素制品容器仍使用天然橡胶作为瓶塞的,一律停止销售和使用;自 2002 年 1 月 1 日起,生物制品、血液制品、冷冻干燥抗生素粉针必须停止使用天然胶塞;2005 年 1 月,国家食品药品监督管理局的国食药监注〔2005〕13 号文件中要求全面淘汰普通天然胶塞,要求从 2005 年 7 月 1 日起,所有大输液禁止使用天然胶塞。

2. 丁基胶塞　丁基胶塞是丁二烯和少量异戊二烯在超低温(-95℃)条件下聚合而成的聚合体,在丁基橡胶分子结构中引入活泼的卤素(氯、溴),就形成了卤化丁基橡胶塞,一般又简称丁基橡胶塞,是目前透气性最低的一种烃基橡胶高分子材料。

为了保证胶塞和药物接触不造成对药物的污染及保证胶塞中的物质不析出,在丁基橡胶塞的表面附着一层惰性物质,大大减少了有害物质对输液的污染和不良反应,保证了药品的质量,调高了用药的安全性,还减少了天然胶塞上产生的烫蜡过程和垫加涤纶薄膜等工序。

2005 年 1 月,国家食品药品监督管理局的国食药监注〔2005〕13 号文件中“要求全面淘汰普通天然胶塞”的禁令实施后,国内的所有生产企业开始全面使用卤化丁基胶塞。

与天然橡胶相比,丁基橡胶输液瓶塞具备诸多优异的物理和化学性能:①低透气性,低吸水性;②低萃取性,无活性物质析出,无毒;③色泽稳定,密封性和再密封性优良;④耐湿热、耐臭氧和耐紫外线等,使其完全符合药品对瓶塞的材料要求。它以化学稳定性好、优良的密封性、较强的惰性、更高的洁净度和更安全的生物特性,大大地提高了用药的安全性。

由于丁基胶塞的特性决定了其结构是致密结实的,不容易穿刺,并且在同一部位反复穿刺容易出现脱屑和漏液;低温环境下,丁基胶塞的硬度会增加,也会加速穿刺脱屑现象;丁基胶塞的弹性没有天然胶塞好,穿刺后的针孔处不能及时复原而出现漏液现象。所以,微粒的产生和漏液也就成了丁基胶塞影响输液质量的关键因素;而且在灭菌过程中,丁基胶塞输液瓶瓶塞受热后会散发出一定的气味。

3. 聚异戊二烯胶塞　它兼具丁基胶塞与药液接触的安全性和天然胶塞的

穿刺无掉屑性,用它作为输液瓶塞更具安全性。目前国内外的高档输液容器已经基本上采用聚异戊二烯胶塞,制作成一体式易拉环整体胶塞,开启后立即加药,无需消毒,方便操作,提高工作效率。

三、配套输液产品及辅助器材的演变发展趋势

(一)塑料安瓿

目前市场上塑料安瓿逐渐增多,主要是因其具有在临床上使用便利性较大,具体比较见表1-2-1。

表1-2-1　玻璃安瓿与塑料安瓿的临床便利性比较

玻璃安瓿(图1-2-11)	塑料安瓿(图1-2-12)
开启需用砂轮切割	易折瓶颈,操作方便,开启过程中不易割伤手无尖锐物产生
瓶壁的不均匀导致断口不规则、瓶身破裂、划伤操作人员(图1-2-14)	
大容量安瓿瓶颈不易折断,药液溅出	
空安瓿须放入利器盒,增加支出	
开启会产生碎屑,难清理,划伤鞋底及地面(图1-2-13)	开启过程中几乎没有微粒和碎屑
生产工艺导致瓶内负压,会吸入开启时碎屑及空气中细菌	
易碎,运输不便	不易破碎,运输及贮存更安全
瓶体标示油墨印刷,易磨损	标识清晰、醒目、不易脱落,易于识别

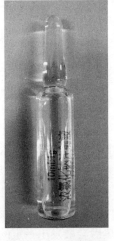

图1-2-11　玻璃安瓿

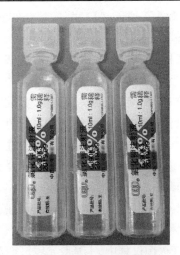

图1-2-12　塑料安瓿

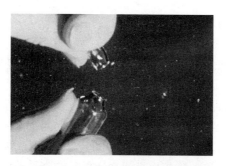

图 1-2-13　玻璃安瓿开启时的玻璃碎屑

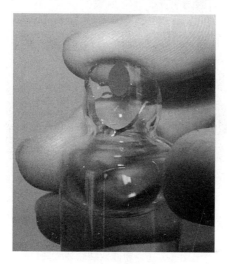

图 1-2-14　玻璃安瓿的不规则断口

（二）与塑瓶输液配套的加药连接器组合

该组合将塑瓶、加药连接器,与药品组合包装,使用时简易操作即可混合溶解,方便护士配药(图 1-2-15)。

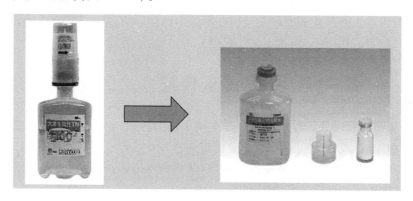

图 1-2-15　塑瓶加药连接器组合

（三）粉液双腔输液软袋

粉液双腔输液软袋,即配型粉液双腔输液软袋,起源于 20 世纪 90 年代的日本,并得到了快速发展,是目前国际上一种先进的即配型包装输液产品,在美国、日本的大输液市场的应用比较广泛。

粉液双腔输液软袋产品是采用特定的工艺,以非 PVC 多层共挤膜为包装材料,将药物粉剂与注射用溶剂包装于同一包装袋的两个腔室内,腔室间靠虚焊缝隔开。在输液前,操作者只需挤压包装袋的液体室,将虚焊缝冲开,使两个腔室贯通并摇匀,从而使软袋内的药物粉剂和注射用溶剂充分混合并溶解,随后将此袋悬挂后即可进行输液(图 1-2-16)。

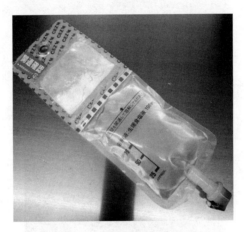

图 1-2-16　粉液双袋软袋输液

配型粉液双腔输液软袋具有如下优点:

(1)临床医疗无配药失误,防止院内感染,配药时无需专用无菌配药室,使用非常便利、安全;

(2)可以大幅度缩短配药混合时间,高度体现用药合理性;

(3)可减少药品在流通环节及医疗单位的储存空间,减少医疗废弃物;

(4)特别适用于抢险、救灾、应急、野外救护、战争等场合。

第三节　静脉输液调配方式的发展

静脉药物治疗是将有治疗和营养支持作用的药物,如电解质液、抗菌药物、细胞毒药物、血液、血液制品、羧甲淀粉制剂、中药注射剂、营养物质等通过静脉注射方式或加入于载体输液中静脉滴注,使疾病得以治疗,达到缓解、好转或痊愈,它是临床药物治疗的重要方式之一。

静脉输液混合调配如操作不当,药液容易受到污染,而影响病人的用药安

全。在输液中添加药物,这种给药方式已成为输液外源性污染源之一,污染率为
3.8%~27%,致病菌一旦进入液体瓶内,并在其中生长繁殖,可引起即发的剧烈
临床输液反应,重者可发生死亡。静脉给药虽然显效快,但此法是将药液直接注
入血液中,药物不经跨膜转运吸收,在显效的同时,不良反应发生迅速且严重。
一项研究显示,输液中加入药物品种越多输液反应发生率越高,静脉给药引起的
不良反应大多是由于静脉给药中注射器以及操作程序缺陷所引起的,任何一个
环节出错均可导致不溶性颗粒增加,这些颗粒进入人体内可能影响微循环,造成
水肿、肉芽肿、静脉炎、血小板减少或其他不良反应。据统计英国、澳大利亚及美
国等国在静脉输液中加入药物使用的比例分别为45%、63%和76%,而我国则达
到90%以上。因此静脉用药安全调配是静脉药物安全使用非常关键的因素。

最初静脉用药调配是在玻璃广口瓶内,加入液体或药物,为全开放式的输液
系统。虽然使用时在瓶口覆盖纱布以保持局部清洁无菌,但是液体的污染现象
还是比较严重的。20世纪80年代,开放式玻璃容器被真空密闭的玻璃容器或
硬塑料瓶替代,以保持液体的无菌状态。20世纪90年代,全封闭输液软袋推广
使用,是静脉输液的又一次飞跃,使全封闭输液系统成为可能。全封闭输液具备
利于发现药液沉淀,无需空气通路,防止人体内空气栓塞,防止药液污染等优点,
因此是比较安全的输液系统。此外,传统临床静脉输液的加药混合调配工作由
护士在治疗室内完成,治疗室只是一个相对洁净的非封闭环境,人员及非净化空
气的流动不可避免,且各种操作均暴露于非净化空气中,配制时药液污染的可能
性大,不利于病人安全用药的保障。

为了防止配液、输液中的污染,静脉用药集中调配理念初露端倪,世界上第
一个静脉用药调配中心建于美国俄亥俄州州立大学医院,当时主要是使用水平
层流台调配一些普通药品。由于是初步探索,所以当时并没有洁净环境,也没有
相关的环境质量标准和标准操作规程,服务范围、技术条件、人员要求等均十分
简单,但该尝试却开启了人类静脉用药物安全保障的新纪元。自此以后,静脉用
药集中调配的模式在全世界范围内都逐渐开展起来,经过几十年的发展,其调配
的环境和工作范围均发生了翻天覆地的变化。现在,静脉用药集中调配已成为
国外医院药师重要的工作内容之一,一些发达国家更是建立起了相对完善的规
章制度、法律法规和相关设施。《美国药典(第27版)》已对静脉用药调配必须
达到的条件作了明确规定,如调配环境的要求、质量保证措施、人员培训等。随
后,美国药剂师协会发布了相应的行业内控标准;其他发达国家如英国、澳大利
亚、加拿大、新加坡等医院也相继开展了这方面的服务。如在澳大利亚墨尔本的
静脉用药调配中心负责整个墨尔本、悉尼地区所有公立医院和医学院附属医院
的静脉输液统一调配任务;迄今为止,美国93%的营利性医院、100%的非营利性
医院医院,均建有规模不等的静脉用药调配中心;西方发达国家的教学医院

100%建有 PIVAS;在日本的部分公立医院中,也已实现了区域性集中调配。

　　我国第一个静脉用药调配中心(室)于 1999 年在上海市静安区中心医院建立,随后澳大利亚静脉用药调配中心(室)的经验及标准逐步引入国内,并被国内部分医疗机构所借鉴。为了药学发展和病人用药安全,国内越来越多的医院也相继建立了静脉用药调配中心(室)。2002 年,原卫生部颁布的《医疗机构药事管理暂行规定》二十八条中指出:要根据临床需要逐步建立全静脉营养和肿瘤化疗药物等静脉用药调配中心(室),实行集中调配和供应。2007 年 7 月 28日,由中国医院协会药事管理专业委员会起草的《静脉用药集中调配质量管理规范(试行)》,经原卫生部医政司同意,先以中国医院协会药事管理专业委员会的名义,发放给各家医院参考执行;并于 2010 年 4 月由原卫生部正式颁布执行。随后 2011 年 3 月 1 日原卫生部制定下发的《医疗机构药事管理规定》(卫医政发〔2011〕11 号)和《二、三级综合医院药学部门基本标准(试行)》(卫医政发〔2010〕99 号)》中明确规定了肠外营养及危害药品静脉用药应当实行集中调配供应,并详细规定了二、三级医院开展静脉用药集中调配应配备的静脉用药调配中心(室)的建筑面积。从此,我国静脉用药调配中心进入了有法可依的新时代,PIVAS 行业的发展也更为迅猛。据不完全统计,目前国内 PIVAS 数量已发展至 1200 家左右,一些省市还根据自身医疗水平的发展情况,陆续出台了相关的静脉用药调配中心验收标准和收费标准。2015 年 6 月,由国家卫生计生委医院管理研究所药事管理研究部主办的"第十一届临床药师论坛静脉用药集中调配专题研讨会"在安徽合肥成功举办,参会人员达 1200 余人,征集论文近 200篇。此次盛会对国内静脉用药调配中心具有特殊的历史意义,它预示着国内静脉用药调配中心已渐成规模,逐渐成为国内静脉药物的调配趋势。

第二章

优质输液与静脉用药安全调配

　　输液操作有严格的国家管理标准,认为"只要符合国家标准就是安全的"的人不在少数。实际上,国家的标准只是输液合格的底线,与优质输液,特别是国际上著名的输液内控标准相差甚远。早在 1966 年美国"安全大输液会议"上,专家就已经提出"安全大输液"概念,并提出了输液微粒的危害问题,同时指出输液微粒不可能消除,但可以控制减少。微粒产生的主要途径包括生产、使用及包装材质,其危害主要是导致肺和全身毛细血管网的广泛性栓塞或肉芽肿。由于输液在临床使用中存在配液加药的过程,期间药品中的微粒和热原也会带入到输液中,产生微粒和热原的叠加效应,所以如果要保证输入人体的产品是安全的,生产出来的输液产品质量就不能只简单考虑达到国家标准就行了。大量文献报道,生产出来的输液制剂完全符合国家标准,加药以后的微粒数量及热原指标就不符合国家标准了,因此静脉用药安全调配要格外关注调配后输液的质量,优质的输液剂是保障静脉用药安全调配及使用的基础。

　　优质输液首先考虑的是其肉眼不可见的部分,因为这是输入人体血管的液体,它包括配方、杂质、工艺技术、内控标准、生产管理等,其次考虑的才是可见部分,包括容器的材质和形状、标签、开启方式、加药空间等,优质输液除了无菌、无热原、含不溶性微粒尽可能少外,还必须具备有效性、安全性、稳定性、方便性和均一性这样的特点。

第一节　优质输液的理念

　　随着科学的进步、临床医学的发展,输液剂在临床上的应用也越来越广泛,人们对于输液剂质量的认识也从简单的治疗疾病、解除病痛,逐步提高到应尽可能地减少和避免药源性疾病的发生。因为有最低的合格标准,在企业互相良性竞争环境下,输液剂质量不断提高,同时优质输液也需要以优质输液剂为基础,所以优质输液剂理念应运而生。

在药品生产质量管理规范条件下生产出符合质量标准的产品通常被称为合格输液剂,而优质输液剂不同于合格输液剂,它不单单需要从药品生产的每一个环节来把控,生产出质量要求更高的产品,还需要从药品的安全性角度、疾病治疗的角度、药物产生的副作用以及临床使用的便捷性等方面提出更高的要求,将药品质量提升到最高,用药的安全隐患降至最低。

输液剂作为直接进入人体静脉的大容量无菌制剂,每一瓶产品的质量都关系到病人的生命安全,由于目前临床用药质量的良莠不齐,不良事件屡次发生,故优质输液的发展迫在眉睫。

第二节　优质输液剂的影响因素

由于输液剂的注射量较大,对安全、有效、方便的特性要求更加严格,故优质输液剂与合格输液剂的最大区别就在这三大共性问题上有所突破,将产品质量实现最优化。现就影响优质输液剂的三大特性的主要因素进行探讨。

一、安全性

优质输液剂的安全性主要体现在无菌、无热原、含不溶性微粒少这三个方面。

1. 无菌性　为了保证最终产品无菌,无论采用何种灭菌(除菌)方式生产,均应对灭菌前的产品进行微生物负荷控制。优质输液制剂的生产体现的是最大限度地降低了灭菌前产品的微生物负荷,使得微生物污染为零,做到灭菌前产品即为无菌产品。关键生产工艺如下:

(1)原料:原料方面需制定微生物检查标准,并与供应商签订质量协议,从源头开始进行微生物污染控制。在入厂检验环节严格按照既定的微生物限度标准进行把控,以保证用于生产的原料符合生产工艺要求。

(2)工艺用水:生产所使用的工艺用水也是输液剂的重要原料,因此在制水环节也需严格控制。药典中注射用水质量标准是注射用水的最低标准。一些输液厂根据产品性质的要求,对注射用水制定了远远高于药典标准的企业内部控制质量标准,以保障最终产品的安全。

(3)生产环境(洁净厂房):《药品生产质量管理规范(2010年修订版)》(GMP)附录1的无菌药品中明确说明:"无菌药品的生产需满足其质量和预订用途的要求,应当最大限度降低微生物、各种微粒和热原的污染"。

为降低生产环境对药品生产中影响,除了对生产环境的静态洁净度、环境微生物加以控制,同时需要对生产过程中的动态状态进行监控。《药品生产质量管理规范(2010年修订版)》对环境微生物监测的要求见表2-2-1。

表 2-2-1　洁净区微生物监测的动态标准

洁净度级别	浮游菌 cfu/m³	沉降菌(φ90mm) cfu/4h	表面微生物	
			接触(φ55mm) cfu/碟	五指手套 cfu/手套
A 级	<1	<1	<1	<1
B 级	10	5	5	5
C 级	100	50	25	–
D 级	200	100	50	–

通过沉降菌法、定量空气浮游菌采样法和表面取样法(如棉签擦拭法和接触碟法)等监测方法对环境中的微生物状况进行监控,以降低因环境中微生物对药品生产造成的质量风险。为实现上述生产环境要求,需关注生产车间空气净化系统的能力和日常维护与监控系统运行,通过日常监控检测及各种关键参数的控制,保证生产环境始终满足要求,若生产环境产生异常,必须及时发现并解决,使输液剂始终在符合要求的环境中生产,避免因环境造成的微生物、微粒方面的污染。

(4)人员:由于在药品生产中的每个过程始终都有人的操作和参与,可以说人是药品生产过程中的最大污染源之一。人自然活动时,人体散发出的热量可形成一股热流,这股热流便于微小粒子的扩散,且人每分钟大约产生成百上千的微粒,大部分粒子都是皮屑。

因此 GMP 对人员的工作服的选材、式样及穿着方式有着严格的要求,同时禁止人员化妆和佩带装饰物,且对从事药品生产人员的健康状况等也有相应的规定。对于从事输液剂生产的人员应进行系统培训,培养其无菌生产的质量意识和质量风险意识。

只有在操作员工的质量控制可靠的基础上,辅助于良好的生产外部环境,重视并把握好生产过程的每一个环节,做好大输液生产过程质量控制工作,才会使人为影响减少到最低限度,也才能最大限度保证输液剂的质量安全。

(5)药液配制与灌装:输液剂的配制工艺过程应严格按照规定的操作规程进行,并对配制的不同阶段进行取样,监控其微生物污染状况,制订微生物污染指标,减轻除菌过滤的负担,保证过滤后的产品达到无菌。过滤后的药液达到无菌方可进入灌装工序。在输液剂的灌装过程中,对于灌装的开始、中间和结束,或隔时取样,进行药液无菌性的监控,做到全程的无菌灌装,以求最大限度地降低输液剂灭菌前的微生物污染的风险,为最终产品的无菌性提高保证。

由此可见,微生物控制贯穿于原料、环境、人员、药液调配和灌装的各个环节,使产品在灭菌前即可达到无菌,加上最终的湿热灭菌,保证优质输液剂无菌性的双重保险,使得输液剂在临床应用中由于微生物污染所造成的安全隐患大大降低,体现了优质输液剂区别于合格输液剂的安全性。

2. 热原　热原(pyrogen)系指由微生物产生的能引起恒温动物体温异常升高的致热物质。

热原通常是磷脂多醇与蛋白质结合而成的复合物。磷脂多醇是复合物的活性中心,致热作用最强。其化学组成因菌种不同而有所差异,细菌、霉菌、病毒均可产生热原。热原分子量为 10×10^5 左右,体积仅有 $(1 \sim 50) \times 10^{-9} m^3$,能通过一般过滤器,除菌过滤用滤材不能将其除去。热原最主要特性为耐热性,180 ~ 200℃加热 2 小时,或 250℃加热 30 ~ 45 分钟才可将其完全破坏,各种湿热灭菌法对热原几乎无效。

对于输液剂产品而言,因为常常被用做药物载体,所以保持一个较低的热原物质水平,对提高临床用药安全、减少输液反应有很大的意义。《中华人民共和国药典》(2010 版)中对大输液产品均有热原物质检查或细菌内毒素检查的要求,标准是 0.5EU/ml,但有些小针剂并没有相关的要求。因此,当大输液作为载体加入一种或数种小针剂后,通过热原叠加效应,混合后的药液热原物质或细菌内毒素水平可大幅提高,此时输注到人体后发生输液反映的风险可大大提高,造成安全隐患。

为保障临床使用的安全,优质输液制剂应保持一个远远低于《中华人民共和国药典》标准的热原物质水平,避免热原叠加引起的用药安全问题。要达到优质输液剂低热原控制的水平,需要在输液剂生产的整个工艺过程中加以控制。

输液剂生产中热原物质的污染途径包括溶剂、原辅料、制备用具与容器、操作过程等。由于热原物质具耐热性、滤过性、水溶性、不挥发性、被吸附性,一般认为热原物质无法通过过滤和过度灭菌的方法除去。虽然可以被活性炭、石棉、氧化纤维素及阴离子交换树脂等从液体中吸附除去,但是通过吸附的方式将其完全除去是无法实现的。所以必须对输液剂的整个生产过程进行全程热原污染水平的控制,即通常通过控制原辅料和注射用水中的热原物质水平,对生产设备、器具按照清洁验证要求进行清洁、灭菌,对人员进行教育培训严格按照操作规程进行生产,工艺用水使用离子交换树脂吸附等方法,以降低产品中热原物质水平;生产中投入适量且质量优良的活性炭进行吸附、控制生产中的污染。一旦过程中发生热原物质超限时应及时地分析和处理,最大限度地降低最终产品中热原物质的水平。这样才能体现出优质生产工艺下的优质输液剂质量的安全性。

3. 不溶性微粒　通常肉眼可见的最小微粒直径在 $50\mu m$ 以上,人体的毛细血管直径为 $7 \sim 12\mu m$,当微粒直径大于毛细血管直径时,大量非弹性微粒进入微循环,可将毛细血管堵塞,引起诸多损伤。如肺肉芽肿和肺水肿、静脉炎、超敏反应、热原反应、局部组织血栓和坏死、肿瘤或肿瘤样反应等。

大输液生产中影响微粒的因素很多,如原辅料和包装容器的带入、清洗过程的影响以及生产环境的带入等。因此若想生产出不溶性微粒水平很低的优质输液剂,需要对所有相关因素进行系统控制,才能生产出稳定的产品。

另外,在输液使用的过程中,注射器针头对胶塞的穿刺也会产生大量的不溶性微粒;虽然这些微粒是使用时产生的,但胶塞的选择是在输液生产时决定的,因以,这也是优质输液剂生产的一个工艺控制点。

(1)原辅料的影响:原辅料是形成最终产品的主要物质,故原辅料质量的好坏,对输液剂质量影响较大。质量优良的原料杂质含量少,生产出来的产品杂质就会减少。原辅料在细度、色泽及澄明度等方面存在好坏之分,某些原辅料含有的微量杂质,在灭菌时就会形成胶状沉淀,从而影响产品的可见异物。如生产中使用质量较差的葡萄糖,在灭菌后因受热的作用析出胶体絮状物而影响溶液澄明,此种情况极易引起输液反应。所以,若出现此类情况,则需在灯检中全部检出并销毁。

(2)设备及管路清洗过程的影响:在输液生产过程中,清洗过程是整个生产操作的开始,也是保证产品质量的首要步骤,在这个过程中应严格控制清洗操作,保证接触药液的管路及容器具不会给药液带入微粒和细菌。

(3)设备的影响:根据生产的要求,设计和选择符合生产要求的设备,应易于清洗、消毒或灭菌,便于生产操作、维修、保养,是保证生产、防止差错和减少污染的关键因素。与药品直接接触的设备表面应光洁、平整、易清洗或消毒、耐腐蚀,不与药品发生化学变化或吸附药品。设备所用的润滑剂、冷却剂等不得对药品或容器造成污染,应尽量选择经过权威机构认证的设备。对于配制少量药液的容器,应选择平底配液桶,避免在配液完毕后,桶底死角处会有少量难以清洗的残存物质,若残存物混入下一批配液中,会影响输液的质量。为此制作底部为弧形的不锈钢平底配液桶,可确保输液制剂的质量。

(4)生产环境的影响:《药品生产质量管理规范(2010年修订版)》(GMP)对生产环境的洁净度有明确要求,对于可最终灭菌的大输液产品的灌装工序,要求在C级背景下的局部A级。空气悬浮粒子的标准规定见表2-2-2。

表 2-2-2　空气悬浮粒子的标准

洁净度级别	悬浮粒子最大允许数(/m³)			
	静态		动态	
	$\geqslant 0.5\mu m$	$\geqslant 5.0\mu m$	$\geqslant 0.5\mu m$	$\geqslant 5.0\mu m$
A 级	3520	20	3520	20
B 级	3520	29	352 000	2900
C 级	352 000	2900	3 520 000	29 000
D 级	3 520 000	29 000	不作规定	不作规定

表中不仅规定了静态标准,同时也规定了动态标准,要求在生产中最大限度地减少空气悬浮粒子对产品的影响。

此外《药品生产质量管理规范(2010年修订版)》在人员管理、厂房、设备等诸多方面均有明确要求,其目的就是尽可能将各种污染风险加以控制,以使生产出的产品符合质量标准和预期用途。

对于大输液产品生产企业除了按照GMP的要求采取措施控制各种污染风险外,制定一个较高的质量标准是生产优质输液剂的必备条件。以不溶性微粒标准为例,《中华人民共和国药典》对于大输液的标准是控制$\geq 10\mu m$和$\geq 25\mu m$的微粒,执行标准为:$\geq 10\mu m$的微粒应<20个/ml;$\geq 25\mu m$的微粒应<2个/ml。国内一些药企内部的标准为:$\geq 2\mu m$的微粒<100个/ml;$\geq 5\mu m$的微粒<10个/ml,从而提供更加安全的优质产品。

(5)胶塞的选择:根据《国家药品包装容器(材料)标准》(YBB 00232004)穿刺落屑实验,取胶塞/垫片样品10个,分别装配在配套的容器上,在容器中注入约一半体积的水。开启拉环,用符合《一次性使用输液器标准(GB8368-1998)》的塑料机金属穿刺器(尾部连接一段软管)分别垂直穿刺组合盖垫片的标记部位3次,拔出穿刺器前通过软管向穿刺器内注入5ml的水,重复上述步骤直至所有的组合盖被穿刺;取下组合盖,将容器中的水全部通过快速滤纸过滤,确保容器中无落屑残留。在一般条件下,眼与滤纸距离为25cm,肉眼观察快速滤纸上的落屑数(直径$\geq 50\mu m$),塑料及金属穿刺器的穿刺落屑数均不得超过20粒。国内一些药企内部标准为穿刺60次,落屑数不超过6粒。

4. 包装材料及包装形式的安全性　输液产品包装发展总体趋势是由硬质包装容器向软包装发展,即由玻璃瓶、塑料瓶向软袋发展,对软袋而言则是由聚氯乙烯(PVC)材料向非PVC材料发展。优质大输液产品除了应有优异的药液质量,其包装容器质量也会影响其临床使用的安全,这也逐渐被临床应用所证实,市场上常见输液产品包装容器的各项性能见表2-2-3。

表 2-2-3　市场上常见输液产品包装容器的各项性能情况比较

项目	玻璃瓶	PP/PE 瓶	PVC 输液袋	非 PVC 输液袋
透明度	好	一般	好	好
灭菌后透明度	好	一般	差	好
坠落试验	差	较差	好	好
生产安排	一般	不易停机	好安排	好安排

续表

项目	玻璃瓶	PP/PE 瓶	PVC 输液袋	非 PVC 输液袋
温度适应性	差(低温度)	差(PP 低温)	较差	好
灭菌温度范围	好	一般	较差(高温)	好
废料量	大	很少	很少	很少
透气性指标	好	一般	差	好
透水性指标	好	一般	差(需要外包装)	好
可回复性	很差(需进空气)	较差	好	好
药物相容性	好	一般	差	好
毒性	无	无	有(增塑剂)	无
环保问题	一般	无	有	无

　　由此可见,非 PVC 输液袋作为输液剂包装容器发展趋势,较其他包装形式有其独到的特点,其无玻璃瓶的易碎性,不需要空气针可实现全密闭输注,避免了 PVC 材料的毒性和对药物的吸附等,在保证临床用药安全方面优点突出。

　　无论哪种类型的包装材料,应综合考虑药液的性质,选择有利于产品质量安全和稳定的包装材料。选择包装材料应从以下方面进行考虑:①符合法定《中华人民共和国药典》要求;②考查药物和包装材料的相容性,避免材料中的增塑剂、抗氧剂、助剂等存在向药液迁移的问题和药物向包装材料迁移的情况;③透明度高;④可灭菌并保持容器无菌;⑤不释放颗粒;⑥经济上可接受。

　　除了包装的选材,包装的设计也可以提高临床用药安全,生产厂家会开发一些装置来完善一些输液临床使用操作。如为了确保双室袋产品在使用时是经过混合后的,厂家开发了一个确认塑料扣,扣于输液袋的吊孔,当输液经过挤压两室联通后药液混合可以使用时,塑料扣脱落,露出吊孔,表明输液可以使用,从而避免忘记混合药液,如图 2-2-1。

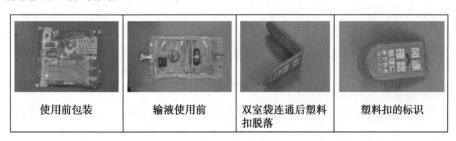

| 使用前包装 | 输液使用前 | 双室袋连通后塑料扣脱落 | 塑料扣的标识 |

图 2-2-1　双室袋产品包装的设计

二、有效性

大输液产品按其临床用途分类,主要分为体液平衡用药液、治疗用药物输液、营养用输液以及血容量扩张用输液四大类别。

体液平衡用输液主要有电解质输液和酸碱平衡输液两类。电解质输液主要用于治疗人体水电解质的新陈代谢失调,维持体液的渗透压,并恢复正常生理功能;酸碱平衡输液在临床上主要用于纠正体液的酸碱平衡。治疗用药物输液是一种直接在生产过程中将治疗性药物加入普通溶剂中的大容量输液。治疗性输液又可分为抗感染药、抗肿瘤药、消化系统药等。

营养用输液是通过静脉途径为病人提供人体必需的碳水化合物、脂肪、氨基酸、维生素以及微量元素等营养素,使不能正常进食或超高代谢的病人仍能维持良好的营养状态,帮助度过危重的病程,获得继续治疗的机会。血容量扩张用输液是一类高分子物质构成的胶体溶液,输入血管后其胶体渗透压可产生暂时代替和扩张血浆容量的作用。所以大输液被认为是临床抢救危重病人和静脉治疗药物不可缺少的载体和溶媒,在现代临床中有着极其重要的地位,故输液制剂的有效性,关系到病人用药后的治疗效果,关系到病人的生命安全,是优质输液制剂的关键因素。

输液产品的有效性主要体现在其有效成分的含量、pH、渗透压等理化指标的控制以及储存阶段的稳定性等方面。在输液剂产品的开发过程中,均经过多次临床试验评价,其有效成分和配比、相关理化指标均有明确规定;在输液剂的生产过程中,需严格按照批准的标准进行生产,避免低限投料等操作方式,应以出厂合格为目的。例如有关组分的含量控制,虽然一般质量标准中规定的有效成分含量是一个范围,但通常情况下有效成分含量越接近标示量,其临床效果越好。因此在输液剂的生产过程中除了在称量、配液工艺中严格按照要求投料外,还应考虑生产过程中所采用工艺是否影响有效成分含量的因素(如过滤滤芯对有效成分的吸附),需要采用如加大投料量等相应的措施,保障有效成分的含量。

此外,优质输液剂的包装设计应考虑留有足够的加药空间。对于贵重药品或输液体积较小的药品,应考虑包装的残液量尽量小,否则会造成较大程度的浪费,会给病人带来一定经济损失,甚至影响病人的治疗效果。优质输液剂生产厂家会将其产品正确使用方法以图例或文字的方式列在说明书上,并在包装材料设计时充分论证临床的需要。

最后,输液剂产品的渗透压一般也与组分的含量有关,特别是晶体渗透压与有效成分含量直接相关,具有一定的线性关系,控制好含量同时也可有效控制渗透压。

优质的输液剂应以临床应用的有效性为出发点,优化生产工艺和包装设计,保证产品的各项理化指标均达到质量标准中的中间值,保证产品储存和运输当中的稳定性,以及用药的经济性和治疗性,给临床用药的有效性提供可靠的保障。

三、方便性

目前我国临床一线护理人员的工作压力极大,如何在生产线上提高输液剂的方便性也是优质输液剂的体现。

首先,输液剂应该提供易于识别的标识系统,便于临床护理人员的区别和辨认。输液剂的标识系统包括外箱、标签、说明书等。最初的标识系统仅仅以文字表示,这种形式的辨识度不高;后采用色块、颜色区别不同的产品,但相近颜色仍存在辨识差错的风险,随着输液品种的不断丰富,由最初的单色印刷,向多色、套色印刷方面发展,克服以前品种区分困难得问题,更利于临床使用的方便。目前优质输液剂的标识采用四色印刷,并以不同图案设计的形式将不同产品加以区别,大大提高辨识度,从而降低了临床用药差错的风险。

另外,输液剂的包装形式也进行人性化设计,以利于护理人员的抓握等操作。目前输液容器由最初的不易于运输和搬运的玻璃瓶,逐渐发展为便于临床使用的单室软袋、多室袋包装,且容器的形状和尺寸的设计更加人性化。再如,为方便临床使用,生产企业开发出易撕膜式组合盖替代拉环式组合盖。

总之,安全性、有效性和方便性是优质输液剂的主要影响因素,只有将以上影响优质输液剂三大特性的因素控制好,才能保证生产出来的输液剂远远高于合格输液剂的标准,即优质输液剂。

第三节　优质输液剂的鉴别

目前市场上已有的大输液产品,但质量参差不齐,如何从众多产品中鉴别出优质输液剂,将其应用到临床中,是保证病人安全用药的关键所在。本节将对优质输液制剂的鉴别方法进行描述。

为使临床应用者用最简单的方式判定输液制剂的优劣,优质输液剂的鉴别主要分为直观性鉴别和非直观性鉴别。

一、直观性鉴别

直观性鉴别是通过人的接触能通过感官辨别出的,即通过外观特征来判定产品的优劣性,主要从药液的澄明度、包装、外签标识和说明书等方面去鉴别。

1. 从药液澄明度鉴别　当输液剂被拿到使用者手中时,首先应选择光线比较好的位置去观察药液的澄明度,药液应无异物、颗粒以及大量的气泡存在。为保证药液的可视性,优质的输液制剂的塑料容器首先保证良好的透光率。通透性越好,越有利于药液澄明度的检查。

2. 从包装设计的合理性和包装使用的便捷性鉴别　由于大输液在临床上多被用作输液载体,输液剂的包装设计应留有足够的加药空间,这也是优质输液剂的鉴别之一。对于包装内预留空间较小的输液制剂,不利于临床上的使用。优质输液剂使用完毕后的药液残留应尽量少,体现输液剂的经济性,同时保证药物的有效性。

优质输液剂开启方式多为易撕膜式,操作方便,优于拉环式开启方式。优质输液制剂的密封胶塞可多次反复穿刺,弹性好,且无掉屑。

3. 从标签、说明书等鉴别　输液剂的标识系统在降低临床用药混淆、差错风险方面有其重要意义。优质输液制剂可通过标签、说明书进行鉴别。优质输液制剂应针对不同的品种、相同品种不同规格的产品都应该有明显的区分度,避免产品的混淆。如优质安瓿输液剂内标签应为贴膜标签。有些安瓿输液剂仅为不干胶标签,护士取药后,若不注意会使安瓿上的字迹因摩擦而脱落,以致辨认不清,造成用药隐患。另外,优质输液剂药品说明书的数量应与药品的数量相当,以使病人详细了解药品信息。药品防伪标识应标示在最小销售单元(若是最小使用单元最好)的包装上,且其标注位置应以美观、实用及方便取阅查看为准,如条形码标注在盒(瓶、袋)翼侧;激光标签标注在盒的封口或翻盖处,既可用于防伪,又可用作标签,一举两得;电码应标示在包装盒正面或背面,以便于防伪查询时使用。

二、非直观性鉴别

优质输液剂鉴别除了直观鉴别外,内容物及包装材料质量的鉴别更是体现优质输液制剂的关键因素,但是无法通过感官与产品的直接摸触而辨别,只能借助其他证明性材料方能辨别出来,故非直观性鉴别主要包括产品理化性质、稳定性和包装材料质量三个方面。

1. 从内容物的理化性质、稳定性鉴别　产品的理化性质是大输液制剂用药安全性、有效性的关键因素。内容物不优质,会影响药物的配伍、输入人体的反应及药物的治疗效果等,故严格控制药液的 pH、含量及有关物质是体现优质输液剂的关键。使用者从产品检验报告书和稳定性数据中可以获得相关数据,以便进行不同厂家质量对比选择。

2. 从包装材质鉴别优质输液剂　玻璃瓶装输液在运输中容易破碎;塑料瓶装输液不能实现完全密封性输液;PVC 材质软袋本身又存在安全性问题;非 PVC 软袋则既能保证材质本身的安全性,又能实现完全密封性输液,故优质的输液剂应选择非 PVC 软袋包装。使用者可从包装材料的检验报告中可以获悉材料的成分,达到了解产品优劣的目的。

第三章

PIVAS与静脉用药安全调配

第一节　PIVAS对静脉用药安全调配的意义和作用

静脉用药调配中心(pharmacy intravenous admixture services,PIVAS)是指医疗机构中有依据药物特性设计的操作环境,按照静脉用药调配的要求,在药学部门的统一管理下,由受过培训的药学和(或)护理技术人员,严格按照操作程序,进行包括肠外营养液、细胞毒药物和抗生素等静脉用药的调配,为临床提供优质的成品输液和药学服务的功能部门。它的建立对于静脉用药安全调配具有重要的意义和作用。

1. 洁净环境,确保无菌调配,减少输液污染。

医院建立静脉用药调配中心,在洁净的环境中,由经过专门培训的专业技术人员严格按照无菌操作规程对静脉药物进行集中调配。防止微生物、热原物质及微粒等在调配、输注时可能产生的污染,从而最大限度地提高输液质量,确保病人静脉用药安全。

2. 药师参与临床药物治疗,提供优质药学服务。

静脉用药集中调配药师可通过医嘱审核、药品调剂、混合调配、成品审核以及成品输液的使用,全程监控参与静脉用药的治疗,提供优质药学服务,体现药师价值。

3. 确保安全用药,减少用药差错。

在PIVAS成立前,医院治疗用静脉药物的调配是分散在各病区治疗室里进行的,药师无法对此进行监控并发挥作用。药师掌握的药学知识和技能几乎没有施展的空间,药师对用药错误产生的环节无法进行有效的纠正。PIVAS建立后,药师可以发挥药学专业知识优势,对医师的用药医嘱进行审核,及时对有药物配伍禁忌、相互作用、用法用量等不适宜的医嘱进行干预,从而降低用药错误,确保静脉药物治疗的安全性。同时,药师还可利用信息系统收集贮存的临床用药数据,对药物使用情况进行分析总结,定期向临床反馈药物使用情况,进一步提高静脉用药的安全性和有效性。

4. 加强职业防护,避免环境污染。

在传统的配置环境中,护理人员易受到某些危害药品的伤害。在 PIVAS 配置此类药物时,由于采用了生物安全柜,配置人员需穿戴专门的手套、隔离衣、护目镜及口罩,从而加强了对配置人员的防护;另一方面,通过隔离的环境和严格的操作规程,可以对危害药品的储存、配置、运输、废弃物等诸多环节进行控制,减少了对环境的污染。

5. 实现药品合理共享,减少临床储备药物。

PIVAS 集中对静脉用药进行管理,合理对非整支(瓶)用量药品进行共享,充分利用医药资源,保护病人利益。另外,由于对静脉用药进行集中管理,大大减少了临床储备药物,避免了由于临床药品储存不当造成的用药风险。

6. 协定处方集中调配,提高配方一致性。

利于区域化调配,保证成品输液同质化,PIVAS 根据药物的特性,采取协定处方,提前调配药物,并通过适当的方法按规定储存,可以保证在一段时间内安全使用,利于提供区域化调配,扩大成品输液同质化服务范围,提高输液质量。

7. 谨慎购买药物,推广具有固有安全特性的静脉用药。

PIVAS 由于对静脉用药的使用及混合调配较为专业,可对静脉用药的购入提供安全性建议,保证安全性较高的静脉用药的购入。

8. 集中调配,保证成品输液可追溯性。

PIVAS 通过科学的管理,先进的信息技术可实现对成品输液全程追溯,确保输液安全。

9. 把护士还给病人,实现优质护理服务。

我国医院住院病人 80% 以上需接受输液,85% 的护士用于输液工作的时间超过 75%。在以"病人为中心"医疗理念的推动下,将临床护士承担的静脉药物混合调配工作归由 PIVAS 担当,从而使护士有更多的时间为病人提供精细化治疗服务,提高护理安全。

第二节　PIVAS 与临床相关术语

1. 病人
指生病的人,受治疗的人。
2. 静脉用药调配中心
是指医疗机构中有依据药物特性设计的操作环境,按照静脉用药调配的要求,在药学部门的统一管理下,由受过培训的药学和(或)护理技术人员,严格按照操作程序,进行包括肠外营养液、细胞毒药物和抗生素等静脉用药的调配,为临床提供优质的成品输液和药学服务的功能部门。

3. 空气净化

降低室内空气中的微生物、颗粒物等使其达到无害化的技术或方法。

4. 洁净区

空气悬浮粒子浓度受控的限定空间。它的建造和使用应减少空间内诱入、产生及滞留粒子。空间内其他有关参数如温度、湿度、压力等按要求进行控制。洁净区可以为开放式或封闭式。PIVAS 洁净区主要为一次更衣室、洗衣洁具间为十万级;二次更衣室、加药混合调配操作间为万级;层流操作台为百级。其他功能室虽对洁净级别没有要求,但应当作为控制区域加强管理,禁止非本室人员进出。

5. 洁净度

洁净度指洁净室空气中含尘埃(包括微生物)量的程度。

6. 室、区、间

(1)室:屋子或内部工作单位,如静脉用药调配中心或调配室。

(2)区:大的区域,包括几个间,如洁净区。

(3)间:一间屋子,房间、房屋的最小单位,有门有窗,如审方间。

7. 洁净间(室)

洁净间(室)是指将一定空间范围内空气中的微粒、有害空气、细菌等污染物清除,并将室内的温度、洁净度、室内压力、气流速度与气流分布、噪音振动及照明、静电等控制在一定范围内而特别设计的房间。

8. 一更(一次更衣)

静脉用药调配中心工作人员进入洁净间一次更衣室,此室与非洁净区相连,主要用于换鞋、洗手,为进入二更做准备的区域,洁净级别为十万级。

9. 二更(二次更衣)

静脉用药调配中心工作人员进入洁净间二次更衣室,此室与一更和调配洁净间相连,主要用于戴口罩,更换洁净服,戴无菌手套,为进入调配间做准备的区域,洁净级别为万级。

10. 普通药品、肠外营养液调配间

配备百级水平层流洁净工作台,用于调配普通静脉输液和肠外营养液的洁净区域,洁净级别为万级。

11. 抗生素调配间、危害药品调配间

配备百级生物安全柜,用于调配抗菌药物、危害药物的洁净区域,洁净级别为万级。

12. 洁净洗衣洁具间

用于清洗、放置洁净间中使用的洁净服、抹布、拖把等物品和工具的区域,其洁净级别为十万级。

13. 非洁净控制区

指洁净间、一更、二更以及洁净洗衣洁具间以外,其他用于实现静脉用药调配中心运行的组成功能区域,包括但不限于以下区域:普通更衣区(间)、审方打印区(间)、摆药准备区(间)、成品核对包装区(间)、耗材存放区(间)、普通清洗区(间)。

14. 普通更衣区(间)

用于工作人员洗手,更换外衣、鞋帽,穿戴静脉用药调配中心专用工作服的区域;应设置洗手池。

15. 审方打印区(间)

用于静脉用药调配中心接收和审核评估病房(区)用药医嘱,并安排调配批次和标签打印工作区域。

16. 摆药准备区(间)

用于摆放已拆除外包装的药品,并依据用药医嘱对需要混合调配的药物进行摆放准备的区域。

17. 成品核对区(间)

用于加药调配后,对成品输液进行复核、包装,并对空安瓿、西林瓶等废弃物进行适当处置的工作区域。

18. 耗材存放区(间)

用于存放静脉用药调配中心使用的除药品以外的常用耗材物料的区域。

19. 辅助工作区

此区域应控制人员流动,禁止未更换外衣、鞋帽的人员进入,控制与静脉用药调配中心以外区域空气对流,避免尘埃污染。包括但不限于以下区域:药品库房(常温区、阴凉区、冷藏区)、脱外包区(间)、外送推车存放区(间)、示教室、净化空调机房等;除药品库房和净化空调机房外,本中心以外人员不得进入上述控制区。

20. 药品库房

用于静脉用药调配中心药品贮存区域,应分别设置常温区、阴凉区、冷藏区。

21. 药品脱外包区(间)

用于脱去药品外包装的工作区域。

22. 耗材脱外包区(间)

用于脱去耗材外包装的工作区域。

23. 普通清洗区(间)

主要用于清洗、放置辅助工作区的篮筐、抹布、拖把等的物品和工具的区域。清洗存放药品篮筐与抹布、拖把等的水池应分别设置。

24. 会议培训区

用于会议、培训学习、人员休息等的房间。

25. 净化空调机房

用于放置洁净区域空气处理机组和空调内机组的区域。

26. 初效空气过滤器

适用于空调系统的初级过滤,主要用于过滤和阻挡空气中的较大微粒。

27. 中效空气过滤器

用于中央空调通风系统中级过滤,捕集 $1\sim5\mu m$ 的颗粒尘埃及各种悬浮物。

28. 高效空气过滤器

在额定风量下,对粒径 $\geqslant 0.3\mu m$ 粒子的捕集效率在 99.9% 以上的空气过滤器。

29. 送回风系统

静脉用药调配中心送回风系统是指空调系统的空气循环方式,即新风送入洁净间后,确保不少于30%的空气排出到室外,另外,70%的空气循环使用,同时空调系统补充等量新风。

30. 送排风系统

静脉用药调配中心送排风系统是指空调系统的空气循环方式,又叫全新风系统。即新风送入洁净间后,100%的空气排出到室外,新风全部从室外采集,补充进入净化空调系统。

31. 传递窗

传递窗是一种洁净室的辅助设备,主要用于洁净区与非洁净控制区之间、洁净区与非洁净控制区之间小件物品的传递,以减少洁净室的开门次数,将对洁净室的污染降低到最低程度。双门互为连锁,有效阻止交叉污染。静脉用药调配中心内传递窗主要用于药品及耗材等物品的传递,传递窗分为进物传递窗与出物传递窗。

32. 生物安全柜

生物安全柜是一种同时进行人员、产品、环境保护的通风柜体。其前散流栅可以吸入空气以达到人员防护的目的,而垂直向下通过高效空气过滤器过滤的洁净气流,保证了产品的安全,最后将经过高效过滤器过滤的废气排出,以达到保护环境的目的。主要用于调配抗菌药物和危害药物。

33. 水平层流洁净工作台

水平层流洁净工作台是通过加压风机将室内空气经高效过滤器过滤后,送到洁净工作台内,最终达到局部百级的操作环境。通过提供稳定、净化的气流,防止台外空气进入工作区域,将人和物料带入的微粒清除出工作区域。主要用于调配普通静脉输液和肠外营养液。

34. 药品

药物和化学试剂的总称。药品是指用于预防、治疗、诊断人体疾病,有目的地调节人体生理机能并需规定其适应证或者功能主治、用法和用量的物质,包括中药材、中药饮片、中成药、化学原料药及其制剂、抗生素、生化药品、放射性药品、血清、疫苗、血液制品和诊断药品等。

35. 药物

能防治疾病、病虫害等的物质。药物指能影响机体生理、生化和病理过程,用以预防、诊断、治疗疾病和计划生育的化学物质。

36. 高警示药品

是指若使用不当会对病人造成严重伤害甚至死亡的药物,其特点是这类药物出现的差错可能不常见,而一旦发生则后果非常严重。中国药学会医院药学专业委员会 2015 年把我国近年沿用的"高危药品"更名为"高警示药品",并借鉴美国 ISMP 高警讯药品目录结合我国实际情况制订了《我国高警示药品推荐目录(2015 版)》,涉及 24 个药品种类和 14 个药品品种(详见"中国药学会医院药学专业委员会"网站)。

37. 危害药品

是指能产生职业暴露危险或者危害的药品,即具有遗传毒性、致癌性、致畸性、或对生育有损害作用以及在低剂量下,可产生严重的器官或其他方面毒性的药品,包括肿瘤化疗药品和细胞毒药品。

38. 发泡剂

能引起局部皮肤疼痛、炎症和灼烧,甚至皮肤和组织坏死的药物。

39. 剥离剂

能够引起皮肤炎症和皮肤脱落的药物,偶会导致组织坏死。

40. 刺激剂

外渗后能在注射处引起炎症、刺激或疼痛的药物,偶会导致组织坏死。

41. 炎症剂

能够导致局部组织轻度至中度炎症和红斑的药物。

42. 中性剂

惰性或中性化合物,不引起炎症或损伤。

43. 抗菌药物

是指对细菌有杀灭或抑制作用,用以治疗或预防细菌引起的感染的药物。

44. 肠外营养液(parenteralnutrition,PN)

是经静脉为无法经胃肠道摄取和利用营养物的病人提供包括氨基酸、脂肪、碳水化合物、维生素及矿物质在内的营养素,以抑制催化代谢,促进合成代谢并维持结构蛋白的功能。又称全肠外营养(total parenteral nutrition,TPN)。

45. 全营养混合液(total nutrient admixture,TNA)

将营养要素全部混合于一个容器内,称为 TNA 或全合一溶液。

46. "现用现配"药品

"现用现配"药品是指说明书中要求"现用现配""即用即配""调配后立即使用"等用法的药品,以及静脉用药集中调配过程中包装配送的药品。

47. 非整支(瓶)用量药品

指静脉用药调配过程中,医嘱使用剂量不是用药品规格的整数倍,需拆分剂量使用的药品。

48. 注射剂

俗称针剂,系指专供注入机体内的一种制剂。按分散系统可分为溶液型注射剂(包括水溶液型和油溶液型注射剂)、混悬液型注射剂、乳剂型注射剂、注射用无菌粉末等四类。

49. 静脉注射

将有治疗和营养支持作用的药物,如电解质液、抗菌药物、细胞毒药物、血液、血液制品、中药注射剂、营养物质等通过静脉注射方式,使疾病得以缓解、好转或痊愈。静脉药物治疗按照给药方式分为静脉滴注和静脉推注两种主要方式。

50. 静脉推注

静脉推注是将药物快速推入静脉的一种给药方法,目的在于迅速达到较高的血药浓度,而快速起效,可用于急救等比较严重的病例。

51. 静脉滴注

静脉滴注则是会在一段时间内保持血药浓度,使浓度平稳,药物疗效持续时间长,一般而言滴注的量较大、过快会引起心脏等器官的不适。

52. 医嘱

指医师在医疗活动中下达的医学指令,包括医嘱内容及医嘱起始和停止时间。用药医嘱主要包括长期医嘱和临时医嘱。

53. 长期医嘱

必要时会用,指有效时间在 24 小时以上,两次执行之间有时间间隔,由医师注明停止时间后方失效。

54. 临时医嘱

有效时间在 24 小时以内,应在短时间内执行,有的需立即执行,有的需在限定时间内执行,通常只执行一次。

55. 急救医嘱

有效时间在 24 小时以内,应在短时间内执行,需立即执行。

56. 长期备用医嘱

指有效时间在 24 小时以上,需由医师注明停止时间后方为失效。

57. 临时备用医嘱

指自医生开写医嘱起 12 小时内有效,必要时用,过期未执行则失效。

58. 口头医嘱

一般情况下不执行口头医嘱,在抢救或手术过程中医生下达口头医嘱时,执行护士应先复诵一遍,双方确认无误方可执行,事后应及时据实补写医嘱。

59. 处方审核

是指处方审核岗位的药师对通过医院信息系统(hospital information system, HIS)发送至静脉用药调配中心的医师开具的静脉用药医嘱(处方)的药品遴选、药品名称、规格、用法、用量、药品相互作用、配伍禁忌以及选用的溶媒、载体的适宜性、相容性等进行适宜性审核,以保证病人用药安全的药学技术服务过程。

60. 配伍禁忌

指两种以上药物在体外混合所发生的物理或化学反应,导致药物析出、变色、沉淀等,使药物疗效发生变化。

61. 超药品说明书用药

指临床实际使用药品的适应证、给药方法或剂量不在具有法律效力的说明书之内的用法,包括年龄、给药剂量、适应人群、适应证、用药方法或给药途径等与药品说明书中的用法不同的情况,又称超范围用药、药品未注册用药或药品说明书之外的用法。

62. 输液标签

依据医师处方或用药医嘱经药师适宜性审核后生成的标签,其内容应当符合《处方管理办法》有关规定:应当有病人与病区基本信息、医师用药医嘱信息、其他特殊注意事项以及静脉用药调配各岗位操作人员的信息等。

63. 标准操作程序(standard operation procedure, SOP)

就是将某一事件的标准操作步骤和要求以统一的格式描述出来,用来指导和规范日常的工作。标准,就是尽可能地将相关操作步骤进行细化、量化和优化。细化、量化和优化的度是在正常条件下大家都能理解又不会产生歧义。

64. 无菌技术

在医疗、护理操作过程中,防止一切微生物侵入人体和防止无菌物品、无菌区域被污染的技术。

65. 手卫生

医务人员洗手、卫生手消毒、外科手消毒的总称。洗手是医务人员用洗手液

（皂液）和流动水洗手,去除手部皮肤污垢、碎屑和部分病菌的过程。要求采用六步洗手法,并坚持 1~2 分钟。卫生手消毒是医务人员用速干手消毒剂按洗手方法消毒双手,减少手部暂居菌的过程。外科手消毒是指手术前医务人员用皂液(软肥皂)和流动水洗手及手臂,再用手消毒剂清除或者杀灭手部暂居菌和减少常居菌的过程。

66. 交叉调配

系指在同一操作台面上由同一人同时进行两组（袋、瓶）或两组以上静脉用药混合调配的操作流程。

67. 成品输液

按照医师处方或用药医嘱,并经药师适宜性审核后,通过无菌操作技术将一种或数种静脉用药品进行混合调配,可供临床直接用于病人静脉输注的药液。

68. 清场

指清理场地,每一个调配阶段完成后必须由操作人员清场,填写清场记录。

69. 清洁工具

用于清洁和消毒的用品,如擦拭布巾、地巾、水桶、手套（乳胶或塑胶）、洁具车等工具。

70. 清洁

去除物体表面有机物、无机物和可见污染物的过程。

71. 消毒

用物理或化学方法将病原微生物杀死的操作。

72. 灭菌

是将物体上的所有微生物包括细菌芽孢全部杀死或除去的措施。

73. 医疗废物

指医疗卫生机构在医疗、预防、保健以及其他相关活动中产生的具有直接或者间接感染性、毒性以及其他危害性的废物。其主要分为感染性废物、病理性废物、损伤性废物、药物性废物、化学性废物。

74. 感染性废物

携带病原微生物具有引发感染性疾病传播危险的医疗废物。

75. 病理性废物

诊疗过程中产生的人体废弃物和医学实验动物尸体等。

76. 损伤性废物

能够刺伤或者割伤人体的废弃医用锐器。

77. 药物性废物

过期、淘汰、变质或者被污染的废弃的药品。

78. 不良反应

指合格药品在正常用法用量下出现的与用药目的无关的有害反应。不良反应包括副作用、毒性反应、过敏反应、继发反应、停药反应和后遗反应等。

79. 超敏反应

超敏反应又称变态反应，是易致敏病人对某种药物的特殊反应。药物或药物在体内的代谢产物作为抗原与机体特异抗体反应，或激发致敏淋巴细胞，而造成组织损伤或生理功能紊乱。

80. 输液反应

静脉输液时由热原、药物、杂质、药液温度过低、药液温度过高及输液速度过快等因素引起的反应。临床表现主要为寒战，面部和四肢发绀，继而发热，体温可达 41~42℃。可伴恶心、呕吐、头痛、头昏、烦躁不安、谵妄等，严重者可有昏迷、血压下降，出现休克和呼吸衰竭等症状而导致死亡。发热反应发生旳早晚，视热原进入机体内的量、热原的性质及病人的个体耐受性而异。

81. 热原反应

静脉输液时由致热原引起的发热反应。与致热原的量、输液速度、污染程度等有关。临床表现为发冷、寒战、面部和四肢发绀，继而发热，体温可达 40℃ 左右；可伴恶心、呕吐、头痛、头昏、烦躁不安、谵妄等，严重者可有昏迷、血压下降、出现休克和呼吸衰竭等症状而导致死亡。

82. 毒性反应

毒性反应是指药物引起机体发生生理生化功能异常，或组织结构病理变化的反应。

83. 药物渗出

指静脉输液过程中，非腐蚀性药液进入静脉管腔以外的周围组织。

84. 药物外溢

指在药物配置及使用过程中，药物意外溢出暴露于环境中，如皮肤表面、台面、地面等。

85. 药物外渗

是指由于输液管理疏忽造成药物进入了周围组织，而非进入正常的血管通路。可造成局部组织肿胀、缺血、无菌炎症或感染、溃疡，甚至坏死等反应或并发症。

第三节　正确给药相关知识

给药及药物治疗，是最常用的一种治疗手段，给药的目的是治疗疾病、减轻症状、预防疾病、协助诊断，以及维持正常的生理功能。正确的给药是医护人员必须掌握的内容，任务完成的好坏，将会直接影响医疗护理质量。正确给药涉及多个方面,下面对相关知识进行介绍。

一、给药原则

给药原则是一切用药的总则,在执行药物治疗时必须严格遵守。

(一)根据医嘱准确给药

给药属于非独立性的护理操作,必须严格根据医嘱给药。应熟悉常用药物的作用、副作用、用法和毒性反应,对有疑问的医嘱,应及时提出,切不可盲目执行,也不可擅自更改医嘱。

(二)严格执行查对制度

1. 在执行药物治疗时应严格执行查对制度

(1)PIVAS药学审方"四查十对":

查处方:对科别,对姓名,对年龄;

查药品:对药名,对剂型,对规格,对数量;

查配伍禁忌:对药品性状,对用法用量;

查用药合理性:对临床诊断。

(2)PIVAS混合调配"三查八对":

三查:指操作前、操作中、操作后查;

八对:年龄、药名、规格、剂量、时间、频次、用法及质量。

2. 临床护士"三查八对"

三查:指操作前、操作中、操作后查;

八对:对床号、姓名、药名、浓度、剂量、用法、时间及效期。

(三)安全正确用药

要将准确的药物(right drug),按准确的剂量(right dose)用准确的途径(right route)在准确的时间(right time)内给予准确的病人(right patient),即给药的"五个准确"。

准确掌握给药时间、方法,给药前应评估病人的病情、治疗方案、过敏史和所用的药物,向病人解释,以取得合作,并给予相应的用药指导,提高病人自我合理用药能力。药物备好后及时分发使用,避免久置后引起的药物污染或药效降低。对易发生过敏反应的药物,使用前应了解过敏史,按要求做过敏试验,结果阴性方可使用。

(四)密切观察用药反应

要监测病人的病情变化,动态评价疗效和不良反应,并做好记录。如用硝苯地平治疗心绞痛时,应观察心绞痛发作的次数、强度、心电图等情况。

二、给药途径

依据药物的性质、剂型、机体组织对药物的吸收情况和治疗需要等,选择不同的给药途径。常用的给药途径有口服、舌下含服、吸入、皮肤黏膜用药、直肠给药以及注射（皮内、皮下、肌内、静脉）等。除动、静脉注射药液直接进入血液循环外，其他药物均有一个吸收过程，吸收顺序依次为：吸入>舌下含服>直肠>肌内注射>皮下注射>口服>皮肤。有些药物不同的给药途径，可产生不同的药物效应，如硫酸镁口服产生导泻与利胆作用，而注射则产生镇静和降压作用。

三、常见给药时间、给药方式的外文缩写

常见给药时间、给药方式的外文缩写，见表 3-3-1。

表 3-3-1　常见给药时间、给药方式的外文缩写

拉丁文/英文	缩写	中文译意
quaque die/every day	qd	每日一次
bis in die/twice a day	bid	每日 2 次
ter in die/three times a day	tid	每日 3 次
quater in die/four times a day	qid	每日 4 次
quaque hora/every hour	qh	每小时一次
quaque secundo hora/every 2 hours	q2h	每 2 小时一次
quaque quarta hora/every 4 hours	q4h	每 4 小时一次
quaque sexta hora/every 6 hours	q6h	每 6 小时一次
quaque mane/every morning	qm	每晨一次
quaque nocte/every night	qn	每晚一次
quaque omni die/every other day	qod	隔日一次
ante cibum/before meals	ac	饭前
post cibum/after meals	pc	饭后
hora somni/at bed time	hs	临睡前
ante meridiem/before noon	am	上午
post meridiem/afternoon	pm	下午
statim/immediately	st	立即
-/discontinue	DC	停止
pro re nata/as necessary	prn	需要时（长期）
si opus sit/one dose if necessary	sos	需要时（限用一次，12 小时内有效）
-/12 clock at noon	12n	中午 12 时

续表

拉丁文/英文	缩写	中文译意
-/midnight	12mn	午夜
recipe/prescription	R，Rp	处方/请取
injectio intradermica/intradermic(injection)	ID	皮内注射
injectio hypodermica/hypodermic(injection)	H	皮下注射
injectio muscularis/intramuscular(injection)	IM/im	肌内注射
injectio venosa/intravenous(injection)	IV/iv	静脉注射
injectio venosa gutta/intravenous drip	ivgtt/ivdrip	静脉滴注

四、常用静脉给药频次与给药时间

常用静脉给药频次与给药时间，见表 3-3-2。

表 3-3-2　常用静脉给药频次与给药时间

给药频次	给药时间	给药频次	给药时间	给药频次	给药时间
qd	8am	q4h	8am,12n,4pm,8pm,12mn,4am	qw	每周一次
qn	8pm	q6h	8am,2pm,8pm,2am	qod	隔日一次
bid	8am,4pm	q8h	8am,4pm,12mn	biw	二、五/周
qid	8am,12n,4pm,8pm	q12h	8am,8pm	tiw	一、三、五/周

五、常见药物皮试

在临床下达医嘱时，先下皮试医嘱，确认皮试结果阴性，方能开具长期或临时输液医嘱。

（一）青霉素类药物使用前必须进行皮肤过敏试验

1. 因青霉素类药物皮试符合率可达 70%，使用青霉素类抗菌药物必须进行皮肤过敏试验。

2. 青霉素类药物在应用前可用青霉素 G 钠皮试液进行皮试。另外，也可用青霉素类原药做皮试（供选用的试液浓度为 500μg/ml 或按说明书规定，皮内注射 0.1ml）。

3. 由于青霉素类抗菌药物之间能发生强烈的交叉超敏反应，因此对一种青霉素过敏者不可以再换用其他青霉素类药物。

（二）头孢菌素类药物皮肤过敏试验

1. 头孢菌素适用范围　如果病人对青霉素类严重过敏（如过敏性休克、喉头水肿、严重皮疹等），应禁用头孢类抗菌药物；如果病人对青霉素类一般过敏，可根据病情慎重地选用头孢类抗菌药物。

2. 头孢菌素皮试人群　符合以下情况之一的病人需要用药前进行头孢菌素药物皮试：①药品说明书明确要求进行皮试；②过敏体质病人；③病人有青霉素类药物过敏史或皮试阳性史；④病人不清楚是否有青霉素类和头孢菌素过敏史。

3. 头孢菌素皮试液配制规定　如果进行头孢类抗菌药物的皮肤过敏试验，必须使用原药配制皮试液，不能用青霉素皮试液代替，也不能用某一种头孢菌素配制成皮试液做所有头孢类抗菌药物的皮肤过敏试验。统一规定以0.9%氯化钠注射液作为溶媒，进行头孢皮试液配制，皮试液浓度为300~500μg/ml，注射量为0.1ml。

4. 头孢菌素再次皮试规定　对接受青霉素及头孢类药物治疗的病人，停药超过72小时以上再次使用同一批号同种药物，需要重新做皮试。

5. 若对某种头孢类药物皮试阳性，不宜再使用该类头孢。因目前国家暂无明确的规定，原则上可用其他头孢再行皮试，尽量选用化学结构侧链差异大的其他头孢，以减少或避免交叉过敏反应的发生。常见注射用头孢菌素类药品说明书中关于皮试的规定，见表3-3-3。

表3-3-3　常见注射用头孢菌素类药品说明书中关于是否需要皮试的规定列表

序号	通用名	商品名	规格	主要禁忌	说明书对皮试的规定
1	头孢唑啉	先伍	1g/支	对头孢菌素过敏者及有青霉素过敏性休克或即刻反应史者禁用本品	未提及（使用头孢唑啉治疗前，应对病人进行详细询问，以确定病人是否对头孢唑啉/青霉素有过敏史）
2	头孢硫脒	仙力素	1g/支	对头孢菌素类抗生素过敏者禁用	未提及
3	头孢硫脒	罗杉	0.5g/支	对头孢菌素类抗生素过敏者禁用	未提及
4	头孢替唑	特子社复	1g/支	对本品或头孢类有过敏史者禁用	用药前详细询问病人过敏史并建议进行皮肤过敏试验

续表

序号	通用名	商品名	规格	主要禁忌	说明书对皮试的规定
5	头孢替唑	—	0.5g/支	对本品或头孢类有过敏史者禁用	为预防休克过敏反应的发生,用药前应详细询问病人过敏史并建议进行皮肤过敏试验
6	头孢呋辛	—	2.25g/支	对头孢菌素过敏者禁用本品	未提及
7	头孢替安	替他欣	0.5g/支	对本品有休克史或对头孢类抗生素有过敏史者	最好在注射前做皮肤敏感试验并有相应皮试液配制方法,皮试液浓度为300μg/ml
8	头孢替安	佩罗欣	1g/支	对本品有休克史或对头孢类抗生素有过敏史者	最好在注射前做皮肤敏感试验并有相应皮试液配制方法,皮试液浓度为300μg/ml
9	头孢美唑	悉畅	1g/支	对本品有过敏性休克史者禁用,对本品所含成分或头孢菌素类过敏史者原则上不用	使用本品时,原则上应做药物敏感试验
10	头孢美唑	罗欣	0.5g/支	对本品有过敏性休克史的病人禁用。对头孢类抗生素有过敏史的病人原则上不给药	使用本品,原则上应做药敏试验
11	拉氧头孢	赛美杰	0.5g/支	对本品及头孢菌素类有过敏反应史禁用	未提及
12	拉氧头孢	赛美杰	1g/支	对本品及头孢菌素类有过敏反应史禁用	未提及
13	头孢曲松	罗氏芬	1g/支	对头孢菌素类抗生素过敏者禁用,对青霉素过敏者也可能对本品过敏	给药前需进行过敏试验

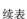

续表

序号	通用名	商品名	规格	主要禁忌	说明书对皮试的规定
14	头孢曲松	泛生舒复	1g/支	对头孢菌素类抗生素过敏者禁用,对青霉素过敏者也可能对泛生舒复过敏	给药前需进行过敏试验
15	头孢他啶	英贝齐	1g/支	对头孢菌素类抗/生素过敏者禁用	未提及
16	头孢他啶	灵讯	0.5g/支	对头孢菌素类抗生素过敏者禁用	未提及
17	头孢噻利	丰迪	0.5g/支	对本制剂的成分有过敏史的病人,含透析在内的肾功能不全病人,高龄病人原则上禁用	须仔细问诊,希望在给药前进行皮内试验
18	头孢哌酮/舒巴坦	舒普深	1.5g/支	已知对青霉素类、舒巴坦、头孢哌酮及其他头孢菌素类抗生素过敏或对本品成分有休克史者禁用	未提及(提示用药前查明病人过敏史)
19	头孢哌酮/他唑巴坦	新朗欧	1g/支	对本品任何成分或其他 β-内酰胺类抗生素过敏者禁用	未提及(提示用药前查明病人过敏史)

六、建议单独使用药物

1999 年共识会议对各种给药系统的选择这一议题达成共识,认为配药的步骤越少越安全。需要单独使用的药物有:

1. 抗生素
2. 中药注射剂
3. 冷藏药品
4. 危害药品
5. 质子泵抑制剂
6. 祛痰剂平喘药
7. 保肝药

8. 免疫调节剂

9. 维生素

10. 工业化生产不需调配类药品等

七、两袋输液之间进行冲管

中华人民共和国卫生行业标准 WS/T 433-2013《静脉治疗护理技术操作规范》中指出:给药前后或使用两种不同药物之间宜用生理盐水脉冲式冲洗导管,如果遇到阻力或者抽吸无回血,应进一步确定导管的通畅性,不应强行冲洗导管。

八、根据药物相关特性评估、选择输液工具及血管

详见第二十二章"具有刺激性的静脉药品案例"、"危害药品刺激性案例"及"肠外营养药品案例"。

第四章

调配安全保障系统

第一节 环境准备

一、环境区域划分

依据《静脉用药集中调配质量管理规范》要求,PIVAS总体区域设计布局、功能室的设置应与工作量相适应,具体划分如下:

PIVAS分为洁净区、非洁净控制区、辅助功能区,不同区域之间的人流和物流出入应按照规定,走向合理;不同区域间应有防止交叉污染的相应设施,严格避免流程布局上存在的交叉污染风险,且不得在PIVAS内设置卫生间和淋浴室。

(一) PIVAS洁净区

PIVAS洁净区包括普通药品及肠外营养液调配间和其相对应的一更、二更、洗衣洁具间以及抗生素类和危害药品调配间和其相对应的一更、二更、洗衣洁具间。

1. 普通药品及肠外营养液调配间,配备百级水平层流台,用于调配普通药品及肠外营养液的洁净区域,净化级别为万级。

2. 抗生素类和危害药品调配间,配备百级生物安全柜,用于调配抗生素类和危害药品的洁净区域,净化级别为万级。

3. 一更,静脉用药调配中心洁净间一次更衣室,是与非洁净区相连,主要用于换鞋、洗手,为进入二更做准备的区域,净化级别为十万级。

4. 二更,静脉用药调配中心洁净间二次更衣室,是与一更和调配间相连,主要用于戴口罩、更换净化服、戴灭菌无粉手套,为进入调配间做准备的区域,净化级别为万级。

5. 洗衣洁具间,静脉用药调配中心洗衣洁具间,是与一更相连,用于清洗、放置洁净间中使用的洁净服、抹布、拖把等物品的区域,其净化级别为十万级。

（二）PIVAS 非洁净控制区

PIVAS 非洁净控制区包括普通更衣区(间)、审方打印区(间)、摆药准备区(间)、成品核对包装区(间)、耗材暂存区(间)、普通清洗区(间)。

1. 普通更衣区(间),用于更换静脉用药调配中心专用工作服的区域,应设置洗手池。

2. 审方打印区(间),用于静脉用药调配中心接收和审核病区医嘱,并分配输液顺序和打印标签的工作区域。

3. 摆药准备区(间),用于摆放已拆除外包装的药品,并对需要调配的药物进行准备的区域。

4. 成品核对包装区(间),用于完成调配结束药品的核对和包装工作的区域。

5. 耗材暂存区(间),用于存放静脉用药调配中心常用耗材的区域。

6. 普通清洗区(间),主要用于清洗辅助工作区的篮筐、抹布、拖把等物品的区域。

（三）PIVAS 辅助功能区

PIVAS 辅助功能区包括药品库房(常温区、阴凉区、冷藏区)、脱外包区(间)、外送推车存放区(间)、示教室、净化空调机房等,在条件允许的情况下,可以设置人员休息室、办公室、会议室、培训室等。

二、环境净化效果监测

根据《静脉用药集中调配质量管理规范》要求,静脉用药调配中心(室)应当将抗生素类和危害药品、普通药品和肠外营养液的混合调配分开,需分别建立两套独立的送、排(回)风系统。

抗生素类和危害药品调配间及相对应的一更、二更、洁具间设置为送排风系统,室外新风经处理送入洁净间后,100%的空气排出到室外,不设回风。

普通药品及肠外营养液调配间及相对应的一更、二更、洁具间设置为送回风系统,新风送入洁净间后,确保不少于30%的空气排出到室外,另外70%的空气循环使用,同时空调系统补充等量新风。

两套净化系统设有初效过滤器、中效过滤器、高效过滤器。

施工完成后,需要对净化效果进行工程验收检测和日常监测,工程验收检测又分竣工验收检测和综合性能全面评定检测。各项检测资料必须保存完好,记录存档。

（一）工程验收检测

1. 竣工验收检测　是指经过施工方调试,净化空调基本参数达到合格后,建设方对洁净区域的施工、安装质量的检查认可。

2. 综合性能全面评定检测 洁净区域投入运行前应进行综合性能评定,由具有资质的第三方检测机构对已竣工洁净区域的等级指标和技术指标进行全面检测和评定。

(二)日常监测

PIVAS 正常运行后,需要对一些环境指标进行日常监测。

1. 每天通过净化自控系统进行机组监控,严格遵守空气净化装置的工作程序,确保设备运行正常,对照明、温度、湿度、气压、通风等进行实时监控,并有记录。

2. 根据国家和上级卫生主管部门制定的有关法律、法规、标准,定期进行空气、物体表面、工作人员手消毒等细菌学监测;消毒、灭菌效果监测。

3. 空气净化系统维护与保养

(1)空气处理机组、新风机组定期检查,保持清洁;

(2)新风机组采风口滤网宜每 2 天清洁一次(各地区根据环境情况酌情调整清洁频率);

(3)初效过滤器宜 1~2 个月更换一次;中效过滤器每周检查一次,宜 3 个月更换一次;

(4)末端高效过滤器宜每年检查一次,当阻力超过设计初阻力 1 倍或已经使用 3 年以上时宜更换;

(5)排风机组中的中效过滤器宜每年更换,发现污染和堵塞及时更换;

(6)定期检查回风口过滤网,宜每周清洁一次,每年更换一次,如遇特殊污染,及时更换,并用消毒剂擦拭回风口内表面;

(7)设专门维护管理人员,遵循设备的使用说明进行保养与维护,并制定运行手册,有检查和记录。

第二节 仪器设备及相关用物准备

一、审方区域仪器设备及相关用物准备

(一)仪器设备及相关用物名称

仪器设备及相关用物名称,见表 4-2-1。

表 4-2-1 审方区域仪器设备及相关用物名称

序号	名称	序号	名称	序号	名称
1	电脑	4	打印机	7	输液标签
2	电脑桌	5	电话机	8	标签格
3	工作椅	6	温湿度计	9	摆药单

（二）仪器设备及相关用物介绍

1. 电脑　PIVAS 电脑包括硬件及 PIVAS 软件管理系统,这几方面都需要能满足 PIVAS 信息采集量大,精确度高,零出错的要求。整个信息管理系统的每一个环节都要配置到最优化的状态。

（1）计算机硬件:PIVAS 中的电脑尽量选用最高的配置,这样既可以提高工作效率又可以减少 IT 产品更新换代带来的系统变化,保证系统稳定运行。

（2）PIVAS 软件管理系统是 PIVAS 工作的核心,医嘱接收、医嘱审核、输液标签的打印、药品的出入库等所有业务全在于此。PIVAS 软件管理系统功能的完善、性能的稳定、操作的容易程度关系到整个 PIVAS 建设的成败。

2. 电脑桌　PIVAS 中电脑桌的选择容易被忽视,其实电脑桌在 PIVAS 起着很重要的作用,使用电脑时须始终近距离操作,如果电脑桌设计不合理,将会影响工作人员的健康。尤其是在 PIVAS 中工作强度大,时间长,应选择一种合适的电脑桌。

（1）材质

最好选择四边包有塑胶软边的中密度板,经螺丝拼装固定而成的电脑桌。中密度板具有重量适中,防火、防潮、耐酸碱、抗静电、价钱便宜的特点,很适合制作电脑桌。电脑桌表面的三聚氰胺漆分为光滑(光面)和磨砂(麻面)两种。麻面漆手感好,不打滑、不反光、用湿布擦拭后无水渍痕迹。

（2）电脑桌的样式

电脑桌的样式最好上部为一抽屉和一个键盘托架(二者宽度相同,可以互换位置),下部仅有两块隔板,桌面左半边放标签打印机,右半边放显示器,小抽屉内存放常用的办公工具。下面左侧放置电脑主机、右侧放置文件柜。人坐的位置应在电脑桌的左侧,右侧留出地方放鼠标。

（3）电脑桌的高度

电脑摆放的高度、键盘鼠标的位置都有特定的要求,研究表明,桌面最高不宜超过 70cm,电脑桌上键盘与鼠标的高度,应与人在坐姿时的肘部等高或稍低。而显示器的上方也不应高于坐姿的眼睛水平视线,否则将造成视力下降。

3. 工作椅　工作椅是 PIVAS 每天必须具备的办公家具之一,而且每天长时间接触,所以选择一把舒服的工作椅至关重要。目前流行的工作椅非常多,一张好的工作椅,应该由五部分构成:五星脚、气压泵、底盘、坐板和背板。各部分各司其职、协调一致,才构成一把舒适耐用的工作椅。

4. 打印机　打印机类型与工作原理:目前使用的打印机有很多种,如标签打印机、激光打印机、针式打印机、喷墨打印机以及最近新出现的 3D 打印机,而在 PIVAS 使用的打印机一般有以下几种:标签打印机、激光打印机和针式打印机。

（1）标签打印机：又称条码打印机，用来打印输液标签，标签打印机按打印方式又分为热转印打印机和热敏打印机两种。

1）热转印打印机是将碳带上的碳粉涂层经过加热的方式，转印到纸张或其他种类的材质上。热转印打印能够禁得起时间考验、长期不变形、文字能长期保存、不会褪色、不会因为接触溶剂就磨损、不会因为温度较高就变形变色，可以打印不干胶标签，打印完成后标签可以方便地粘贴在物品上，可以根据需要设计标签尺寸，降低使用成本，条码打印机可以实现快速打印，成为 PIVAS 输液标签打印的首选方式。

2）热敏打印机是采用热敏打印方式，不使用碳带，在标签上涂有一层化学涂层又称显影剂，通过打印头加热使之变色来实现打印，由于显影剂的主要成分是双酚 A 对人体健有害，尤其是 PIVAS 中工作人员长期大量直接接触标签，同时，无法对打印过程进行保存记录，在必要的时候无法进行审查核对，所以这种打印机在 PIVAS 中也渐被淘汰。

（2）激光打印机：是一种高速度、高精度、低噪音的非击打式打印机，打印精度高，速度快，在办公方面有得天独厚的优势，在 PIVAS 主要用于打印各种文件资料。

在早期的 PIVAS 中，还有使用激光打印机打印输液标签，由于输液标签采用的是不干胶纸，不干胶由面纸、底纸和中间的胶水组成，非常厚，极易损坏激光打印机，而且打印时打印机的内部温度很高，不干胶的胶水粘在硒鼓上面，在输液标签表面产生很多黑点，同时激光打印机是打印固定尺寸的纸张，不能随意控制输液标签的数量，此后人们不再使用激光打印机打印输液标签，只用来打印办公资料。

（3）针式打印机：一般是指矩阵针式打印机，针式打印机速度慢、噪音大，适合多联式打印，一般用来打印药品汇总单等。

因为 PIVAS 热转印打印机是打印输液标签的首选打印机，重点介绍一下其维修保养和常见故障与排除。

【PIVAS 热转印打印机维修保养】

热转印打印机在使用过程中定期保养，这样可以有效保证打印质量并延长打印机寿命，每日的工作量越大，保养的频率就越高。PIVAS 热转印打印机保养主要包括清洗打印头、清洗胶辊、清洗传感器。在更换打印缆线时要先关打印机、电脑电源，再连接缆线。注意清洗打印头或其他部件时要先关闭电源，传感器属于精密部件，最好请专业人员协助清洗。

【PIVAS 热转印打印机常见故障及排除】

a. 打印效果差：通常是因为打印头的压力调节不当，这时应调节打印头的压力，压力调节要适当。

b. 打印机出空纸,或一直出空纸不停:是传感器出现故障,可以清洗传感器表面灰尘,或联系经销厂家更换传感器。

c. 打印内容出现纵向断线:则是打印头问题,可能打印头表面粘有灰尘,或打印机出现磨损,可以用乙醇清洗打印头或更换打印头。

d. 碳带或标签纸跑偏:是因为打印头压力左右不平衡,可以通过调节打印头左右的压力来解决。

e. 打印不清晰,质量差:则可能是打印温度太低、碳带标签纸质量太差、打印头安装不正确等原因造成,这时可以通过增加打印温度、更换碳带和标签纸、重新调整打印头位置(尤其注意其左右高度一致)等方法来解决。

f. 打印页面出现斜向、条状空白:是因碳带打皱所致,可以通过调节打印头左右的压力来解决。

5. 电话机　电话是 PIVAS 与临床及相关部门联系沟通的主要办公用具,如向临床科室反馈不合理医嘱,增加医嘱接收前与临床科室及相关部门的沟通,提高不合理医嘱修改率,保证病人用药安全。电话机按其功能可以分为普通按键电话机、可视电话、号码显示电话机、录音电话机、子母机、免提电话机、短信电话机、无线电话机等。电话机所具备的功能是以其型号来区分的,可以根据自己的要求选购。

(1)录音电话机,具有自动应答、来电录音、双方通话录音功能的电话机。录音方式有磁带录音和集成电路 IC 录音两种方式,前者录音时间较长,声音保真度较高,后者可靠性高,但一般录音时间较短。

(2)子母电话机,子母电话机可以几部电话共用一个电话号码,接听、拨打共享。母机通过此功能与子机实行无线对接和互讲,子机也可以直接接通母机,拨打外线或接听电话。也可以说在一定范围内子母机可做对讲机使用,子机可做移动电话使用。

(3)可视电话机,可视电话是利用电话线路实时传送人的语音和图像的一种通信工具,其集视频、音频和数据实时交互功能于一体的,具有节约开支、节约时间、节省体力等特点。

(4)号码显示电话机,号码显示电话机可预先知道来话者身份;无人接听时,来电信息保留在电话机或来电显示器上,不错过任何来电机会;在处理临床的问题时,可通过显示出来的电话号码查出与对方具体沟通的时间。

6. 温湿度计　用于 PIVAS 室内温度、湿度的测量和监控。由于药品自身的特殊性,温湿度类设备是药品贮存环境中常用和必备的设备,此类设备主要用于检测药品贮存环境,直接关系到药品储存是否符合要求。由于温度类设备种类多,计量管理普遍存在混乱的现象,同时检测过程、环境条件、设备运行和使用频率等因素,环境类设备会随着时间推移发生变化。做好温湿度类设备的结果确认,关系到药品储存及检测数据,也是保证检测质量的重要环节。因此,此类设备必须按规定进行定期检定或校准,以评价设备的应用水平。温湿度类设备的测量要满足检测的要求,形成可操作性强的相应检查表格,并将确认的要求一一细化,这样才能将温湿度类设备的量值结果确认落到实处。做好此类设备的结果确认是目前亟须解决的问题。

温湿度计使用时应置于通风处,要远离冷、热源,避免骤热,不要被阳光照射、水淋,放置位置便于观察。保持使用场所环境清洁,避免灰尘,定期用抹布擦拭温湿度计进行清洁。不能直接接触蒸汽,也不要用嘴哈气,否则会使器件内结露,造成显示数值出现误差。每年请有校验资格的部门校验一次,合格后(贴合格证书)方可使用。

7. 输液标签 输液标签是依据医师处方或用药医嘱经药师适宜性审核后生成的标签,用于粘贴在药品调配所用输液袋上,避免转抄医嘱带来的隐患,其规范设计应遵循以下原则:①输液标签等同于处方,具有法律效力;②输液标签内容应和临床医师原始医嘱一致;③输液标签字迹应清晰,数据正确完整,大小合适。

(1)输液标签的纸张选择:输液标签的纸张一般采用铜板不干胶,这种不干胶配合热转印碳带(以下称碳带),在热转印方式的标签打印机上可以打印出完美的输液标签。碳带是一种绿色环保的打印材料,在标签打印上它不仅可以有效保护打印机,延长打印机的寿命,碳带上保存的打印痕迹为液体配置单的事后检查提供原始的"副本"。

(2)输液标签的大小:输液标签的尺寸可根据实际需要来设计,而没有技术方面的限制。一般根据输液袋的大小来选定,在合适的情况下可适当选择大规格的,例如:根据不同厂家溶液袋的大小选定范围(图 4-2-1),最宽 80mm,最高 90mm,再根据宽高的比例(是否美观),最终选定宽 75mm,高 90mm。

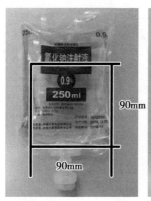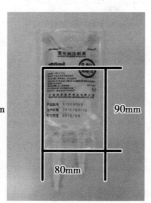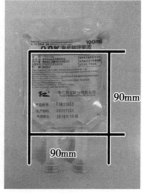

图 4-2-1 不同厂家溶液袋的大小选定范围

（3）输液标签的内容：根据《处方管理办法》《电子病历基本规范（试行）》及《病历书写基本规范》的相关规定。输液标签的内容应包括：

1）处方前记：①医院全称；②PIVAS 名称；③病人的住院信息：包括病人姓名、年龄、性别、病区、床号、住院号、用药日期、用药时间、用药频率、条形码；

2）处方正文：即指病人的用药信息，包括药品名称、厂家、规格、用量、数量、非整支（瓶）用量标记及特殊提示（如皮试、高危、遮光、冷藏、滴速等）；

3）处方后记：各环节工作人员签名、输液标签页数。

此外，输液标签还要包括标签页数、标签的流水号、二维码条码等，可根据实际工作需要增减。

（4）输液标签的排版：根据输液标签的大小及内容，对输液标签进行排版。排版的原则：

1）清晰：字迹清楚，不得涂改。

2）完整：病人信息、用药信息填写清晰、完整，并与病历记载相一致。

3）简洁：输液标签是 PIVAS 与临床医护人员及病人接触的明信片，我们应通过这张明信片让每一个见到它的人感到简洁、舒心。

4）有序：增加可阅读性，使人易于读取信息。

5）重点突出：将重要的信息突出，使其更易引起重视，减少差错。

6）布局合理：依据人们的阅读习惯、内容的重要性及审美观念，合理排版，使输液标签实用、美观。

例如：

a. 为了使输液标签版面简洁，我们用三线格将输液标签分为四部分（图 4-2-2）。

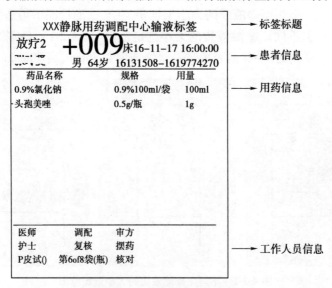

图 4-2-2 输液标签版面设计

b. 通过不同字体排版的对比,选择字体为 Arial,字号为 8 号的排版样式,整个版面更清晰、易辨认。

c. 将病人信息中最常用的病区、姓名放在最左边,将用药时间放到病人信息栏中的最右边,使其更容易看到,同时减少用药信息栏的内容,只保留药品名称、规格和用量,使用药信息栏更易阅读(图 4-2-3)。

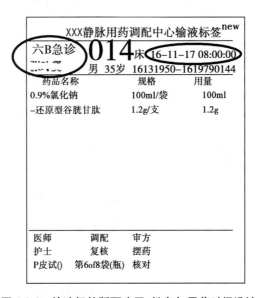

图 4-2-3　输液标签版面病区、姓名与用药时间设计

d. 药品信息下方空有留白,可以突出主题,简化画面,增加可读性,提升品质感。

(5)输液标签的精进:在实际工作中,要不断对处方标签进行精进,不断优化,使其既能提高工作效率,又可减少差错、事故。

1)在审方环节的精进

a. 为区分领药标签和退药标签,防止领退药标签混淆,在退药标签上用量前设"退"字样,并加"--"符(图 4-2-4)。

b. 在药品名称前增加成组符,以区分需分页显示医嘱的处方(图 4-2-5)。

c. 在 PIVAS 工作中,难免有发生更换色带、标签纸时漏打,贴签核对时贴错,液体渗漏,需重打标签等情况,为了区分重打标签与原标签,在重打标签左上角设"重打"字样(图 4-2-6)。

d. 为了加强全科人员和临床人员的知识学习,增加药品分类符号,将青霉素、化疗药、甘露醇区分(图 4-2-7),这样 PIVAS 及临床各工作人员都能区分并注意。

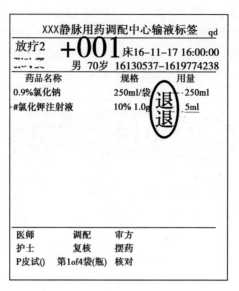

XXX静脉用药调配中心输液标签 qd

放疗2 +001 床16-11-17 16:00:00
男 70岁 16130537-1619774238

药品名称	规格	用量
0.9%氯化钠	250ml/袋	250ml
#氯化钾注射液	10% 1.0g	5ml

退退

医师　　　调配　　审方
护士　　　复核　　摆药
P皮试()　第1of4袋(瓶)　核对

图 4-2-4　退药标签设计

XXX静脉用药调配中心输液标签

5D血腹脾 017 床11-10-13 08:00:00
男 56岁 11053084-1107120569

药品名称	规格	用量
10%葡萄糖	1000ml/袋	1000ml
复方氨基酸	8.5% 250ml/瓶	1000ml
50%葡萄糖	20ml/支	200ml
胰岛素	100ml:400单位	40单位
硫酸镁	25%2.5 10ml/支	2g
葡萄糖酸钙	1g 10ml/支	1g
氯化钾注射液	10%1.0g 10ml/支	50ml
水溶性维生素	复方	1瓶
脂溶性维生素	10ml/支	10ml
甘油磷酸钠	10ml:2.16g	10ml

医师　　　调配　　审方
护士　　　复核　　摆药
P皮试()　第1of4袋(瓶)　核对

XXX静脉用药调配中心输液标签

5D血腹脾 017 床11-10-13 08:00:00
男 56岁 11053084-1107120569

药品名称	规格	用量
多种微量元素	10ml/支	10ml
丙氨酰谷氨酰胺	20g 100ml/瓶	20g
中/长链脂肪乳	250ml/瓶	250ml

医师　　　调配　　审方
护士　　　复核　　摆药
P皮试()　第1of4袋(瓶)　核对

图 4-2-5　输液标签药品名称成组符设计

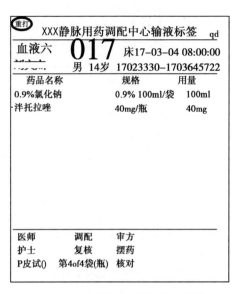

图 4-2-6 输液标签重打标识设计

XXX静脉用药调配中心输液标签		
		bid

放疗2 **+037** 床16-11-17 08:00:00
男 61岁 16097736-1619774203

药品名称	规格	用量
0.9%氯化钠	0.9% 100ml/袋	100ml
☆阿莫西林克拉维酸	1.2g/瓶	1.2g

溶于50~100ml生理盐水中

医师	调配	审方
护士	复核	摆药
P皮试()	第4of5袋(瓶)	核对

重打	XXX静脉用药调配中心输液标签	new
		qw

放疗2 **012** 床16-11-17 08:00:00
男 56岁 16131171-1619778852

药品名称	规格	用量
0.9%氯化钠	0.9% 100ml/袋	100ml
▲多西他赛	20mg 0.5ml/支	20mg

冷藏 使用非PVC包装液体
静脉滴注1小时

医师	调配	审方
护士	复核	摆药
P皮试()	第5of7袋(瓶)	核对

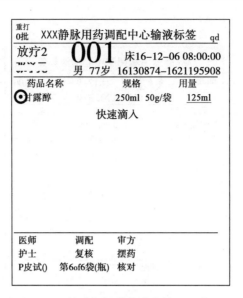

图 4-2-7　输液标签药品分类符号设计

e. 在 PIVAS 工作中,有首剂加倍,新医嘱需重点审核,大剂量化疗药每疗程只用一次等情况,需区分是否为首次用药,在输液标签右上角设"new"字样,带有"new"字为首次用药(图 4-2-8)。

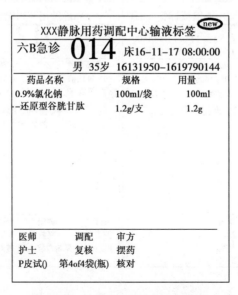

图 4-2-8　输液标签新医嘱标识设计

f. 为方便输液批次分配,减少差错,在输液标签左上角设立"输液批次",将第 0、4、5、6 批次分别标识出(图 4-2-9)。

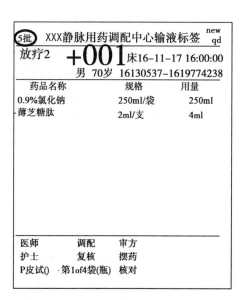

图 4-2-9 输液标签输液批次标识设计

g. 将儿童年龄设为日龄(图 4-2-10),以方便审核对年龄有要求的药品,如:氨溴索、氟氯西林、水溶性维生素、麝香注射液等。

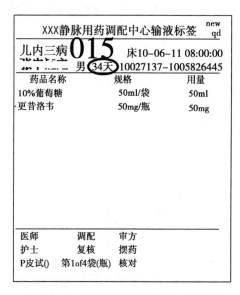

图 4-2-10 输液标签输液批次标识设计

h. 部分药品为了维持最佳血药浓度,需间隔一定时间多次用药,为确保病人及时用药,合理分配输液批次,在右上方增加用药频率(图 4-2-11)。

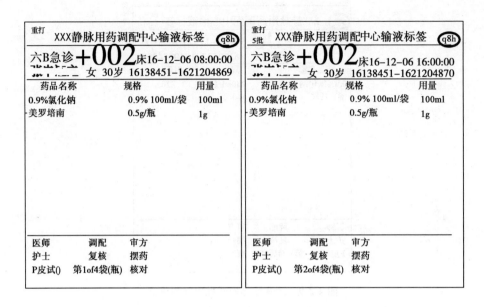

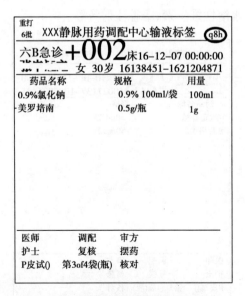

图 4-2-11 输液标签用药频率标识设计

　　i. 在用药信息栏中部空有留白,使输液标签简洁有序,同时增加药品使用注意事项说明(图 4-2-12),宣教用药知识,同时提醒 PIVAS 及临床科室人员,减少工作差错,确保病人合理安全用药。

XXX静脉用药调配中心输液标签

血液六　**030**　床11-05-04 08:00:00
男 33岁 11021161-1102900390

药品名称	规格	用量
左氧氟沙星	100ml 0.3g/瓶	0.3g

18岁以下禁用滴注>1h

医师	调配	审方
护士	复核	摆药
P皮试()	第1of4袋(瓶)	核对

XXX静脉用药调配中心输液标签

普外一　**+002**　床11-05-04 08:00:00
女 39岁 11021699-1102894601

药品名称	规格	用量
奥硝唑	0.5g 100ml/瓶	0.5g

儿童慎用滴注>30min

医师	调配	审方
护士	复核	摆药
P皮试()	第3of4袋(瓶)	核对

XXX静脉用药调配中心输液标签

普外一　**005**　床11-05-04 08:00:00
男 57岁 11020296-1102894913

药品名称	规格	用量
转化糖电解质	250ml/袋	250ml
维生素K1	10mg 1ml/支	40mg

遮光

医师	调配	审方
护士	复核	摆药
P皮试()	第1of4袋(瓶)	核对

XXX静脉用药调配中心输液标签

血液六　**007**　床11-04-27 10:32:02
男 10岁 11020501-1102761200

药品名称	规格	用量
转化糖	250ml/袋	250ml
多烯磷脂酰胆碱	232.5mg 5ml/支	930mg

冷藏严禁用电解质溶液

医师	调配	审方
护士	复核	摆药
P皮试()	第1of4袋(瓶)	核对

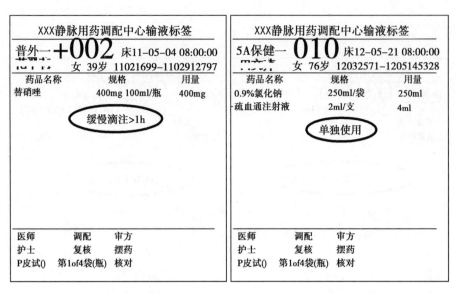

图 4-2-12　输液标签药品使用注意事项设计

2) 在贴签核对环节的精进

a. 药品常有非整支用量及需排液的情况,这样贴签核对时需人工标注,为减少工作量,同时避免漏标现象,在药品用量下增加非整支药品提示线,将非整支用药突出提示(图 4-2-13),在减少工作量的同时避免调配差错。

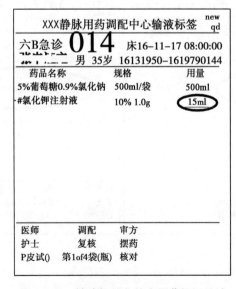

图 4-2-13　输液标签非整支用药标识设计

b. 在药品名称下增加易混淆药品区分线,将易混淆药品中的一种增加下划线(图 4-2-14),以引起注意,更易区分。

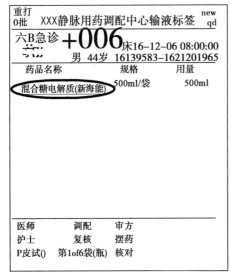

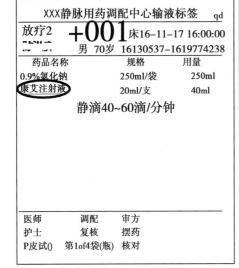

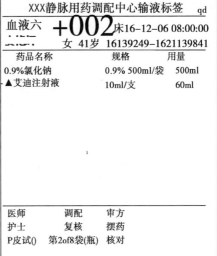

图 4-2-14 输液标签易混淆药品标识设计

c. 将液体浓度标注于药品名称前,利于识别,提高贴签效率,减少差错(图 4-2-15)。

3) 在调配环节的精进

工作人员签字栏排版:将临床科室负责的医师、护士及皮试结果放在一排,

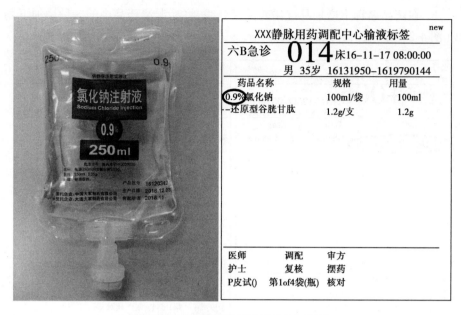

图 4-2-15 输液标签液体浓度标识设计

将审方、摆药及核对放在一排,将调配时用到的调配及复核放在一排,既方便使用 HIS 系统统一打印,也方便签字(图 4-2-16)。

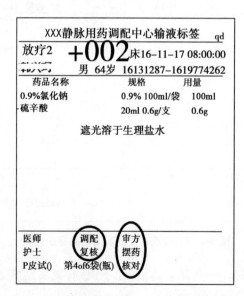

图 4-2-16 输液标签工作人员签字栏标识设计

4)在复核包装环节的精进

将易混淆科室名称进行区分,如:将"儿内四病房"改为"儿内 4 病房",以便与"儿内五病房"区分(图 4-2-17)。

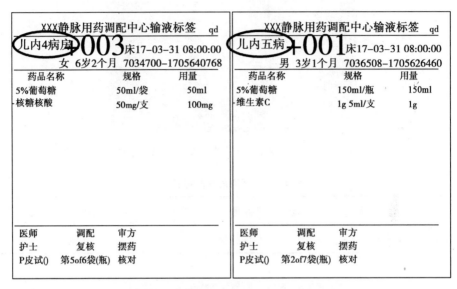

图 4-2-17　输液标签易混淆科室名称标识设计

8. 输液标签格　对于实行药品单品种集中调配工作模式的 PIVAS,可设计制作适合自己工作流程的输液标签格,使用标签格可代替单处方调配(一筐一个)工作模式的排药筐,有效节约使用空间,保持工作环境的整洁,并有利于按药品品种分配输液批次,具有任务明确、不易丢签的明显优势。输液标签格共分为八种类型:

(1)工业化生产不需调配类药品标签格(表 4-2-2),主要用于盛放工业化生产不需调配类药品输液标签,可按楼层或内外科放置(图 4-2-18)。

表 4-2-2　工业化生产不需调配类药品标签格

儿科	肿瘤科	内科
妇产科	血液科	外科

(2)单用营养药标签格(表 4-2-3),主要用于放置单用营养药标签格输液标签,可分为免疫、质子泵抑制剂、祛痰平喘剂、心血管和脑血管用药、保肝药、冷藏药、其他用量少的药品(图 4-2-19)。

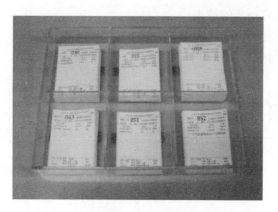

图 4-2-18　工业化生产不需调配类药品标签格

表 4-2-3　单用营养药标签格

免疫	质子泵抑制剂/祛痰平喘剂	心脑血管用药
冷藏药	保肝药	其他

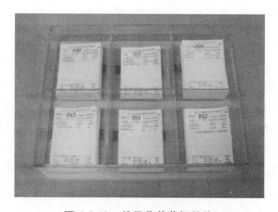

图 4-2-19　单用营养药标签格

（3）抗生素标签格（表 4-2-4），主要用于放置抗生素类药品的输液标签，可分为青霉素、头孢类、β-内酰胺类及 β 内酰胺酶抑制剂复方制剂和其他类抗生素（图 4-2-20）。

表 4-2-4　抗生素标签格

青霉素	头孢菌素类	外科 β 内酰胺类- β 内酰胺酶抑制剂复方制剂	其他类

注：其他类包括喹诺酮类、氨基苷类、抗真菌类、抗病毒类等

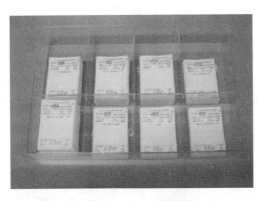

图 4-2-20　抗生素标签格

（4）中药注射剂标签格（表 4-2-5），主要用于中药注射液各品种输液标签的放置，可分为清热剂、理血剂、补益剂、开窍剂等（图 4-2-21）。

表 4-2-5　中药注射剂标签格

清热剂	理血剂	补益剂
解毒剂	开窍剂	其他类中药注射剂

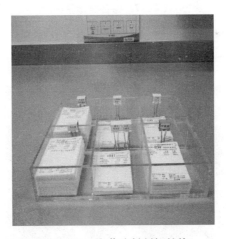

图 4-2-21　中药注射剂标签格

（5）极化液标签格（表 4-2-6），主要用于极化液药品输液标签格的放置，可按照批次顺序或内外科放置（图 4-2-22）。

表 4-2-6　极化液标签格

儿科	肿瘤科	内科
妇产科	血液科	外科

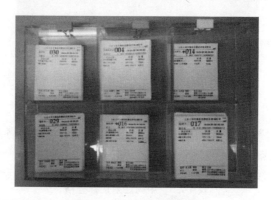

图 4-2-22　极化液标签格

(6)综合类标签格(表 4-2-7),主要用于危害药品、肠外营养液输液标签的放置,具体放置可根据科室实际工作情况(图 4-2-23)。

表 4-2-7　综合类标签格

肠外营养液	小剂量危害药品	大剂量危害药品

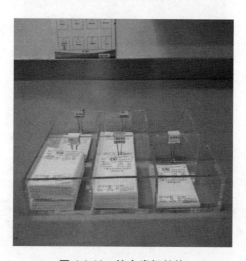

图 4-2-23　综合类标签格

（7）下午、夜间用药标签格（表4-2-8），主要用于下午、夜间用药的输液标签的放置，可以按下午抗生素、夜间用药、下午营养药等放置。

表 4-2-8　下午、夜间用药标签格

下午抗生素	夜间用药	下午营养药

（8）退药标签格（表4-2-9），主要用于退药输液标签的放置，可以按调配间顺序、时间顺序等放置（图4-2-24）。

表 4-2-9　退药标签格

抗生素	单品种营养药	中药注射剂	工业化生产不需调配类药品
危害药品	极化液	肠外营养液	现用现配

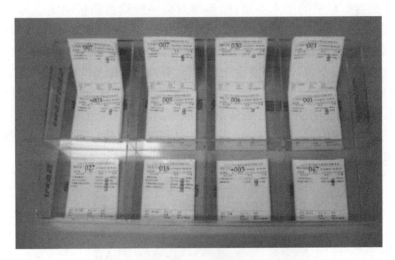

图 4-2-24　退药标签格

9. 摆药单　摆药单是 PIVAS 信息系统对临床用药医嘱统计后汇总的药品统计单。药品统计单中药品的排列顺序与摆药架上药品的摆放顺序一致，这样设计的目的在于使摆药人员在摆药时能够准确、快速地完成摆药任务。

摆药单根据实际工作的需要来设计，内容应该包括药品的名称、规格、数量、生产企业等信息；按照药品分类设计时可以分为抗生素、质子泵抑制剂及平喘祛痰类、免疫保肝类、危害药品类、肠外营养药类、高浓度电解质、冷藏类等。

二、贴签核对区域仪器设备及相关用物准备

(一) 仪器设备及相关用物名称

仪器设备及相关用物名称,见表 4-2-10。

表 4-2-10 贴签核对区域仪器设备及相关用物名称

序号	名称	序号	名称	序号	名称
1	核对桌	4	周转箱	7	温湿度计
2	液体架	5	核对车	8	垃圾桶
3	核对筐	6	照明灯	9	追溯表

(二) 仪器设备及相关用物介绍

1. 贴签核对桌

(1)贴签核对桌的基本类型:贴签核对桌一般均由面板和支承部分构成。根据组合形式不同,一般可分为桌式、柜式和平台式三种。PIVAS 常采用桌式贴签核对桌,其特点是结构简单,视野开阔,采光好,桌面上可任意组放各类供操作使用的物品,桌面下方可根据需要任意组合,分割出供储备的使用空间。

(2)贴签核对桌高度的选择:一般来说,人在工作台上的操作姿势多为立姿、坐姿或立、坐姿交替三种。姿势不同,肢体活动的空间范围也不同,因此工作台的造型、尺度也不同。在 PIVAS 贴签核对和复核包装时通常选用立姿,所以工作台的高度应根据员工的平均身高来设定(图 4-2-25)。

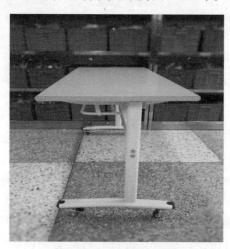

图 4-2-25 贴签核对桌

2. 液体架 液体架主要用于放置贴签核对用液体,材质一般选择不锈钢,便于维护;高度可根据工作人员的平均身高进行设定,一般分为四层;宽度可根

据每层放置液体箱的个数确定(图 4-2-26)。液体药架区域可根据调配药品的种类划分,分为质子泵抑制剂贴签核对区、免疫及保肝贴签核对区、中药贴签核对区、极化液贴签核对区、心脑血管贴签核对区、抗生素贴签核对区;每天各区域的贴签核对人员完成贴签核对工作后,对自己的区域进行整理、清洁。

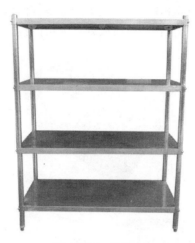

图 4-2-26 液体架

3. 核对筐 贴签核对筐主要用于放置核对好的溶媒,一般根据分配的输液批次分为五种颜色(图 4-2-27),进行目视管理,如第一批次放置在蓝色贴签核对筐内,第二批次放置在粉色贴签核对筐内,第三批次放置在黄色贴签核对筐内,第四批次放置在绿色贴签核对筐内;调配好的成品输液,第一批次放置在玫红色筐内,第二批次放置在绿色筐内,第三批次放置在红色筐内。每日使用过的所有筐子都直接清洁、消毒后放置在固定的位置。

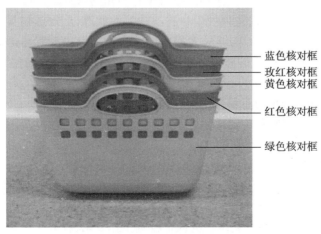

蓝色核对框
玫红核对框
黄色核对框

红色核对框

绿色核对框

图 4-2-27 核对筐

4. 周转箱　周转箱在 PIVAS 主要用于贴签核对工作的溶媒液体的盛放、工业化生产不需调配成品输液的存放以及已包装好成品输液的转运。周转箱要求耐酸、耐碱，无毒无味，重量轻、可堆叠，清洁消毒方便，周转便捷、堆放整齐，便于管理。周转箱箱体四面均有一体化无障碍把手，符合人体工程学原理，便于操作人员更有效、更安全地抓取箱体，使搬运更加舒适方便(图 4-2-28)。每天使用过的所有周转箱应进行清洁、消毒，然后放置在固定的位置备用。

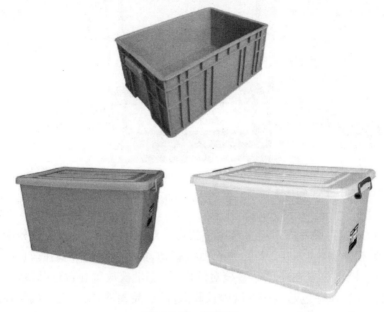

图 4-2-28　周转箱

5. 核对车　不同的医院使用的核对车各不相同，在没有专用核对车的情况下，部分单位对核对车的管理处于一种不规范的状态，严重影响其工作效率，为药品安全带来隐患。为了能够最大程度地满足物品有序放置和运送的需要，设计了一种适合于 PIVAS 的核对小车，从而大大提高 PIVAS 的整体管理水平。PIVAS 核对车(图 4-2-29)应具备以下特点：

(1)车型小巧，布局简单，清洗和消毒方便，符合工作要求。

(2)用物放置合理，一目了然，节省来回取物品的时间，提高工作效率，保证调配药品的质量。

(3)一车多用，节约资源。

核对车每天使用后应进行清洁、消毒，然后放置在固定的位置备用。

6. 照明灯　PIVAS 工作内容大多有精细的要求，而且又都是密闭性房屋，所以对照明一向有很高的要求。为保证视觉工作要求，提高工作效率和安全，需要对工作中所用仪器和实施的照明度进行监测。

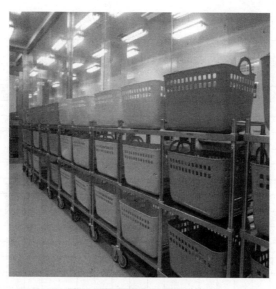

图 4-2-29　核对车

PIVAS 工作间对照度的要求主要有以下几点：

（1）洁净台照明：PIVAS 内洁净台由于调配操作，所以平均照度要求不小于 650lx。

（2）洁净区照明：根据洁净区设计要求，照度不小于 300lx。

（3）非洁净控制区与辅助工作区可以根据具体工作特性确定适合的照度标准，一般主要工作区域不低于 300lx。

7. 温湿度计　详见审方区仪器设备及相关用物准备中的温湿度计要求。

8. 垃圾桶　贴签核对区垃圾桶主要用于盛放贴签核对后的标签副纸，且桶内的标签副纸需保留 24 小时，方便标签丢失后信息找回。

9. PIVAS 贴签核对责任追溯表　《PIVAS 贴签核对责任追溯表》内容包括日期、药品分类、贴签核对人员签名、检查人员签名等，该表格由贴签核对工作人员填写，质量控制人员监督，真实记录各类药品贴签核对人员，发生问题后能够迅速聚焦问题，使每一袋成品输液都能够追溯到责任人，实现科学、有效的质量管理，为药品的质量安全提供保障，见图 4-2-30。

三、摆药区域仪器设备及相关用物准备

（一）仪器设备及相关用物名称
仪器设备及相关用物名称，见表 4-2-11。

PIVAS责任追溯表(预摆药/摆药/贴签核对)
(第4版)
2016.10.31修改
年　月

日期	预摆药	抗生素		中药		质子泵抑制剂/祛痰平喘		保肝		免疫增强剂免疫抑制剂冷藏		心脑血管单用		可配伍/高危药品		细胞毒药品		东院		第五/六批次	成品药			检查人员
		摆药	贴签核对	摆药	贴签核对	摆药	贴签核对	摆药	贴签核对	摆药	贴签核对	摆药	贴签核对	摆药	贴签核对	摆药	贴签核对	摆药	贴签核对	贴签核对	华美4-7外图内科楼TPN 贴签核对	济众楼东院成品药 贴签核对	华美8-13打包药品 贴签核对	
1																								
2																								
3																								
4																								
5																								
6																								
7																								
8																								
9																								
10																								
11																								
12																								
13																								
14																								
15																								

PIVAS责任追溯表(预摆药/摆药/贴签核对)
(第4版)
2016.10.31修改
年　月

日期	预摆药	抗生素		中药		质子泵抑制剂/祛痰平喘		保肝		免疫增强剂免疫抑制剂冷藏		心脑血管单用		可配伍/高危药品		细胞毒药品		东院		第五/六批次	成品药			检查人员
		摆药	贴签核对	摆药	贴签核对	摆药	贴签核对	摆药	贴签核对	摆药	贴签核对	摆药	贴签核对	摆药	贴签核对	摆药	贴签核对	摆药	贴签核对	贴签核对	华美4-7外图内科楼TPN 贴签核对	济众楼东院成品药 贴签核对	华美8-13打包药品 贴签核对	
16																								
17																								
18																								
19																								
20																								
21																								
22																								
23																								
24																								
25																								
26																								
27																								
28																								
29																								
30																								

图 4-2-30　PIVAS 贴签核对责任追溯表

表 4-2-11　摆药区域仪器设备及相关用物名称

序号	名称	序号	名称	序号	名称
1	药架	5	安瓿插架	9	溢出包
2	摆药盒	6	保险柜	10	垃圾箱
3	摆药车	7	医用冰箱	11	温湿度计
4	西林瓶盘	8	恒温箱	12	摆药责任追溯表

（二）仪器设备及相关用物介绍

1. 药架　药架主要用于放置二级库药品,材质一般选择不锈钢,便于维护;高度可根据工作人员的平均身高进行设定,一般分为五层;宽度可根据每层放置药盒的个数确定;药架区域可根据二级库药品的种类划分,药架上药盒的顺序完全按照药品摆药单上药品的顺序摆放,方便药品的管理,每日对药架进行清洁、消毒。

2. 摆药盒　摆药盒主要在二级药库放置药品使用,药盒的种类可以根据自己科室的实际情况进行选择,要求便于清洁,对于遮光的药品应配备配套的遮光盖,颜色一般可分为红、黄、蓝三种颜色,中药注射剂用红色的药盒,危害药品用黄色的药盒,其他药品全部用蓝色药盒放置;药盒放置时严格按照药品的分类进行摆放,每一类药品都有专人进行维护,每周在维护药品时对药盒进行清洁、消毒。摆药人员每天在摆药时对药盒整理、维护(图 4-2-31)。

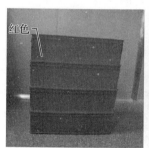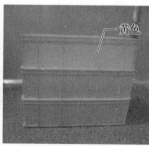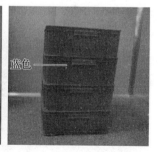

图 4-2-31　摆药盒

3. 摆药车　现有的摆药车放置药物量少,且使用不便,为了弥补现有摆药车设计的缺陷,我们设计了一款放置药物量多且使用方便的摆药车。使用这种摆药车时,在储药盒中放入对应的药物并贴上标签,然后将储药盒放置于两前竖梁与对应的两后竖梁之间的水平翼板上,并逐渐向后推入,直至储药盒上的凸块插入加强筋上的凹槽中,这样可以防止储药盒掉落。这种摆药车结构简单,使用方便,储药盒放置牢固,且一个备药车可放置较多储药盒,储药量大。摆药车每天使用后应进行清洁、消毒,然后放置在固定的位置备用(图 4-2-32)。

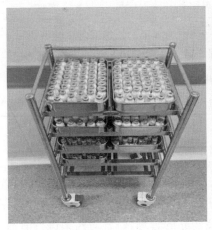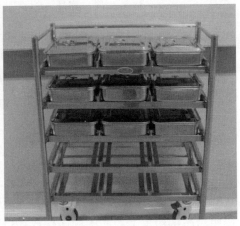

图 4-2-32　摆药车结构示意图

4. 西林瓶盘　西林瓶盘采用优质不锈钢材料制造。由整块不锈钢材料组成。在临床上主要应用于盛载消毒液、敷料。在 PIVAS 可实现对已去盖西林瓶的固定与集中放置,便于西林瓶的集中消毒、拿取,避免逐一消毒与药瓶拿取的繁琐动作,避免操作过程中跨越无菌面造成的污染;实现静脉用药集中调配流程的优化,提高整个流程的集中化程度,显著提高混合调配效率。西林瓶盘使用后进行清洁、消毒,然后放置在固定的位置备用(图 4-2-33)。

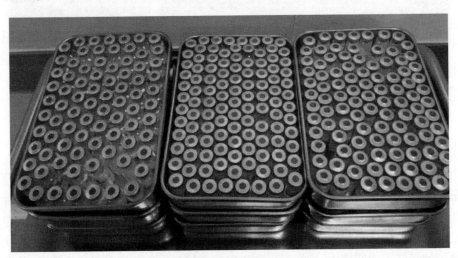

图 4-2-33　西林瓶盘

5. 安瓿插架 安瓿瓶装水针剂在静脉用药中占有相当大的比例,其混合调配包含大量无菌操作环节,控制安瓿瓶装水针剂调配过程是提高静脉用药调配效率的重中之重。安瓿插架整体为阶梯形,包括底盘和插盘,在底盘和插盘两端设有支撑板,支撑板上设有手提孔;插盘上设有若干排等距离排列的、用于插安瓿的安瓿孔,安瓿孔为圆形孔或者为能同时容纳三个安瓿的腰形孔;底盘、插盘、支撑板和滚轴均由亚克力板或 PP 板制成。

安瓿插架可实现对已掰开安瓿瓶的固定,避免药液倾倒造成操作环境污染和药品损失;实现已掰开安瓿瓶集中放置,避免操作过程中跨越无菌面造成的药液污染;实现用药集中调配流程的优化,将安瓿瓶装水针剂的药品准备工作集中,掰安瓿、取安瓿等分散动作化整为零,提高整个流程的集中化程度和混合调配效率。

安瓿插架使用后进行清洁、消毒,然后放置在固定的位置备用(图 4-2-34)。

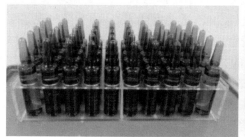 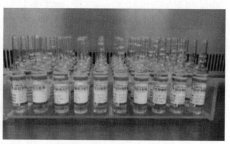

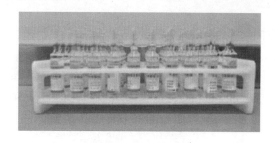

图 4-2-34 安瓿插架

6. 保险柜 在 PIVAS 保险柜主要用于放置医疗用毒性药品,关于医疗用毒性药品的管理详见《医疗用毒性药品管理办法》。

7. 医用冰箱 医用冰箱有单门立式、双门立式两种,根据温度可以划分为低温−86℃、2~20℃、4~38℃、2~48℃、2~10℃和0~100℃,它们的材质基本相同,只是在温度、尺寸、具体使用对象上有区别。

一般用于药品储存的医用冰箱通常选择 2~10℃,温度控制系统要求微电脑控制,数码显示温度,高低温报警控制,可根据需要设定温度;安全控制系统要求多种故障报警,如高低温报警、断电报警、开门报警、故障报警、超温报警等,确保药品贮存安全;多层搁架设计,可根据存放药品的规格合理地调整间隙,充分利用空间;防护安全锁,保证药品存放需求和安全;透明钢化玻璃门方便观察;箱体内有照明设施,方便夜间观察储存的药品;箱体底部选用万向脚轮方便使用。

8. 恒温箱　恒温箱广泛用于医疗卫生、环境检测、生物研究、药品研究、卫生防疫、食品检验以及生物腐蚀研究等领域,医用恒温箱只用于医疗领域,对药品、血液、医疗用品等有温度要求的物品可以直接存放于恒温箱中。医用恒温箱顾名思义,对于温度的恒定要求非常严格,不同药品的存储温度不同,所以对于恒温箱的温度调节要求较高。PIVAS应用的恒温箱一般要求为立式箱体,主要用于存放甘露醇注射液。

用于PIVAS的恒温箱要求重量轻、保温性能好;制热速度快,设定的温度在短时间里,即可达到设置温度要求;自动数码显示箱体内部温度,保温效果好,具有高低温报警、温感器故障报警和安全锁功能;透明度要求高,便于随时观察箱体内部存放的物品;箱体内部隔层可任意放宽和缩小,便于存放不同物品;箱体内部具备照明设施,方便夜间观察储存的物品。

9. 溢出包　详见第六章第三节中的危害药品的溢出应急预案。

10. 垃圾桶　摆药区域的垃圾桶主要用于放置药品维护、预摆药和摆药时产生的垃圾,如药品内包装纸盒、纸屑等。

11. 温湿度计　详见审方区仪器设备及相关用物准备中的温湿度计要求。

12. 摆药责任追溯表　《PIVAS责任追溯表——摆药》内容包括日期、药品分类、预摆药人员签名、摆药人员签名、检查人员签名等,该表格由预摆药和摆药工作人员填写,质量控制人员监督,真实记录各类药品的预摆药人员和摆药人员,发生问题后能够迅速聚焦问题,使每一种药品都能够追溯到责任人,实现科学、有效的质量管理,为药品的质量安全提供保障(图4-2-35)。

四、混合调配区域仪器设备及相关用物准备

(一)混合调配区域仪器设备及相关用物名称
混合调配区域仪器设备及相关用物名称,见表4-2-12。

(二)仪器设备及相关用物介绍
1. 生物安全柜　生物安全柜一般分为Ⅱ级A型生物安全柜和Ⅱ级B型生物安全柜,见表4-2-13。

PIVAS责任追溯表(预摆药/摆药/贴签核对)

(第4版)

2016.10.31修改

年　月

日期	预摆药	抗生素		中药		质子泵抑制剂/祛痰平喘		保肝		免疫增强剂免疫抑制剂冷藏		心脑血管单用		可配伍/高危药品		细胞毒药品		东院		第五/六批次	成品药			检查人员
																					华美4-7外围内科楼TPN	济众楼东院成品药	华美8-13打包药品	
		摆药	贴签核对	摆药	贴签核对	摆药	贴签核对	摆药	贴签核对	摆药	贴签核对	摆药	贴签核对	摆药	贴签核对	摆药	贴签核对	摆药	贴签核对	贴签核对	贴签核对	贴签核对	贴签核对	
1																								
2																								
3																								
4																								
5																								
6																								
7																								
8																								
9																								
10																								
11																								
12																								
13																								
14																								
15																								

PIVAS责任追溯表(预摆药/摆药/贴签核对)

(第4版)

2016.10.31修改

年　月

日期	预摆药	抗生素		中药		质子泵抑制剂/祛痰平喘		保肝		免疫增强剂免疫抑制剂冷藏		心脑血管单用		可配伍/高危药品		细胞毒药品		东院		第五/六批次	成品药			检查人员
																					华美4-7外围内科楼TPN	济众楼东院成品药	华美8-13打包药品	
		摆药	贴签核对	摆药	贴签核对	摆药	贴签核对	摆药	贴签核对	摆药	贴签核对	摆药	贴签核对	摆药	贴签核对	摆药	贴签核对	摆药	贴签核对	贴签核对	贴签核对	贴签核对	贴签核对	
16																								
17																								
18																								
19																								
20																								
21																								
22																								
23																								
24																								
25																								
26																								
27																								
28																								
29																								
30																								

图 4-2-35　PIVAS 责任追溯表——摆药

表 4-2-12　混合调配区域仪器设备及相关用物名称

序号	名称	序号	名称	序号	名称
1	生物安全柜	5	洗眼器	9	数据采集器
2	水平层流台	6	急救盒	10	振荡器
3	鞋柜	7	更衣橱	11	溢出包
4	洗衣机	8	调配椅	12	追溯表

表 4-2-13　生物安全柜分类

二级	前窗气流速度最小量或测量平均值	排气/循环方式
Ⅱ级 A 型	0.5m/s	70%气体通过 HEPA 过滤器再循环至工作区，30%的气体通过排气口过滤排出
Ⅱ级 B 型	0.5m/s	B2 型为 100%全排，无内部循环气流

（1）工作原理：Ⅱ级 A 型、B 型生物安全柜：用于抗生素类和危害药物调配。

1）Ⅱ级 A 型生物安全柜工作原理：该设备为一种垂直单向流型局部空气净化与隔离设备。工作腔内的空气经由台面前后两侧的散流回风口（吸风槽）被风机吸入静压箱。其中 30%空气通过排风高效过滤器过滤后经顶部排风口排出安全柜，70%空气通过送风高效过滤器过滤后从出风面均匀吹出，形成高洁净的垂直单向气流（空气洁净级别达百级）。洁净的单向气流以一定的断面风速流经工作区，从而形成高洁净度的工作环境。操作台面前侧的散流回风口同时还会吸入房间的空气进入静压箱，从而补充已排出的空气。生物安全柜采用负压双层箱体结构，有效地将不洁气溶胶封闭在受控的区域内，形成高效安全的样品、人员保障系统（图 4-2-36）。

2）Ⅱ级 B 型生物安全柜工作原理：该设备与Ⅱ级 A 型生物安全柜原理相似，但由于安全柜内部没有循环风，导致结构有所差异。外部空气流经预过滤器过滤后，由送风机加压，再经过送风高效过滤器过滤后送入工作区，并形成洁净垂直单向流。洁净的气流以一定的断面风速流经工作区的各个层面，从而形成高洁净的工作环境。工作区的气体一部分与前侧风口的流入气流汇合后进入工作台面下方的回风通道；另一部分通过工作区后侧回风口进入回风通道，两股回风气流混合后，通过排风高效过滤器过滤，在外接排风机作用下，经排风管道 100%排到室外。Ⅱ级 B 型生物安全柜也采用负压双层箱体结构，有效地将不洁气溶胶封闭在受控的区域内，形成高效安全的样品和人员保障系统（图 4-2-37）。

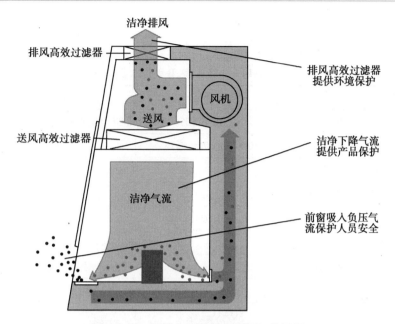

洁净排风

排风高效过滤器

风机

送风

送风高效过滤器

洁净气流

排风高效过滤器
提供环境保护

洁净下降气流
提供产品保护

前窗吸入负压气
流保护人员安全

图 4-2-36 Ⅱ级 A 型生物安全柜工作原理

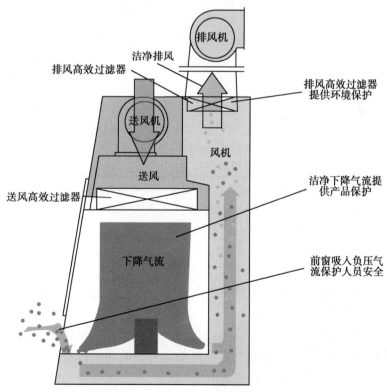

排风机

洁净排风

排风高效过滤器

送风机

送风

风机

送风高效过滤器

下降气流

排风高效过滤器
提供环境保护

洁净下降气流提
供产品保护

前窗吸入负压气
流保护人员安全

图 4-2-37 Ⅱ级 B 型生物安全柜工作原理

（2）Ⅱ级 A 型、B 型基本参数

Ⅱ级 A 型、B 型基本参数,见表 4-2-14。

表 4-2-14　Ⅱ级 A 型、B 型基本参数

型号	BSC-ⅡA2	BSC-ⅡB2
执行标准	YY0569-2011《Ⅱ级生物安全柜》	
排气形式	30%排放,70%循环	100%外排
前窗口开口高度标称值	200mm	
下降风速(下降气流)	(0.3±0.025)m/s	(0.3±0.025)m/s
流入风速(流入气流)	(0.5±0.025)m/s	(0.5±0.025)m/s
振动(台面中心 Z 轴)	≤5μm(rms)	
外形尺寸(W×D×H)	1800×790×2100(常用)	
工作区尺寸(W×D×H)	1570×600×620(常用)	
排气量[1]	$Q=Q_{流入气流}$	$Q=Q_{总}$
照度	平均照度≥900lx,每个点照度≥430lx	
噪声	≤63dB(A)	
人员防护	[(5~8)×10^8/ml 浓度枯草杆菌芽孢液喷雾试验,连续三次]: 撞击式采样器的菌落总数≤10CFU/次,狭缝式采样器菌落总数≤5CFU/次	
受试产品防护	[(5~8)×10^8/ml 浓度枯草杆菌芽孢液喷雾试验,连续三次]: 菌落总数≤5CFU/次	
交叉感染防护	[(5~8)×10^8/ml 浓度枯草杆菌芽孢液喷雾试验,连续三次]: 菌落总数≤2CFU/次	

[1] 排风量计算(假设下降风速 0.3m/s、吸入口风速 0.5m/s、前窗开启高度 200mm、工作区长度 1600mm),A2:$Q_{排风量}=Q_{流入}=0.5×0.2×1.6×3600=576m^3/h$,B2:$Q_{排风量}=Q_{流入}+Q_{下降}=[(0.5×0.2×1.6)+(0.3×1.6×0.63)]×3600=1664.64m^3/h$

（3）合规性要求:生物安全柜是三类医疗器械产品,必须全面符合三类医疗器械相关规定:

1）必须由国家食品药品监督管理总局按相关规定,给予三类医疗器械注册并颁发注册证;

2）必须符合如下标准并经具有资质的医疗器械检验机构出具注册检验报告:a. YY 0569-2011《Ⅱ级生物安全柜》(中华人民共和国医药行业强制标准);b. GB 4793.1-2007《测量、控制和实验室用电气设备安全要求第 1 部分通用要求》(等同于 EN61010-1 或 IEC61010-1);c. GB/T18268.1-2010《测量、控制和实

验室用电气设备电磁兼容的要求》(等同于 EN 61326-1 或 IEC 61326-1)。

(4)应用场合:Ⅱ级生物安全柜供抗生素类静脉用药调配和危害药品静脉用药调配使用。

PIVAS 相关规范中未明确要求需要专门设置肿瘤化疗药物的调配生物安全柜,在有条件的情况下,建议单独设置二级生物安全柜,专门用于肿瘤化疗药物的调配。

(5)注意事项:PIVAS 中生物安全柜应放置在洁净级别为 10 000 级的调配操作间内,房间的新风量、排风量设计应能满足生物安全柜自身正常运行的需要,并保持房间相对二更呈 5~10Pa 负压差。

2. 水平层流台

(1)工作原理:水平层流台为一种水平单向流型局部空气净化设备。室内空气经预过滤器(一般为类初效过滤器,位于设备顶部)过滤,由离心风机将其压入静压箱,再经设备背部(操作人员正前方)的高效过滤器过滤后,从出风面水平吹出形成水平层流洁净气流(空气洁净级别达百级)。洁净气流以均匀的断面风速流经工作区域,从而形成高洁净的工作环境(图 4-2-38)。

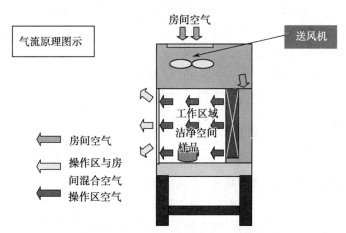

图 4-2-38　水平层流洁净台工作原理

(2)基本参数,见表 4-2-15。

表 4-2-15　水平层流台基本参数

基本参数	水平层流
空气洁净度	ISO 5(100 级)
沉降菌浓度	≤0.5CFU/(皿·0.5h)(φ90mm 培养平皿)
平均风速	0.20~0.50m/s

基本参数	水平层流
噪声	≤65dB(A)
振动幅值	≤5μm
照度	≥300lx
工作区尺寸	1700mm×560mm×720mm(常用)
装置外形尺寸	1800mm×760mm×1870mm(常用)

（3）合规性要求：水平层流洁净工作台作为二类医疗器械，必须全面符合二类医疗器械相关规定：

1）必须由省级食品药品监督管理局按相关规定，给予二类医疗器械注册并颁发注册证。

2）必须符合如下标准并经具有资质的医疗器械检验机构出具注册检验报告：①JG/T 292-2010《洁净工作台》（无医药行业标准）；②GB 4793.1-2007《测量、控制和实验室用电气设备安全要求第1部分通用要求》（等同于 EN61010-1 或 IEC61010-1）；③GB/T18268.1-2010《测量、控制和实验室用电气设备电磁兼容的要求》（等同于 EN 61326-1 或 IEC 61326-1）。

（4）应用场合：对人体及环境没有损害的普通药品及肠外营养液的调配，在调配过程中只需对药品本身进行保护即可，同时从节能、减噪、降低运行成本、操作方便等多方面考虑，普通药品及肠外营养液的调配使用水平层流洁净台而不用生物安全柜。

（5）注意事项

1）水平层流洁净工作台是一种净化送风工作台，操作过程中只对样品进行保护，而不保护人员和环境。其送、排风在室内形成循环。

2）水平层流工作台虽然创造了局部百级的洁净环境，但一旦有工作人员使用、调配药品，就会产生紊流，因此加强药品调配安全性，水平层流洁净台应分区使用。

a. 内区：最靠近高效过滤器的区域，距离高效过滤器 10~15cm，可用来放置已打开的安瓿和其他一些已开包装的无菌物体。

b. 工作区：工作台的中央部位，所有的调配应在此区域完成。

c. 外区：从距台边 15~20cm 的区域，可用来放置有外包装的注射器和其他带外包装的物体。

3. 鞋柜　为保证洁净区环境卫生要求，按照洁净区标准操作流程，进入一更，先更换混合调配间专用拖鞋，所以要求在一更放置的鞋柜为每人两个，一个放置非洁净区拖鞋，另一个放置洁净区工作拖鞋。鞋柜的数量根据其对应调配间内操作台的数量来确定,每组鞋柜都要有统一的鞋柜标签,标签的号码与调配间内各操作台的号码相对应。鞋柜的材质有不锈钢和铁皮喷塑两种,型号有多种多样,各科室可以根据自己的实际情况来选择。

4. 洗衣机　在洁具间内放置洗衣机主要用于清洗调配间内抹布或洁净服,在选择洗衣机时应具备以下要求,能清洁彻底、有甩干及烘干的功能。

5. 洗眼器　当工作人员工作时不小心将药物溅入眼睛时,洗眼器可以对眼睛进行紧急冲洗,迅速将危害降到最低,是非常有效的安全防护用品。洗眼器必须安装在距离事件易发生处,且 10 秒内能到达的位置(即第一更衣室洗手池旁),具体详细要求及应用详见"第六章第三节"中的药物溅至眼睛、皮肤处置流程。

6. 急救盒　急救盒主要用于放置调配过程中出现锐器伤处置所需用物,急救盒内所需物品详见"第六章第三节"中的锐器伤处置流程。急救盒放置的位置要求在第一更衣室洗手池附近;急救盒的规格型号可根据科室的实际情况自行选择。

7. 更衣橱　为保证洁净区环境卫生要求,按照洁净区标准操作流程,进入第二更衣室要穿洁净服,所以第二更衣室必须有盛放洁净服的更衣橱。要求更衣橱内设置衣帽挂钩或金属挂杆;更衣橱的体板采用防潮板,门板外表采用防火板贴面,所有板件均全封边处理;地脚最好采用钢塑调节脚。

8. 调配椅　必须具备可调整高度的装置及灵活的 360°任意旋转的基本功能;椅子必须配合身体能自由自在地移动,不可限制使用者;最好选用带有轮子的椅子,而轮子则依地板的软、硬不同而选择不同材质的轮子,一切的调整装置要简单易操作;调配椅材质要求符合洁净区环境要求。

9. 条码技术　自动识别技术是计算机系统、可编程的逻辑控制器或其他的微处理设备进行非键盘输入的一种数据输入技术,它是信息数据自动识读、自动输入计算机的重要方法和手段。一套自动识别系统包括三大部分:①识别标签,如条形码、磁卡、IC 卡和 RFID 芯片;②数据采集器,如条形码阅读器、磁卡读卡器和 RFID 读写器等;③数据处理系统,即如何识别、采集、存储和处理这些数据的应用软件,如医院 HIS、LIS 系统等。近年来,随着医院管理信息化的不断深入,为了提高医疗质量,减少医疗差错,自动识别技术也越来越多地为医疗机构所采纳应用。条形码技术由于其成本低廉,应用成熟,因此具有其他识别技术不可替代的优势。

应用信息容量更大、读码准确率更高的二维码、无线条码扫描技术是从 20 世纪 90 年代兴起的一项非接触式自动识别技术,因其自动识别技术中比较成熟,目前应用比较广泛和成功。它利用扫描方式进行非接触式双向通信,以达到自动识别目标对象并获取相关数据的目的。无线条码扫描技术为快速准确的数据采集、数据录入提供有效、可靠的手段,它与计算机、网络通信等一起构成现代工业自动化的基础。手持终端现在应用最广泛的领域是物流行业,其多用于与物流相关的移动数据采集。二维码是由一组按规则排列的条、空组成的标记,可以表示物品编码等基本属性,其具有容量大、密度高、编码范围广、保密性强、成本低,不依托数据库传递备件信息的特点,可以做到不接触的近距离扫描识读(图 4-2-39)。

PIVAS 中通过条码主要实现以下功能:

(1)输液单管理,包括:医嘱状态、审方核对、排药印签、调配核对、打包核对、签收记录及病区退药。

(2)库存盘点管理。

(3)查询统计管理,包括:调配状态统计、工作量统计、退药统计、差错统计等。

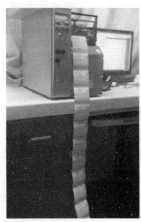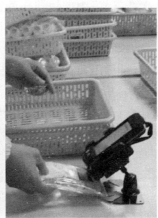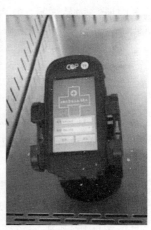

图 4-2-39　条码标签打印摆药复核扫描

PDA 和条形码技术的应用优化了静脉用药调配中心管理流程。在静脉用药调配中心原有信息平台上,增设条形码系统,且贯穿于静脉用药调配中心整个工作流程。系统根据原有信息生成二维码后,工作人员在每个操作环节均使用二维码扫描技术,大大提高调配准确率。静脉用药调配中心运行管理引进二维码扫描技术后,极大地提高药师排药、审核和调配的准确性,减少数字统计等非主要业务工作量,确保药师有充足的时间处理与药物治疗相关的工作,以二维码技术代替原来的一维码用于 PIVAS 的信息管理系统,二维码技术可用于 PIVAS 信息管理系统中的输液标签生成、输液计费、成品输液核对、输液数量统计等功能中,不但信息存储量大,而且运行稳定、操作简易,在提高 PIVAS 工作效率、减少人为因素导致的差错的同时,也为 PIVAS 今后的电子信息扩充提供有力保障,值得推广。全程条形码扫描:通过智能识别手段对四个业务环节(排药扫描、调配扫描、出仓核对扫描和病区接收扫描)的信息化参与,保证各道工序都得以记录和监控,杜绝人为差错造成的不合理用药事件发生(图 4-2-40)。

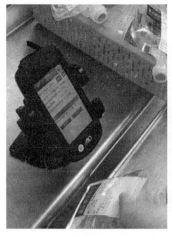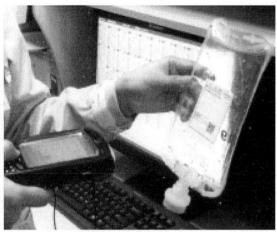

图 4-2-40　复核护士验收

10. 振荡器　部分粉剂药物溶解的困难性,药物溶解振荡器能快速溶解各种粉剂药物。

(1)振荡器操作步骤具体如下:

1)使用前将本机平放于工件台上,接通电源。

2)将已注入溶媒的药物按瓶型大小放至相应的橡皮圈座。

3)根据需要的时间(1分钟,2分钟,5分钟,10分钟……)轻按控制面板上相应的定时按键即开始振荡溶解,如有个别难溶解的粉药需要更长时间的,可通过组合按键以得到更多的定时时间值,例如按"1分钟"键又按"2分钟"键,这时的实际定时时间为1分钟+2分钟=3分钟。

4)到设定时间后自动停机,此时取出药瓶即可,如在溶解过程中需中途停止,按复位按键即可。

5)不用时建议拔下电源插头。

6)振荡器使用后进行清洁、消毒,放置在固定的位置备用。

(2)旋转式药物振荡器:旋转式药物振荡器是一种能使容器中的液体和少量固体粉末快速混匀、溶解的设备。不同于普通振荡器,其原理是利用正反旋转原理,使药瓶中的溶液产生涡流,从而达到加速溶解,均匀混合的目的。主要用作青霉素等粉针剂固液混合均匀之用,它取代频繁的挥臂摇动,是医院治疗室、科研院所、化验室、病房、化验分析、注射、治疗的得力工具(图4-2-41)。旋转式药物振荡器的主要特点:①可实现批量药物振荡,振荡器采用托盘式药瓶箱,每箱可放置约45个药瓶,整机可放置约180~200个药瓶;②对不同的药物采用工艺参数配方设计,一键即可设置参数,方便可靠;③微电脑控制,可设置振荡频率、振荡时间。可以根据客户要求来自行调整;④频率和时间带停电记忆保护,断电重启后保持原有设定值。

药物振荡器技术指标:①振荡方式:正反旋转;②振荡频率:200~1000r/min;③振荡精度:±5转;④数显方式:触摸屏;⑤外形尺寸:550mm×420mm×600mm;⑥功率:200W;⑦电源:AC220V±22V、50Hz±1Hz。

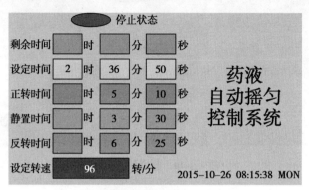

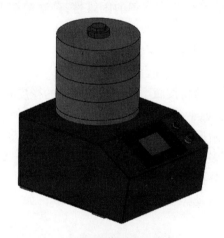

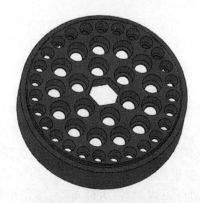

图 4-2-41　旋转式药物振荡器

11. 溢出包　详见第六章第三节中的危害药品的溢出应急预案。

12. 表格登记　详见"第206~208页"相关内容。

五、复核包装区域仪器设备及相关用物准备

（一）仪器设备及相关用物名称

仪器设备及相关用物名称,见表4-2-16。

表 4-2-16　复核包装区域仪器设备及相关用物名称

序号	名称	序号	名称	序号	名称
1	包装台	3	手套	5	温湿度计
2	包装袋	4	转运车		

（二）仪器设备及相关用物介绍

1. 复核包装台

（1）复核包装台的基本类型:复核包装台一般均由面板和支承部分构成。根据组合形式不同,一般可分为桌式工作台、柜式工作台和平台式工作台三种。PIVAS 常采用桌式工作台,其特点是结构简单,视野开阔,采光好,桌面上可任意放各类供操作使用的物品,桌面下方可根据需要任意组合分割出供储备用的空间。

（2）工作台高度的选择:人的任何操作动作都是在一定姿势下进行的,姿势不同,肢体活动的空间范围也不同,因此工作台的造型尺度也不同。一般来说,人在工作台上的操作姿势多为立姿、坐姿或立、坐姿交替三种。在 PIVAS 贴签核对和复核包装时通常选用立姿,所以工作台的高度应根据员工的平均身高来设定。每天使用过的包装台应进行清洁、消毒。

2. 复核包装袋　按照静脉用药集中调配质量管理规范,核对后的成品输液应当有外包装,危害药品应当有明显标识,所以对包装袋的要求较多。一般根据实际工作的需要,将包装袋分为青霉素类包装袋、肠外营养液类包装袋、危害药品包装袋及其他常用药品包装袋,每种包装袋根据工作需要一般分为大号、中号、小号三种,包装袋的具体规格根据盛放液体的数量来设计,包装袋上要有统一的药品标识,同时方便识别(图 4-2-42)。

3. 手套　详见第四章第四节混合调配用物品中的防护用物。

4. 转运车　转运车主要用于复核包装后成品输液运送至物流出口进行交接过程中的转运工作,此车可分为五层,车辆高度应根据员工的平均身高来设定,且便于成品输液的批量转运,车辆数量可根据自己开展科室的情况来确定。每天使用过的所有运送车应进行清洁、消毒,然后放置在固定的位置备用。

5. 温湿度计　详见审方区仪器设备及相关用物准备中的温湿度计要求。

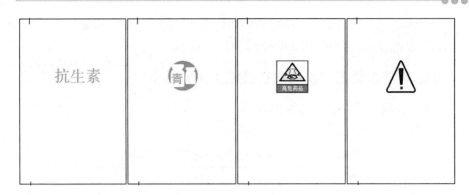

图 4-2-42　复核包装袋

六、运送仪器设备及相关用物准备

（一）仪器设备及相关用物名称

仪器设备及相关用物名称,见表 4-2-17。

表 4-2-17　运送仪器设备及相关用物名称

序号	名称	序号	名称
1	运送车	3	周转箱
2	物流小车	4	袋子

（二）仪器设备及相关用物介绍

1. 运送车　PIVAS 成品输液运送车的选择,实际是根据自身硬件和软件条件,利用统计学方法对运输工作量和运输人员等方面进行分析,再利用现代物流管理理念和方法对药品配送中的硬件准备和路径进行选择,确定从硬件准备到路径选择满足 PIVAS 所调配药品的运送需求。药品运输在医院内部非常重要,特别是调配好的药品,要在最短时间内,完全避免非调配人员、非使用的医护人员接触到调配好的药品,因此,在 PIVAS 准备了药品的配送硬件工具:按各病区、各楼层准备好长期医嘱和临时医嘱所用的专用药箱、专用封条,在静脉用药调配中心调配好药品以后,直接由静脉用药调配中心的人员装入专用运输袋中,并用封条封好。运送人员只需要根据运送车外的标注将专用药箱送至临床,交给临床的医护人员即可。运送车的型号要与药箱匹配,同时要有加锁装置,以保证调配好的药品不会被他人接触。

2. 物流小车　医院物流传输系统的主要功能是用于医院内部各种日常医用物品的自动化快速传送,常用的医用物流传输系统有 4 种,在这里我们主要介绍气动物流和轨道物流,见表 4-2-18。

表 4-2-18　医用物流传输系统分类

分类	规模
气动物流	小型物流
轨道物流	中型物流
箱式物流	中型物流
AGV(自动导引车)物流	大型物流

(1)气动物流:气动物流传输系统是以压缩空气为动力,借助机电技术和计算机控制技术,通过网络管理和全程监控,将各科室通过管道连为一体,在气流的推动下,实现医用物品传输。

1)技术参数

a. 可用于小型物品的传输:重量小于 5kg;

b. 适用作业环境温度:-30~+60℃;

c. 24 小时连续使用,365 天不间断作业;

d. 传输方式:单管/双向传输;

e. 控制方式:计算机实时监控,自动化传输;

f. 传输速度:高速为 5~8m/s、低速为 2~3m/s(低速一般用于传输血液制品和玻璃制品等易碎物品);

g. 最大传输距离:横向 1800m、纵向 120m。

2)功能

a. 可传输的物品:主要对医院中的小型物品进行快速、准确地传送。

b. 总结:重量小于 5kg,可装入传输瓶的物品,都可以传输。

(2)轨道物流:轨道物流传输系统是将医院的各个科室通过轨道连接起来,以轨道作为运输路径,在计算机的控制下,通过运载小车在科室间进行物品传递的系统。

1)技术参数

a. 适用于中小型物品的传输(重量小于 30kg)

b. 小车的载重:30kg;

c. 运载速度:一般 0.6m/s、最快 1.2m/s;

d. 供电:轨道直流供电 24V。

2)功能

a. 称重系统:工作站设计称重功能,可以检测智能小车重量,超重自动报警,避免过载导致系统异常。内置水平仪,车内物品始终保持水平状态,运行平稳,保证标本、血液等易碎品的安全。

b. 联锁装置:智能小车具有自动上锁功能,确保运载过程全程上锁,到站方可解锁。

c. 杀菌功能:智能小车内置紫外线灯管消毒,确保车内物品清洁,符合医院的感控要求。

d. 防撞系统:智能小车配有防撞模块,遇障碍物能及时刹车,确保安全。

e. 智能小车配备液晶显示屏上,显示送货地点、时间等内容。

(3)可传输物品,见表4-2-19。

表4-2-19 可传输物品

主要部门	传输的物品
静脉用药调配中心	静脉输液
药房	各种药物
检验科	检验样本
病理科	病理样本
血库	血液制品
住院部	治疗包、输液、药品、一次性无菌物品、样本等
急诊科	治疗包、输液、药品、一次性无菌物品
手术室	手术包、治疗包、输液、药品、一次性无菌物品、样本等
中心供应室	手术包、治疗包、一次性无菌物品

3. 周转箱 详见贴签核对区域仪器设备及相关用物准备中的周转箱。

4. 转运袋 运送时所用的袋子主要是用于盛放用包装袋包装好的成品输液,袋子的规格根据复核包装袋的大小及数量来决定,材质一般要求选择耐磨的帆布袋,同时便于使用封条且易于清洗。

第三节 人 员 准 备

PIVAS 具有高强度、高风险、高压力的工作性质,因此 PIVAS 工作人员要求经规范化培训考核合格后上岗,施行一岗双责制,树立以病人为中心的意识,坚持以质量为核心的理念,确保临床合理用药,维护病人的合法利益。PIVAS 规范化培训根据原卫生部要求的"三基"培训内容,即基本理论、基本知识、基本技能,为全员培训,考核必须人人达标;确实把"三严"作风,即严格要求、严密组织、严谨态度,贯彻 PIVAS 日常工作和管理工作的始终。下面则重点说明 PIVAS 混合调配环节相关内容。

一、基本理论

基本理论是 PIVAS 工作人员所必需掌握的基本概念、范畴、判断与推理,由

PIVAS 的职业所决定,主要是结合日常的 PIVAS 工作,学习和巩固有关的基础知识,如《基础护理学》《药理学》《处方管理办法》《中华人民共和国药品管理法》等,树立消毒、隔离及无菌概念,了解药品药理基本理论。无论是药师(士)还是护师(士),参与此项的工作人员必需熟练掌握,从而养成严格按照规章制度及标准操作规程工作的习惯,有利于更好地为病人服务。

在 PIVAS 混合调配工作中,控制致病微生物,避免发生感染的最好办法是无菌技术。掌握无菌技术基本操作原则,规范 PIVAS 工作人员有关无菌操作的行为,使操作者把无菌技术的理论和实践运用于操作中,避免污染的发生,确保药品的混合调配质量。具体内容如下:

1. 操作环境清洁、宽敞、定期消毒,操作台清洁、干燥、平坦,物品布局合理,无菌操作前一小时应停止清洁卫生工作,减少走动,避免尘埃。

2. 操作人员进入相关功能区、穿戴工作服及仪表符合规范。

3. 进行无菌操作时,应首先明确无菌区、非无菌区和无菌物品的基本概念。

4. 物品放置有序,标志明显:

(1)无菌物品必须与非无菌物品分开放置,并且有明显标志;

(2)无菌物品不可暴露于空气中,应存放于无菌包或无菌容器内;

(3)无菌包外需标明物品名称、灭菌日期,并按失效期先后顺序摆放;

(4)无菌包在未被污染的情况下,保存期一般以 7 天为宜,过期或包布受潮应重新灭菌。

5. 一套无菌物品只供一位病人使用一次。

6. 操作人员经专业培训,树立无菌操作观念,掌握并严格执行无菌操作标准流程。

二、基本知识

PIVAS 工作人员须具备法律意识、规范意识、制度意识,能掌握院内外有关常规制度和各种操作常规,掌握无菌调配工作的基本步骤和基本方法。法律、法规、政策相关内容,如《药品管理法》《处方管理办法》《医疗机构药事管理规定》《静脉用药集中调配质量管理规范》《基层医疗机构医院感染管理基本要求》《医疗机构环境表面清洁与消毒管理规范》《现代汉语词典》《2012 年医院消毒卫生标准》《2009 版消毒技术规范》等;职业道德和工作作风相关内容,如《医疗机构从业人员行为规范》《医德医风》《医学伦理》等,PIVAS 工作人员须遵守和践行国家卫生计生委、省市和行业对医院的有关规定;专业技术操作常规,即一切技术工作的流程。同时结合医院实际情况,施行具体的可操作性日常管理制度。常用消毒液与手卫生规范则是其中最基本的知识内容。

(一)常用消毒液

1. 含氯消毒剂　配制含氯消毒剂时,需要用经过法定部门检验的量杯按比例量取溶媒进行配制。用于地面、物品、物体表面的消毒,作用时间为 30 分钟,浸泡时需要加盖,使用溶媒现用现配,使用时限 ≤24 小时。未加入防锈剂的含氯消毒液对金属有腐蚀性,不应用于金属器械的消毒,加入防锈剂的含氯消毒剂对金属器械消毒后,应用蒸馏水冲洗干净。

2. 75% 乙醇或复合碘　用于手、皮肤、物品表面的消毒。75%(体积比)乙醇溶液,擦拭消毒,作用时间 3 分钟。

3. 季铵盐类消毒剂　环境、物品表面、皮肤与黏膜的消毒,1000~2000mg/L 消毒液,浸泡或擦拭消毒,作用时间 15~30 分钟。对金属物有腐蚀作用。

4. 免洗手消毒液　一般免洗手消毒液主要成分为三氯羟基二苯醚(含量 0.24%±0.02%)、乙醇(含量为 55%±5%),可杀灭肠道致病菌、化脓性球菌、致病性酵母菌和医院感染常见菌。适用于外科手消毒和卫生手消毒。具有稳定性高、效力强、杀菌效果好、挥发快、无残留、内含润肤剂手感好、气味好、刺激性小的特点。一般有 50ml/瓶、60ml/瓶、260ml/瓶、500ml/瓶、700ml/瓶、1000ml/瓶等多种规格,适合各科室使用。

使用方法:①外科手消毒:先用皂液清洗双手与手臂,冲洗干净并擦干后取本品 5~10ml,仔细搓擦手、臂、指尖及指缝处,保持湿润 3 分钟,直到完全挥发;②卫生手消毒:取本品适量于掌心,用力揉搓直至液体覆盖整个手表面,作用 1 分钟,直至手部干燥。

(二) 手卫生

保持手卫生是有效预防控制病原体传播,从而降低医院感染发生率的最基本、最简单且行之有效的手段。PIVAS 调配的每一袋成品输液直接汇入每一位病人的血脉之中,因此在 PIVAS 各工作环节中,混合调配环节对工作人员的手卫生要求较高。PIVAS 工作人员应熟练掌握手卫生制度,规范洗手过程,提高手卫生的依从性,从而确保药品的调配质量,保障病人安全。

1. 手卫生制度　《医务人员手卫生规范》是医疗机构在医疗活动中管理和规范医务人员手卫生的指南。依据《医务人员手卫生规范》制定手卫生制度:

(1)洗手时必须使用流动水设施洗手,使用洗手液、一次性干手纸。必须配备非手触式水龙头(如感应式或脚踏式水龙头)。

(2)洗手池边备"洗手示意图",严格按照流程洗手。

(3)手部有可见污染物时,应用洗手液和流动水洗手。

(4)当手部没有可见污染物时,宜使速干手消毒液消毒双手。

(5)下列情况应进行洗手与手消毒:①穿脱洁净服前后,摘手套后;②进行无菌操作、接触清洁、无菌物品之前;③处理药物前。

(6)工作人员不得戴假指甲、戒指等饰物,要保持指甲和指甲周围组织的清洁。

(7)手卫生合格标准:手消毒,监测的细菌菌落总数 $\leq 10CFU/cm^2$。

(8)科室医务人员手卫生执行情况按照提高手卫生依从性管理规定执行。

2. 洗手

(1)准备:打开水龙头,调节合适的水流和水温。

(2)湿手:在流动水下,使双手充分淋湿。

(3)涂剂:关上水龙头并取清洁剂均匀涂抹至整个手掌、手背、手指和指缝。

(4)揉搓:认真揉搓双手至少15秒,具体揉搓步骤为:

第一步:洗掌心,掌心相对,手指并拢,相互揉搓;

第二步:洗背侧指缝,手心对手背沿指缝相互揉搓,双手交换进行;

第三步:洗掌侧指缝,掌心相对,双手交叉沿指缝相互揉搓;

第四步:洗指背,弯曲各手指关节,半握拳把指背放在另一手掌心旋转揉搓,双手交换进行;

第五步:洗拇指,右手握左手大拇指旋转揉搓,交换进行;

第六步:洗指尖,弯曲各手指关节,把指尖合拢在另一手掌心旋转揉搓,双手交换进行;

注:严重污染时,增加第七步:洗手腕,双手交替洗手腕。

(5)冲洗:用流水冲洗双手。

(6)擦干:用擦手纸擦干双手。

三、基本技能

PIVAS作为医院一门实践学科,是医疗机构在依据药物特性设计的操作环境中,按照静脉用药调配的要求,由受过培训的药学和护理技术人员,严格按照操作程序,进行包括肠外营养液、危害药品和抗生素等静脉用药的调配,为临床提供合格的成品输液和药学服务的功能部门。要求工作人员不仅熟识基本理论、基本知识,还应具备基本技术操作能力,如无菌技术基本操作方法、隔离技术操作方法、PIVAS监测项目与判定标准、临床用药常用计算等,规范化的标准操作才能保证药品调配的安全与合理。

(一)无菌技术基本操作方法

1. 无菌注射器在调配过程中的正确使用

(1)使用前:①根据抽吸量选择适宜规格的注射器。选取原则:抽取的药液量不得超过注射器刻度的80%,防止活塞从针筒中脱出或药品污染;②双手持注射器外包装两端,正反面翻转,认真检查注射器外包装标识是否符合标准,包装有无破损,双手轻轻挤压,检查外包装有无漏气、有无不洁;③检查外包装上的失效日期,是否在有效期内。

(2)使用中:①在操作台外区,双手朝左右撕开注射器外包装,认真检查无菌注射器本身有无破损、是否漏气或其他产品质量和安全性方面的问题,如发现不合格产品或质量可疑产品时,应立即停止使用,并及时报告医院感染管理科,不得自行作退换货处理。②右手持注射器针筒,左手捏住针栓对准乳头,连接针筒与针头;右手取出注射器,旋转针头并固定针栓,将针头侧孔面对齐注射器上的刻度,使针头和针筒连接紧密,防止脱落,取下针帽。检查针筒及活塞轴有无裂痕,针筒与活塞柄是否紧密贴合,抽拉活塞轴检查是否密闭。在使用注射器时应注意针尖、针梗、乳头、活塞体部位不被污染;手不可触及活塞体和针头;避免穿刺进针口同一部位,减少瓶塞微粒进入。

2. 无菌盘的正确使用:无菌盘是将无菌治疗巾铺在洁净、干燥的治疗盘内,形成无菌区以供无菌操作用,无菌包内无菌治疗巾的折叠有两种方法:①纵折法:治疗巾纵折两次,再横折两次,开口边向外;②横折法:治疗巾横折后纵折,再重复一次。

(1)目的:形成无菌区域以放置无菌物品,供治疗操作用。

(2)操作前准备

1)操作人员准备:衣帽整洁、修剪指甲、洗手、戴口罩。

2)环境准备:清洁、宽敞、明亮、定期消毒。

3)用物准备:①盛有无菌持物钳的无菌罐、盛放治疗巾的无菌包、无菌物品。②治疗盘、记录笔纸、笔。

(3)操作步骤:①查对,检查并核对无菌包名称、无菌日期、有效期、无菌标识,有无潮湿或破损;②取巾,打开无菌包,用无菌持物钳取一块治疗巾置于治疗盘内;③铺盘,方法如下:

1)单层底铺盘法

a. 铺巾:双手捏住无菌巾一边外面两角,轻轻抖开,双折平铺于治疗盘上,将上层呈扇形折至对侧,开口向外;

b. 放入无菌物品;

c. 覆盖:双手捏住扇形折叠层治疗巾外面,遮盖于物品上,对齐上下层边缘,将开口处向上翻折两次,两侧边缘分别向下折一次,露出治疗盘边缘。

2)双层底铺盘法

a. 铺巾:双手捏住无菌巾一边外面两角,轻轻抖开,从远到近,3 折成双层底,上层呈扇形折叠,开口向外;

b. 放入无菌物品;

c. 覆盖:放入无菌物品,拉平扇形折叠层,盖于物品上,边缘对齐;

d. 记录;注明铺盘日期及时间并签名。

3. 取用无菌棉签正确操作方法

(1)无菌棉签开包前检查包装是否完整无破损、无漏气,是否在有效期内;

（2）打开无菌棉签,取用时避免跨越无菌区;

（3）拿取无菌棉签尾端,从外向内依次拿取,蘸取消毒液,不触及消毒液瓶口,且消毒液蘸取切勿过饱和;

（4）蘸取消毒液后的无菌棉签棉絮一端稍向下,避免棉絮端上翘使消毒液逆流造成污染;

（5）使用无菌棉签进行消毒时,以注射点为中心向外螺旋式旋转涂擦至边缘;

（6）使用后的棉签放入医疗垃圾袋内;

（7）开启后的无菌棉签应记录开启日期、时间并签名,24 小时内有效。

（二）隔离技术操作方法

1. 正确使用口罩

（1）一次性医用口罩使用方法

1）挂耳式

a. 检查外包装袋,取出 1 副口罩。

b. 整齐面朝外,有鼻夹的一端朝上。

c. 平展口罩,双手平拉,紧贴面部,右手将口罩右侧弹力绳挂在右耳根部,左手将左侧弹力绳挂在左耳根部。

d. 向下拉伸口罩,确保口罩不留褶皱,覆盖口鼻和下巴。

e. 调整鼻夹,使其贴合面部且确保舒适;呼吸 2 次,检查是否漏气。

2）系绳式

a. 将口罩罩住鼻、口、下巴,口罩上方绳子系于头顶中部,下方绳子系于颈后;

b. 将双手食指尖放在鼻夹上,从中间位置开始用手指按压,并逐渐向两侧移动,根据鼻梁形状塑造鼻夹;

c. 调整系绳的松紧度。

（2）医用防护口罩使用方法

a. 一手托住口罩,有鼻夹的一面背向外;

b. 将防护口罩罩住鼻、口及下巴,鼻夹部位向上紧贴面部;

c. 用另一只手将下方系绳拉过头顶,放在颈后双耳下;

d. 再将上方系绳拉至头顶中部;

e. 将双手食指尖放在金属鼻夹上,从中间位置开始,用手指按压鼻夹,并分别向两侧移动和按压,根据鼻梁的形状塑造鼻夹。

2. 正确使用防护眼镜

（1）佩戴防护眼镜前应检查有无破损,佩戴装置有无松脱;

（2）佩戴后应调节舒适度;

（3）摘下防护眼镜时应捏住靠头或耳朵的一边,放入医疗垃圾袋内,如需重复使用,放入回收容器内,以便清洁消毒。

3. 正确穿脱鞋套

(1)鞋套应具有良好的防水性能,并一次性使用;

(2)应在规定区域内穿鞋套,离开该区域时应及时脱掉,并放入医疗垃圾袋内;

(3)发现鞋套破损应及时更换。

4. 正确穿脱洁净服

(1)穿洁净服

1)取衣,检查洁净服是否完好无破损;

2)穿洁净服,穿下衣→穿上衣→戴帽子→拉拉链→捻好洁净服领口。

(2)脱分体洁净服

1)打开洁净服领口;

2)拉开拉链;

3)脱帽子:上提帽子使帽子脱离头部;

4)脱上衣:先脱袖子,再脱上衣,将污染面向里放入医疗垃圾袋内;

5)脱下衣:由上向下边脱边卷,污染面向里,脱下后置于医疗垃圾袋内。

(3)脱连体洁净服

1)打开洁净服领口;

2)拉开拉链,将拉链拉到底;

3)脱帽子,上提帽子使帽子脱离头部;

4)脱衣服,先脱袖子,再由上向下边脱边卷,污染面向里,全部脱下后置于医疗垃圾袋内,如需重复使用,放入回收容器内,以便清洁消毒。

5. 正确戴无菌手套的方法

(1)分次取戴法

1)准备一次性使用的灭菌橡胶外科手套若干。

2)双手持无菌手套两端,正反面翻转,检查有无破损、是否在有效期内。

3)撕开外包装,平铺在摆药车上。

4)一手捏住一只手套的反褶部分,另一手对准五指戴上手套。

5)戴好手套的手指插入另一只手套的反褶内面。

6)将一只手套的翻边扣套在工作服衣袖外面。

7)将另一只手套的翻边扣套在工作服衣袖外面。

8)调整手套位置,双手对合交叉检查是否漏气。

9)将使用过的无菌手套弃于医疗垃圾桶内。

(2)一次性取戴法:两手捏住两只手套的反褶部分,对准五指;2~9步骤同分次取戴法。

(3)脱手套法

1）用戴着手套的手捏住另一手套腕部外面，翻转脱下；

2）再将脱下手套的手伸入另一手套内，捏住内面边缘将手套向下翻转脱下。

6. 消毒剂的配制

（1）如为新洁尔灭，用量杯取 5% 新洁尔灭 100ml 加入清水 4900ml，倒入桶中混匀，配制成 0.1% 新洁尔灭溶液。如为利尔康，取 1 片利尔康置于桶中，用量杯取清水 1000ml 倒入桶中混匀，配制成 500mg/L 溶液。

（2）将量杯清洗后倒置晾干。

（3）10 分钟后取 1 片试纸完全浸入待测溶液中，停留 2 秒后取出，在 1 分钟内观察测试纸的颜色变化，根据标示卡的浓度显色等级判断消毒剂的有效氯浓度值。

（三）PIVAS 监测项目与判定标准

PIVAS 的混合调配间洁净度达万级，有效防止空气微粒对药品造成的污染。工作人员不仅要掌握无菌操作技术并认真执行消毒隔离技术，还应做好环境的维护与监测，见表 4-3-1，才能确保 PIVAS 人员操作的规范、环境的合格，保障病人合理用药安全。因此 PIVAS 监测项目与判定标准的掌握尤为重要，特别是 PIVAS 的院感监测管理人员，在其承担监测任务的同时，还应定期做好对 PIVAS 工作人员的相关培训工作，见表 4-3-2。

表 4-3-1　PIVAS 监测项目及监测频次表

医院感染监测项目	时间	部位	方式
空气培养	每季度	百级层流台 万级洁净区 10 万级洁净区	沉降菌检测或浮游菌检测
物体表面菌检	每月	操作台面 洁净区推车	物体表面采样
医务人员手菌检	每季度	随机抽检	物体表面采样
使用中消毒剂菌检	每季度	随机抽检	消毒剂送检
含氯消毒剂	每日	使用中消毒液	化学指示卡

表 4-3-2　PIVAS 洁净度要求

洁净度级别	尘埃最大允许数/m³		微生物最大允许数	
	≥0.5μm	≥5μm	浮游菌个/m³	沉降菌个/皿·30min
100	3500	0	5	1
10 000	350 000	2000	100	3
100 000	3 500 000	20 000	500	10
300 000	10 500 000	61 800	NA	15

1. 空气培养 洁净用房可选择沉降菌或浮游菌法,因浮游菌采样操作复杂且目前大部分医疗机构不具备做浮游菌监测的条件,PIVAS 一般采用沉降菌监测法,即通过自然沉降原理收集在空气中的生物粒子于培养基平皿,经若干时间,在适宜的条件下让其繁殖到可见的菌落进行计数,以平板培养皿中的菌落数来判定洁净环境内的活微生物数,并以此来评定洁净室(区)的洁净度。

(1)沉降菌监测分类:分为静态监测、动态监测两种。静态是指洁净室(区)在生产操作全部结束,操作人员撤离现场并经过20分钟自净后。动态是指洁净室(区)已处于正常生产状态,设备在指定的方式下进行,并且有指定的人员按照规范操作。

(2)采样时间:采用洁净技术净化空气的房间,在洁净系统自净后且在从事医疗活动前,待紫外线照射30分钟消毒处理后进行采样。

(3)采样方法:平板暴露法,室内面积≥30m²,设东、西、南、北4角及中央5点,其中东、西、南、北点均距墙1m。将培养皿放在室内各采样点处,采样高度距地面1.5m,关闭紫外线后静置30分钟,从里到外逐个打开培养皿盖,扣放于平板旁,暴露30分钟,盖好,立即送检,见表4-3-3。

表4-3-3 洁净区微生物监测标准

洁净度级别	沉降菌(φ90mm) CFU/30min	沉降菌(φ90mm) CFU/4h
A 级(100 级)	1	<1
C 级(10 000 级)	3	50
D 级(100 000 级)	10	100

2. 物品表面菌检

(1)采样时间:潜在污染区、污染区消毒后采样。洁净区根据现场情况确定。

(2)采样方法:用5cm×5cm灭菌规格板放在被检物体表面,用浸有无菌0.03mol/L磷酸盐缓冲液或生理盐水采样液的拭子,在规格板内横竖往返各涂抹5次,并随之转动拭子,连续采样4个规格板面积,被采表面小于100cm²,取全部表面,大于100cm²时取100cm²,折去手接触部分,将拭子放入装有10ml采样液的试管中送检。

(3)结果判定,见表4-3-4。

表 4-3-4　表面微生物检测判定标准

洁净度级别	表面微生物	
	接触（φ55mm）CFU/碟	5 指手套 CFU/手套
A 级（100 级）	<1	<1
C 级（10 000 级）	25	–
D 级（100 000 级）	50	–

3. 医务人员手菌检　医疗机构应每季度对工作的医务人员手进行消毒效果的监测;当怀疑医院感染暴发与医务人员手卫生相关时,应及时进行监测,并进行相应致病性微生物的检测。检测方法如下:

(1)采样时间:在接触病人、进行诊疗活动前采样。

(2)采样方法:被检者五指并拢,用浸有含相应中和剂的无菌洗脱液的棉拭子在双手指曲面从指根到指端往返涂擦两次,一只手涂擦面积约 30cm^2,涂擦过程同时转动棉拭子;折去棉拭子接触操作者的部分,投入 10ml 含相应中和剂的无菌洗脱液试管内,及时送检。

(3)结果判定:菌落总数应≤5CFU/cm^2。

4. 消毒剂的消毒效果监测

(1)使用中消毒液染菌量测定。检测方法:①用无菌吸管按无菌操作方法吸取 1ml 被检消毒液,加入 9ml 中和剂中混匀。醇类与酚类消毒剂用普通营养肉汤中和;含氯消毒剂、含碘消毒剂和过氧化物消毒剂用含 0.1%硫代硫酸钠中和剂;氯己定、季铵盐类消毒剂用含 0.3%吐温 80 和 0.3%卵磷脂中和剂;醛类消毒剂用含 0.3%甘氨酸中和剂;含有表面活性剂的各种复方消毒剂可在中和剂中加入吐温 80 至 3%,也可使用该消毒剂消毒效果检测的中和剂鉴定试验确定的中和剂。②用无菌吸管吸取一定稀释比例的中和液 1.0ml,接种平皿,每皿倾注冷至 40~45℃的熔化营养琼脂培养基 15~20ml,36℃±1℃恒温箱培养 72 小时,计录菌落数;怀疑与医院感染暴发有关时,进行目标微生物的检测。

(2)常用消毒液有效成分含量测定。库存消毒剂的有效成分含量依照产品企业标准进行检测;使用中的消毒液的有效浓度测定可用上述方法,也可使用经国家卫生行政部门批准的消毒剂浓度试纸(卡)进行监测。

(3)结果判断:①使用中灭菌用消毒液:无菌生长;②使用中皮肤黏膜消毒液染菌量:≤10CFU/ml;③其他使用中消毒液染菌量≤100CFU/ml,不得检出致病微生物。

5. 紫外线

(1)紫外线的用途:多用于空气和物体表面消毒。消毒时间须从灯亮 5~7分钟后开始计时。

101

1）空气消毒：每 10m² 安装 30W 紫外线灯管一支（即 1.5W/m³），有效距离不超过 1m，照射时间为 30~60 分钟。

2）物品消毒：消毒时，有效距离为 25~60cm，照射时间为 20~30 分钟。

（2）紫外线辐射强度检测方法：紫外线辐射照度仪检测法和化学检测法。

1）采用紫外线辐射照度仪检测法：测试时应先开灯 3~5 分钟，将照度仪遮光盖打开，置于紫外线灯管正中垂直下方 1 米处照射，直到仪表表针或示数不再上升即可读值，照射 1 分钟后判断结果，辐射强度低于 70μW/cm² 的灯具为不合格，应及时进行更换。

2）化学检测法：将紫外线灯辐射强度测定架（带有标尺）固定或是悬挂在灯管中央下方垂直 1m 处；开启紫外线灯 5 分钟之后，将紫外线辐射强度指示卡色块面朝向紫外线灯照射 1 分钟，立即将反应色块与标准色块进行比较，记录下结果（因色块很快褪色不能保存）；若色块颜色达到或深于标准色块，记录达到 ≥70μW/cm²，可判定为合格，相反，低于 70μW/cm² 的判定为不合格。

（3）紫外线灯管的清洁消毒：紫外线灯管表面的灰尘和油垢，会阻碍紫外线的穿透，使用中应注意灯管的擦拭与清洁，新灯管使用前，可先用 95% 乙醇纱布擦拭。使用过程中每日清洁，每周用 95% 乙醇纱布擦拭一次。发现灯管表面有灰尘、油污时，应随时擦拭，保持灯管的洁净和透明，以免影响紫外线的穿透及辐射强度。

（4）紫外线灯管的更换：普通 30W 直管型紫外线消毒灯，新灯管的辐照强度应符合 GB 19258 要求；使用中紫外线消毒灯辐照强度 ≥70μW/cm² 为合格；30W 高强度紫外线新灯的辐照强度 ≥180μW/cm² 为合格。紫外线消毒灯使用过程中辐照强度逐渐降低，故应每半年检测灯管辐射照度值的测定，根据检测情况决定是否更换。

（5）记录：紫外线登记本记录内容：消毒日期、每次照射时间、灯管的清洁消毒时间、检测时间、检测结果以及签名等。

6. 空气消毒机

（1）空气消毒机的杀菌原理：本产品使用照射强度为 1800~1900μW/cm² 的紫外线杀菌和尘埃过滤除菌方法，可去除空气中的致病微生物，达到消毒要求。

（2）空气消毒机的使用方法

1）用于 ≤120m³ 的空间（根据说明书在所需区域安排空气消毒机数量）。

2）接通电源，打开消毒机的总电源开关。

3）按动控制面板上的时间设置键（1H、2H 或 4H），为保证消毒效果，消毒时间应 ≥120 分钟。

4）消毒机运行至预设时间时将会自动停机。

（3）空气消毒机的注意事项

1）消毒时应关闭门窗。

2）因机器使用紫外线循环风进行消毒,所以机器周围空间应保持畅通,无物体阻挡。

3）搬运及装卸时应特别注意,勿使本机受到硬质物体撞击或倒地。

4）机器使用中发现异常、异味(如电线短路、烧焦味等)或灯管被损坏等现象需要处理时,应立即关闭本机电源开关,并拔出电源插头。

5）机器有专职人员使用和操作。

6）根据检测情况决定是否需要更换紫外线灯管。

7）贮存时离地、离墙≥10cm,离顶≥50cm。

7. 臭氧消毒柜　臭氧在常温下为强氧化性气体,是一种广谱杀菌剂,可杀灭细菌繁殖体、病毒、芽孢、真菌,并可破坏肉毒杆菌毒素。主要用于空气、医院污水、诊疗用水及物品表面的消毒。

臭氧消毒法注意事项:

(1)臭氧对人体有害,国家规定大气中臭氧浓度不超过 $0.2mg/m^3$;

(2)臭氧具有强氧化性,可损坏多种物品,且浓度越高对物品损坏越重;

(3)温湿度、有机物、水的浑浊度、pH 等多种因素可影响臭氧的杀菌作用;

(4)空气消毒时,人必须离开,待消毒结束后 20~30 分钟方可进入。

8. 尘埃粒子监测　空气微粒是环境监测不可或缺的一个重要部分,它的结果直接反映环境质量。它既可以反映整个指定空间空气微粒含量,也可以通过微粒计数器扫描整个高效过滤器表面和边框,进行完整测试。

(1)空气微粒监测原理:空气微粒监测使用的仪器是微粒计数器,具有一个探测器,空气中穿过一束激光,当微粒通过光束,它们会散射激光。此时,散射光会聚焦于光电探测仪,光信号转换成电信号,通过微处理器即可对每个尺寸的微粒进行电脉冲计数,从而得出探测的空间中微粒含量。

(2)空气微粒监测方法

1)微粒计数器的具体操作可以参阅其自带的使用说明手册;

2)将微粒计数器及取样位置图(放置于塑料套内)带至取样点;

3)准备好微粒计数器,用浸润过乙醇的无纤维抹布来抹拭干净,并将进气口的盖子去掉;

4)打开电源,每个位置测量 $0.5~5\mu m$ 的微粒,采样时间、日期、警报点(微粒尺寸极限)及延迟时间均应预先设置于仪器内;

5)保持取样器尽量靠近关键工作区域,非单向流时,口应朝上,单向流时,则应对准气流方向。在离地 0.8m 处取样,测试者站在取样点下风处;

6)每个取样点取样 5 次,测试结果有超标的,应重新进行测试;

7)在一些特殊情况下应进行特别测试,如:新的洁净区、改建和维修洁净区或超净工作台,有可能影响空气供给质量,应在每个影响的点进行取样。

不同洁净级别尘粒、微生物最大允许数,见表4-3-5。

表4-3-5 不同洁净级别尘粒、微生物最大允许数

洁净度级别	尘粒最大允许数		微生物最大允许数	
	≥0.5μm	≥5μm	浮游菌/m³	沉降菌/皿·0.5h
A 级(100 级)	3500	0	5	1
C 级(10 000 级)	350 000	2000	100	3
D 级(100 000 级)	3 500 000	20 000	500	10

9. 照明度监测　PIVAS工作内容大多有精细的要求,而且又都是密闭性房屋,所以对照明一向有很高的要求。为保证视觉工作要求,提高工作效率和安全,需要对工作中所用仪器和设施的照明度进行监测。

(1)照度的测定要求:室内照度的测定必须在室温稳定,光源光输出稳定后再进行测定。

(2)照度的测定方法:

第一,照度的测点应距离地面0.85m,按间距1~2m布点,测点距离墙1m。

第二,记录实测值并计算总的平均照度。

第三,照度测定一般是不含局部照明以外的一般照明。

(3)合格标准:应符合设计要求,根据洁净厂房设计规范的要求,洁净室内一般照明的均匀度不应小于0.7。

10. 环境噪音监测　PIVAS工作时会开启打印机、水平层流台和生物安全柜,会产生噪音,为了便于噪音的控制及采取正确科学的防范措施,尽可能减少噪音污染的侵害,需要加强对噪音的检测(表4-3-6)。

表4-3-6 噪声暴露时间与噪音大小的关系

连续噪声暴露时间/h	8	4	2	1	0.5	0.25	0.125	最高限
允许声级/dB	85~90	88~93	91~96	94~99	97~102	85~95	85~96	115

噪声的测定方法:

(1)准备噪音计1台。

(2)将噪音计握在手上,按一下"①电源键"打开电源,LCD 0.5秒后会显示噪音测量状态(FAST)。

(3)要读取即时噪音量时,按左侧面的开关转换到LCD上显示"快(FAST)"。

(4)要读取平均噪音量时,按左侧面的开关转换到 LCD 上显示"慢

（SLOW）"。

（5）要读取最大噪音量时，按左侧面的开关转换到 LCD 上显示"MAX"。

（6）要读取最小噪音量时，按左侧面的开关转换到 LCD 上显示"MIN"。

（7）不使用时，按一下"①"（电源键）关闭电源，如未按此键，噪音计会在 10 分钟后自动关闭电源。

（8）采用数字声级计测定噪声，不足 $15m^2$ 的房间在室中心 1.1m 高处测一点，超过 $15m^2$ 在室中心和四角共测 5 点，取平均值。

（四）临床用药常用量计算

在临床药物治疗中，医护人员几乎每日都会遇到有关药物方面的计算问题，由此可见，临床用药常用量计算，对于临床合理安全用药是极为重要的。

1. 老年、儿童剂量的计算

（1）按年龄估算：按年龄估算老年和儿童剂量的主要方法可根据"老年人和儿童用药剂量折算表"进行（表 4-3-7）。但该表仅供参考，使用时应根据病人的体质、病情及药理作用的强弱和不良反应的轻重等方面的具体情况斟酌决定。

60 岁以上的老人，一般可用成人剂量的 3/4。儿童用药剂量比成人小，一般可根据年龄按成人剂量折算；对毒性较大的药物，应按体重计算，有的按体表面积计算。

表 4-3-7　老年人和儿童用药剂量折算表

年龄	剂量
初生~1 个月	成人剂量的 1/18~1/14
1~6 个月	成人剂量的 1/14~1/7
6~12 个月	成人剂量的 1/7~1/5
1~2 岁	成人剂量的 1/5~1/4
2~4 岁	成人剂量的 1/4~1/3
4~6 岁	成人剂量的 1/3~2/5
6~9 岁	成人剂量的 2/5~1/2
9~14 岁	成人剂量的 1/2~2/3
14~18 岁	成人剂量的 2/3~全量
60~80 岁	成人剂量的 3/4
80 岁以上	成人剂量的 1/2

（2）按小儿体重计算（式 4-3-1）：

$$小儿剂量 = \frac{成人每日（或每次）剂量 \times 小儿体重（kg）}{60（kg）} \qquad （式 4-3-1）$$

部分药品在药品说明书中已按体重(kg)注明小儿用药剂量,故只需将每日或每次的千克剂量乘以小儿体重的千克数,即可得出小儿的每日或每次剂量(式 4-3-2)。

$$每次(d)剂量=每次(d)药量/kg×小儿体重(kg) \qquad (式 4-3-2)$$

如已知小儿每千克体重的剂量,直接乘以小儿体重即得每次剂量或每日剂量。

注:此法较简便,但计算结果对婴幼儿可能略偏低,年长儿则偏高,故应视情况调整。

小儿体重计算法(式 4-3-3~式 4-3-5):

1)1~6 个月小儿体重(kg)= 3kg(初生时)体重+月龄×0.6 　　(式 4-3-3)

2)7~12 个月小儿体重(kg)= 3kg(初生时)体重+月龄×0.5 　　(式 4-3-4)

3)1 岁以上小儿体重(kg)= 2×年龄+7~12 个月小儿体重(kg)= 2×年龄+7~8

$$(式 4-3-5)$$

(3)按小儿体表面积(m²)计算(式 4-3-6~式 4-3-10):

$$小儿剂量=\frac{成人剂量}{1.73(m^2)}×小儿体表面积(m^2) \qquad (式 4-3-6)$$

注:用体表面积计算法,小儿用药剂量比较准确,但较麻烦,可用下面所附简易计算法算出体表面积,或经查表得知。

体表面积(m²)计算法:

$$体表面积(m^2)=\frac{4×体重(kg)+7}{体重(kg)+90} \qquad (式 4-3-7)$$

$$体表面积(m^2)= 0.0128×体重(kg)+0.0061×身长(cm)-0.1529$$

$$(式 4-3-8)$$

$$体表面积(m^2)= 0.035(m^2/kg)×体重(kg)+0.1(m^2) \qquad (式 4-3-9)$$

注:此公式限于体重在 30kg 以下小儿。

$$体表面积(m^2)=(年龄+5)×0.07 \qquad (式 4-3-10)$$

(4)体重与体表面积粗略估算法,见表 4-3-8:

表 4-3-8　体重与体表面积粗略估算表

体重(kg)	体表面积(m²)	体重(kg)	体表面积(m²)	体重(kg)	体表面积(m²)
3	0.21	8	0.42	16	0.70
4	0.25	9	0.46	18	0.75
5	0.29	10	0.49	20	0.80
6	0.33	12	0.56	25	0.90
7	0.39	14	0.62	30	1.10

2. 溶液浓度的计算及换算　溶液浓度的计算及换算是临床药物治疗工作中经常遇到的问题。因此，必须正确掌握溶液的稀释和混合等方面的计算方法。

（1）溶液浓度的表示方法及有关计算

1）百分浓度：百分浓度有 3 种表示方法，即：质量百分浓度、体积百分浓度、质量体积百分浓度。本章所指的百分浓度是指质量体积百分浓度。质量体积百分浓度，系指 100ml 溶液所含溶质的克数，以符号%（g/ml）或%（W/V）表示。该浓度表示法应用最为常见，溶液型制剂除另用符号标明者外，均指此表示方法符号表示。计算式如下：

$$\%(W/V) = \frac{溶质质量(g)}{溶液体积(ml)} \times 100\% \qquad （式4\text{-}3\text{-}11）$$

【例1】盐酸普鲁卡因注射液每支 10ml 中含盐酸普鲁卡因 0.2g，试用百分浓度表示该制剂规格。

解：由式 4-3-11 得：

$$盐酸普鲁卡因\% = \frac{溶质质量(g)}{溶液体积(ml)} \times 100\% = \frac{0.2}{10} \times 100\% = 2\%$$

即：该制剂的百分浓度规格为 2%×10ml。

【例2】某病人需静滴氯唑西林 1.5g，要用 0.9%氯化钠注射液配制成 2%溶液滴注，求滴注液体积。

解：　滴注液体积(ml) $= \dfrac{剂量(g)}{滴注液的百分浓度(\%)} = \dfrac{1.5g}{2\%} = 75(ml)$

即：滴注液的体积为 75ml。

2）毫摩尔浓度：毫摩尔浓度系指 1L 溶液中含溶质的毫摩尔数，以单位 mmol/L 表示。计算式如下：

$$mmol/L = \frac{W \times 1000}{M \times V} \qquad （式4\text{-}3\text{-}12）$$

$$mmol/L = \frac{W \times 1000}{M} \qquad （式4\text{-}3\text{-}13）$$

式中 mmol/L 为毫摩尔浓度；mmol 为毫摩尔数；W 表示溶质质量，以 g 为单位；M 表示摩尔质量（克分子量）；V 表示溶液的体积，以 L 为单位。

如果已知某物质的毫摩尔数（mmol），求其质量（W），则由式 4-3-13 得：

$$W = \frac{mmol \times M}{1000} \qquad （式4\text{-}3\text{-}14）$$

【例3】500ml 0.9%氯化钠注射液中含氯化钠 4.5g，求钠离子（Na^+）的 mmol、mmol/L。（已知 NaCl 分子量 = 58.45）

解：由题意已知 W = 4.5g；V = 500ml = 0.5L。由公式 4-3-12、式 4-3-13 分别得：

$$mmol = \frac{W \times 1000}{M} = \frac{4.5 \times 1000}{58.45} = 77.0(mmol)$$

$$mmol/L = \frac{4.5 \times 1000}{58.4 \times 0.5} = 154.0(mmol/L)$$

即:该注射液中的 Na^+ 是 77.0mmol 和 154.0mmol/L。

【例4】在 500ml 5%葡萄糖注射液中加入青霉素 320 万 U,给予某病人静滴,求该液体中钠离子(Na^+)的 mmol、mmol/L。(已知青霉素钠的分子量为 356.38;理论效价 1mg=1670U)

解:由题意已知 W=3 200 000/1670=1916mg=1.92g。由式 4-3-12、式 4-3-13 分别得:

$$mmol = \frac{W \times 1000}{M} = \frac{1.92 \times 1000}{356.38} = 5.39(mmol)$$

$$mmol/L = \frac{mmol}{V} = \frac{5.39}{0.5} = 10.78(mmol/L)$$

即:该液体中的 Na^+ 是 5.39mmol 和 10.78mmol/L。

【例5】试计算 2.5g 氯化钙的毫摩尔数为多少?($CaCl_2 \cdot 2H_2O$ 分子量为147)

解:由题意已知 W=2.5g。由式 4-3-14 得:

$$mmol = \frac{W \times 1000}{M} = \frac{2.5 \times 1000}{147} = 17.0(mmol)$$

即 2.5g 氯化钙为 17.0mmol。

【例6】某尿毒症病人,给予透析治疗,医师的处方要求如下:Na^+ 60mmol,K^+ 4mmol;Ca^{2+} 1mmol,Cl^- 46mmol,HCO_3^- 20mmol,甘露醇 180mmol,蒸馏水加到 1000ml。

根据以上各离子和药物的 mmol,求出有关药物的克数。

解:

处方分析:处方中碳酸氢根离子为 20mmol。常用药物是碳酸氢钠,则应取碳酸氢钠 20mmol。钠离子减去上述 20mmol 后还剩 40mmol,与钾离子(4mmol)和钙离子(1mmol)相加的总阳离子量为 45mmol,正好与氯离子量(46mmol)相当,故可选用氯化钠 40mmol,氯化钾 4mmol,氯化钙 1mmol。

把处方中的离子含量换算成相应的盐类后,得下列处方:氯化钠 40mmol,氯化钾 4mmol,氯化钙 1mmol,碳酸氢钠 20mmol,甘露醇 180mmol,蒸馏水加至 1000ml。

处方中各药物的分子量分别为:氯化钠(NaCl)= 58.45,氯化钾(KCl)= 74.55,氯化钙($CaCl_2 \cdot 2H_2O$)= 147,碳酸氢钠($NaHCO_3$)= 84,甘露醇

$(C_6H_{14}O_6)=182.17$。

根据式 4-3-14 计算各药物质量：

$$氯化钠=\frac{40\times58.45}{1000}=2.34(g)$$

$$氯化钾=\frac{4\times74.55}{1000}=0.30(g)$$

$$氯化钙=\frac{1\times147}{1000}=0.15(g)$$

$$碳酸氢钠=\frac{20\times84}{1000}=1.68(g)$$

$$甘露醇=\frac{180\times182.17}{1000}=32.79(g)$$

处方中各药物的克数如下：氯化钠 2.34g，氯化钾 0.30g，氯化钙 0.15g，碳酸氢钠 1.68g，甘露醇 32.79g，蒸馏水加至 1000ml。

3）比例浓度：比例浓度系以 1 份溶质质量（或体积）和溶液体积份数的比例式表示溶液浓度，常以 1：X 表示。在应用中求比例浓度的溶质质量（或体积）的计算式如下：

$$W=\frac{1}{X}\times V \qquad\qquad （式 4-3-15）$$

式中 W 表示溶质质量，以 g 为单位；X 表示比例浓度的溶液体积份数；V 表示欲配制溶液的体积，以 ml 为单位。

【例 7】欲配制 1：5000 高锰酸钾溶液 2000ml 洗胃，问应称取高锰酸钾多少克？

解：由题意已知 X＝5000；V＝2000ml。由式 4-3-15 得：

$$W=\frac{1}{X}\times V=\frac{1}{5000}\times2000=0.4(g)$$

即：称取 0.4g 高锰酸钾加入 2000ml 温开水中即可。

【例 8】800ml 氯己定溶液中含氯己定 2.0g，试问该溶液的比例浓度是多少？

解：由题意已知 V＝800ml；W＝2.0g。由式 4-3-15 变换得：

$$X=\frac{1}{W}\times V=\frac{1}{2.0}\times800=400$$

即：氯己定溶液的浓度为 1：400。

（2）不同浓度表示法之间的换算

1）百分浓度与毫摩尔浓度的换算：即％（g/ml）⇔mmol/L

$$mmol/L=\frac{\%(g/ml)10^6}{M} \qquad\qquad （式 4-3-16）$$

$$\%(g/ml)=\frac{mmol/L \times M}{10^6} \qquad (式4\text{-}3\text{-}17)$$

【例9】葡萄糖酸钙注射液中含钙离子（Ca^{2+}）为 223mmol/L，求该注射液含葡萄糖酸钙的百分浓度是多少？（已知 $C_{12}H_{22}O_{14}Ca \cdot H_2$ 的分子量为 448.40）

解：由式 4-3-17 得：

$$葡萄糖酸钙\% = \frac{mmol/L \times M}{10^6} = \frac{223 \times 448.4}{10^6} = 10\%$$

即：该注射液含 10% 葡萄糖酸钙。

【例10】0.9% 氯化钠注射液的毫摩尔浓度为多少？（已知 NaCl 的分子量为 58.45）

解：由公式（4-3-16）得：

$$mmol/L = \frac{\%(g/ml) \times 10^6}{M} = \frac{0.9\% \times 10^6}{58.45} = 154mmol/L$$

即 0.9% 氯化钠注射液毫摩尔浓度为 154mmol/L。

2）百分浓度与比例浓度的换算：即 $\%(g/ml) \Leftrightarrow 1:X$

$$1:X = 1:\frac{1}{\%(g/ml)} \qquad (式4\text{-}3\text{-}18)$$

$$\%(g/ml) = \frac{1}{X} \times 100\% \qquad (式4\text{-}3\text{-}19)$$

式中 X 表示比例浓度的溶液体积，以 ml 为单位。

【例11】将 0.02% 呋喃西林溶液换算成比例浓度表示。

解：由式 4-3-18 得：呋喃西林比例浓度 $= 1:\frac{1}{0.02\%} = 1:5000$

即：0.02% 呋喃西林溶液的比例浓度为 1:5000。

【例12】将 1:5000 高锰酸钾溶液换算成百分浓度表示。

解：由式 4-3-19 得：

$$高锰酸钾\% = \frac{1}{X \times 100\%} = \frac{1}{5000} \times 100\% = 0.02\%$$

即：1:5000 高锰酸钾溶液的百分浓度为 0.02%。

(3) 溶液的稀释与混合

1) 溶液的稀释：稀释系指浓溶液添加溶剂变成稀溶液的过程。溶液稀释时，体积变大，但其溶质的量始终保持不变。据此，可以得以下稀释公式：

$$C_I \cdot V_I = C_{II} \cdot V_{II} \qquad (式4\text{-}3\text{-}20)$$

式中 C_I 和 V_I 分别表示浓溶液的浓度和体积；C_{II} 和 V_{II} 分别表示稀溶液的浓度和体积。计算时应注意浓度表示法和体积单位的一致性。

【例13】配制 75%（ml/ml）乙醇溶液 1000ml，试问应取 95%（ml/ml）乙醇多

少毫升?

解:由题意已知 $CⅠ=95\%$; $CⅡ=75\%$; $VⅡ=1000ml$;求 $VⅠ$ 。

由式 4-3-2 得:

$$VⅠ=\frac{CⅡ×VⅡ}{CⅠ}=\frac{75\%×1000}{95\%}=789(ml)$$

即:应取 95%(ml/ml)乙醇溶液 789ml 加水稀释至 1000ml。

【例14】现有 35mmol/L 氯化钾注射液 10ml,能配 5mmol/L 氯化钾注射液多少 ml?

解:由题意已知 $CⅠ=35mmol/L$; $VⅠ=0.01L$; $CⅡ=5mmol/L$;求 $VⅡ$ 。由式 4-3-20 得:

$$VⅡ=\frac{CⅠ×VⅠ}{CⅡ}=\frac{35×0.01}{5}=0.07(L)=70(ml)$$

即:能配制 5mmol/L 氯化钾注射液 70ml。

2)溶液的混合:同种溶液而浓度不同的两份溶液混合后,溶质的量应等于混合前两份溶液的溶质之和。求算这类题目时,可以通过列方程式或应用"双叉法"解决,计算式如下:

$$\left\{\begin{array}{l}VⅠ+VⅡ=V\\CⅠ×VⅠ+CⅡ(V-VⅠ)=C×V\end{array}\right.\qquad(式4-3-21)$$

式中 $CⅠ$ 和 $VⅠ$ 为浓溶液的浓度和体积; $CⅡ$ 和 $VⅡ$ 分别表示稀释液的浓度和体积; C 和 V 分别表示混合后溶液的浓度和体积。

$$
\begin{array}{ccc}
CⅠ & (C-CⅡ) & VⅠ\\
\searrow & \nearrow\searrow & \nearrow\\
& CⅡ & × \\
\nearrow & \searrow\nearrow & \searrow\\
C & (CⅠ-CⅡ) & V
\end{array}
$$

式中各种符号的表示同方程式 4-3-21;此法称"双叉法",是交叉法的改进式;按右边的叉交叉相乘得计算式:

$$\left\{\begin{array}{l}VⅠ=\frac{(C-CⅡ)×V}{(CⅠ-CⅡ)}\\VⅡ=V-VⅠ\end{array}\right.\qquad(式4-3-22)$$

【例15】欲配制 25% 葡萄糖注射液 500ml,计算需 50% 和 5% 葡萄糖注射液各多少毫升?

解:方法(1)由方程式 4-3-21 得:

$$VⅠ+VⅡ=500$$

$$50\%×VⅠ+5\%(500-VⅠ)=25\%×500$$

所以:$(50\%-5\%)\times VⅠ=(25\%-5\%)\times500$

$$VⅠ=\frac{20\times500}{45}=222(ml)$$

$$VⅡ=500-222=278(ml)$$

方法(2):双叉法

```
        50      20      VI
          ↘   ↗   ↘   ↗
              5        ×
          ↗   ↘   ↗   ↘
        25      45      500
```

所以:$VⅠ=\dfrac{20\times500}{45}=222(ml)$

$$VⅡ=500-222=278(ml)$$

即:需取 50%葡萄糖注射液 222ml,5%葡萄糖注射液 278ml。

3. 水与电解质补充量的计算

体液是指分布在细胞内和细胞外的液体,其实质是电解质和非电解质的水溶液。体内电解质包括盐类、酸和碱,其中主要成分是无机盐;非电解质主要包括葡萄糖和尿素等。

正常人体液的含量、分布和组成都保持相对稳定,它对维持正常生理功能十分重要。某些疾病,如腹泻、呕吐、外伤、手术和环境变化等因素可引起水和电解质的代谢紊乱,而使体液的含量、分布和组成发生变化。如果这种变化很大,就会影响正常的生理功能,甚至危及生命。因此,纠正水与电解质平衡用药的计算是临床治疗必须掌握的基本功。

(1)补液量的估算

1)正常体液总量估算

$$BF(男性)=W\times0.60 \qquad (式4-3-23)$$

$$BF(女性)=W\times0.55 \qquad (式4-3-24)$$

$$BF(儿童)=W\times0.65 \qquad (式4-3-25)$$

$$BF(周岁婴儿)=W\times0.70 \qquad (式4-3-26)$$

$$BF(足月新生儿)=W\times0.80 \qquad (式4-3-27)$$

式中 BF 表示正常体液总量,以 L 为单位;W 表示体重,kg 为单位。

2)单纯脱水病人的补液计算:根据正常体液总量和血清钠离子浓度计算公式为:

$$每日补液量(L)=BF\times\frac{测得血清\,Na^+(mmol/L)-142}{142}\times K+推测继续丢失量+1.5$$

$$(式4-3-28)$$

式中 BF 为正常体液总量,以 L 为单位;142 为正常血清钠浓度,以 mmol/L 为单位;K 为推测累积丢失量的安全系数,一般为 1/2 或 1/3;1.5 为每日生理代谢需水量,以 L 为单位。

【例16】某女性病人,体重为 60kg,测得血清钠浓度为 150mmol/L,推测继续丢失量为 1.2L,K 取 1/2,求每日补液量。

解:由式 4-3-24、式 4-3-28 得:

$$每日补液量(L) = 60 \times 0.55 \times \frac{150-142}{142} \times \frac{1}{2} + 1.2 + 1.5 = 3.63(L)$$

即:该病人每日补液量约 3630ml 左右。

3)烧伤病人补液量计算

方法 1:

$$补液总量(ml) = 胶体液 + 电解质液 + 基础水分 \qquad (式4-3-29)$$

$$胶体液(ml) = 烧伤面积(\%) \times 体重(kg) \qquad (式4-3-30)$$

$$电解质液(ml) = 烧伤面积(\%) \times 体重(kg) \times 1.0 \qquad (式4-3-31)$$

基础水分(ml) = 2000ml(儿童按 70~100ml/kg、婴儿按 100~150ml/kg 计算)

注:①第 1 个 24 小时用全量,其中胶体液和电解质液的半量最好在伤后 8 小时内输完,水分则每 8 小时各输 1/3;②第 2 个 24 小时基础水分用量不变,胶体及电解质溶液均为第 1 个 24 小时的半量;③第 3 个 24 小时补液方法视病情而定。一般烧伤总面积<50%的,不必再进行补液治疗,>50%的可给相当于第 1 个 24 小时的 1/4 量的胶体液和电解质液;④胶体液指全血、血浆、白蛋白、右旋糖酐-40 或 70、血浆代用品;电解质溶液指等渗盐水、葡萄糖盐水、平衡溶液、碳酸氢钠溶液及乳酸钠溶液等;基础水分指 5% 或 10% 葡萄糖注射液。

上述补液方法,只能作为初步估计。每个病人对补液的需求是不同的,应根据临床和实验室检查的各项监测指标进行调整。

方法 2(成人简化公式):

$$第 1 个 24 小时:输液总量 = 烧伤面积 \times 100 \qquad (式4-3-32)$$

输液总量扣除基础水分量 2000ml 后,余量的 1/3 补充胶体液,2/3 补充电解质液。

第 2 个 24 小时:基础水分用量不变,胶体液和电解质液均为第 1 个 24 小时半量。

【例17】某烧伤病人,70kg,烧伤面积 40%(Ⅱ度),求第 1 个 24 小时应补液多少?

解:按公式(4-3-29)、(4-3-30)、(4-3-31)计算

$$胶体液 = 40×70 = 2800(ml)$$

$$电解质液 = 40×70×1.0 = 2800(ml)$$

$$基础水分 = 2000(ml)$$

即:该病人第 1 个 24 小时应给予胶体液 2800ml,电解质液 2800ml,5% 葡萄糖注射液 2000ml,补液总量为 7600ml。

4)扩容时,右旋糖酐-40 用量估算

$$血容量缺少量(ml) = 正常血容量 - \frac{正常血容量 × 正常 HCT}{实测 HCT}$$

$$(式 4-3-33)$$

$$右旋糖酐-40 用量(ml) = \frac{血容量缺少量}{1.5} \qquad (式 4-3-34)$$

注:①HCT:为红细胞比容,正常值以 42% 计算;②正常血容量(ml) = 体重(g)×R,式中 R 正常男性为 7%,肌肉发达男性为 7.5%,过肥胖男性为 6%,女性一般为 6.5%。

【例18】某肥胖男性病人,体重 50kg,HCT 为 56%,求需要用右旋糖酐-40 多少毫升?

解:正常血容量 = 50 000×6% = 3000(ml)

根据式 4-3-33 和式 4-3-34 得:

$$血容量缺少量(ml) = 3000 - \frac{3000×0.42}{0.56} = 750(ml)$$

$$右旋糖酐-40 用量(ml) = \frac{750}{1.5} = 500(ml)$$

即:需用右旋糖酐-40 500ml。

(2)电解质补充量的估算

1)代谢性酸中毒补碱量计算:代谢性酸中毒是比较常见的临床综合征,可见于多种临床情况,休克、酮症、尿毒症、严重腹泻、某些肾小管疾病、水杨酸中毒、甲醇中毒、乙醇中毒、氯化铵摄入过多、静脉内高营养摄入过量等均可能诱发此征。代谢性酸中毒时,若 CO_2CP 在 34(Vol)% 或 15mmol/L 以下,可按公式计算出补碱量。为避免因剂量过大造成碱血症,一般先补给总量的 1/3 ~ 1/2,然后再根据血气分析结果酌量补加。

拮抗酸中毒的碱性药物常用的有 5% 碳酸氢钠注射液,11.2% 乳酸钠注射液,7.28% 氨基丁三醇(THAM)注射液。

5% 碳酸氢钠用量的计算:

$$5\% 碳酸氢钠用量(ml) = [正常 CO_2CP - 实测 CO_2CP(mmol/L)]×0.42×W$$

$$(式 4-3-35)$$

或5%碳酸氢钠用量(ml)$= \dfrac{\text{正常 } CO_2CP - \text{实测 } CO_2CP(Vol\%)}{2.24} \times 0.42 \times W$

$$（式4-3-36）$$

注：①正常 CO_2CP 以22mmol/L 或50Vol%计；②CO_2CP 毫摩尔浓度与容积百分比浓度之间的换算式为：$mmol/L = \dfrac{Vol\%}{2.24}$；③W 表示体重，以 kg 为单位。

【例19】某酸中毒病人，体重50kg，测得 CO_2CP 为 13mmol/L，需补5%碳酸氢钠注射液多少毫升？

解：按式4-3-35得： $(22-13) \times 0.42 \times 50 = 189(ml)$

即：需补5%碳酸氢钠注射液189ml。

11.2%乳酸钠用量的计算：

11.2%乳酸钠用量(ml)$= [\text{正常 } CO_2CP - \text{实测 } CO_2CP(mmol/L)] \times 0.25 \times W$

$$（式4-3-37）$$

或：11.2%乳酸钠用量(ml)$= \dfrac{\text{正常 } CO_2CP - \text{实测 } CO_2CP(Vol\%)}{2.24} \times 0.25 \times W$

$$（式4-3-38）$$

【例20】某酸中毒病人，体重50kg，测得 CO_2CP 为 30 Vol%，需补充 11.2% 乳酸钠注射液多少毫升？

解：由式4-3-38得：

$\qquad$ 11.2%乳酸钠量(ml)$= (50-30) \times 0.25 \times 50 \div 2.24 = 112(ml)$

即：需补充 11.2%乳酸钠注射液112ml。

注：用时必须以 5%或 10%葡萄糖注射液稀释成 1/6M，即 1.87%等渗浓度静滴。

7.28%THAM 用量的计算：

7.28%THAM 用量(ml)$= [\text{正常 } CO_2CP - \text{实测 } CO_2CP(mmol/L)] \times 0.42 \times W$

$$（式4-3-39）$$

或：7.28%THAM 量(ml)$= \dfrac{\text{正常 } CO_2CP - \text{实测 } CO_2CP(Vol\%)}{2.24} \times 0.42 \times W$

$$（式4-3-40）$$

【例21】某酸中毒病人，60kg，测得 CO_2CP 为 12mmol/L，但该病人忌用钠盐，计算应补充 7.28%THAM 多少毫升？

解：由式4-3-39得：

$\qquad$ 7.28%THAM 量(ml)$= (22-12) \times 0.42 \times 60 = 252(ml)$

即：应补充 7.28%THAM 注射液252ml。

注：①1ml 7.28% THAM 与 0.6mmol THAM 相当；②7.28% THAM 应以等量

的 5% 或 10% 葡萄糖注射液稀释成 3.64% 等渗浓度静滴,但限制水分的病人可直接静滴 7.28% 溶液。

2)代谢性碱中毒的补酸量计算

$$2\%\text{氯化铵用量}(ml)=[\text{实测 }CO_2CP-60(Vol\%)]\times W \quad (\text{式 }4\text{-}3\text{-}41)$$

或:$2\%\text{氯化铵用量}(ml)=[\text{实测 }CO_2CP-26.8(mmol/L)]\times2.24\times W$

$$(\text{式 }4\text{-}3\text{-}42)$$

【例 22】某代谢性碱中毒病人,60kg,测得血清 CO_2CP 为 90Vol%,求需补 2% 氯化铵注射液多少毫升?

解:由式 4-3-41 得:

$$2\%\text{氯化铵用量}(ml)=(90-60)\times60=1800ml$$

即:需用 2% 氯化铵 1800ml。

注:①用时需用 5% 葡萄糖注射液稀释成 0.9% 的等渗溶液;②开始先给计算量的 1/3~1/2,3~4 小时滴完。然后再根据血气分析结果及临床表现,决定是否继续应用。

缺钠时补给量的计算:

$$\text{补氯化钠量}(g)=BF\times(142-\text{测得血清 }Na^+mmol/L)\times0.058\,45$$
$$=W\times0.6\times(142-\text{测得血清 }Na^+mmol/L)\times0.058\,45$$

$$(\text{式 }4\text{-}3\text{-}43)$$

式中 BF 为正常体液总量,0.6 不是特定系数,不同人群其 BF 值的计算可由式 4-3-23 至式 4-3-27 求算。

【例 23】某女性病人,体重 55kg,测得血清 Na^+ 为 120mmol/L,应补氯化钠多少克? 合 0.9% 氯化钠注射液多少毫升?

解:由公式(4-3-42)得:

$$\text{补氯化钠量}(g)=55\times0.55\times(142-120)\times0.058\,45=38.9(g)$$

$$\text{合 }0.9\%\text{氯化钠注射液量}(ml)=\frac{38.9}{0.9\%}=4322(ml)$$

即:应补氯化钠 38.9g,折合 0.9% 氯化钠注射液 4322ml。

缺钾时补钾量的计算:

$$\text{补氯化钾量}(g)=(5-\text{血清 }K^+mmol/L)\times W\times0.0149 \quad (\text{式 }4\text{-}3\text{-}44)$$

【例 24】某男性病人,体重 75kg,测得血清 K^+ 为 3.0mmol/L,应补 10% 氯化钾注射液多少毫升?

解:由式 4-3-44 得:

$$\text{补氯化钾量}(g)=(5-3.0)\times75\times0.0149=2.235g$$

$$\text{合 }10\%\text{氯化钾注射液量}(ml)=\frac{2.235}{10\%}=22.35(ml)$$

即：应补充氯化钾 2.235g，折合 10% 氯化钾注射液 22.35ml。

注：①使用时应用 5% 葡萄糖注射液稀释成 0.2% 或 0.3% 溶液静滴；②补钾剂量、浓度和速度应根据病情和血钾浓度及心电图改善情况等而定。

3）缺磷时补磷量的计算

$$补磷量(mg) = [1.29-测得血磷浓度(mmol/L)] \times 6.2 \times W \quad （式 4-3-45）$$

$$或：补磷量(mg) = [4-测得血磷浓度(ml/dl)] \times 10 \times 0.2 \times W \quad （式 4-3-46）$$

【例25】某病人，60kg，测得血磷为 1mg/dl，应补磷酸钾注射液（含磷 93mg/ml）多少毫升？

解：由式 4-3-46 得：

$$补磷量(mg) = (4-1) \times 10 \times 0.2 \times 60 = 360(mg)$$

$$合磷酸钾注射液(ml) = \frac{360}{93} = 3.9(ml)$$

即：应补充磷 360mg，折合磷酸钾注射液 3.9ml。

4. 输液速度和时间的计算

（1）输液速度的计算

$$输液速度(ml/min) = \frac{要求输注剂量(mg/min)}{输注药物浓度(mg/ml)} 或 = \frac{液体(ml)}{标示输液时间(min)}$$

$$（式 4-3-47）$$

【例26】将硝普钠 20mg 加入 500ml 5% 葡萄糖注射液中静滴，要求硝普钠的静滴注射量为 0.08mg/min，求滴速。

解：由公式（4-3-47）得：

$$滴速 = \frac{0.08(mg/min)}{20(mg)/500(ml)} = \frac{0.08(mg/min)}{0.04(mg/ml)} = 2.0(ml/min)$$

即：该输液的滴注速度为 2.0ml/min。

【例27】医师要求 12 小时内滴完 1000ml 含硝酸甘油的葡萄糖注射液，求滴速。

解：由式 4-3-47 得：

$$滴速 = \frac{1000(ml)}{12 \times 60(min)} = 1.4(ml/min)$$

即：该输液的滴速为 1.4ml/min。

$$输液速度(滴/min) = \frac{液体总量(ml) \times 静滴系数}{要求输液时间(min)} \quad （式 4-3-48）$$

注：静滴系数=滴数/ml，此值应视输液器的类型及输液的黏稠性而定。对一般输液而言，乳胶管玻璃莫菲滴管输液器按 15 滴/ml 计，一次性输液器按 20 滴/ml 计。

【例28】给某高血压病人用一次性输液器静滴硝普钠 60mg+5% 葡萄糖注射

液 1000ml。要求初始速度为 240μg/min，5 分钟后减至 180μg/min。求初始和 180μg/min 时的滴速。

解：先求出每毫升输液中所含硝普钠的微克数：

$$\frac{60 \times 1000(\mu g)}{1000(ml)} = 60(\mu g/ml)$$

代入式 4-3-48 得：

$$240\mu g/min \text{ 时的滴速} = \frac{240(\mu g/min)}{60(\mu g/ml)} \times 20 = 80(\text{滴}/min)$$

$$180\mu g/min \text{ 时的滴速} = \frac{180(\mu g/min)}{60(\mu g/ml)} \times 20 = 60(\text{滴}/min)$$

即：初始时的滴速为 80/min，180μg/min 时的滴速为 60/min。

（2）输液时间的计算

$$\text{输液时间}(min) = \frac{\text{液体总量}(ml) \times \text{静滴系数}}{\text{要求输注滴数}(\text{滴}/min)} \qquad (\text{式 4-3-49})$$

每小时输液量的计算：每小时输液量(ml) = 每分钟输液滴数 × $\dfrac{60}{\text{静滴系数}}$

$$\qquad (\text{式 4-3-50})$$

【例 29】以一次性输液器给某病人以 250 滴/min 的速度输注 20% 甘露醇注射液 250ml，求输注时间。

解：由式 4-3-49 得：

$$\text{输液时间}(min) = \frac{250(ml) \times 20(\text{滴}/ml)}{250 \text{ 滴}/min} = 20(min)$$

即：输注时间为 20min。

【例 30】以一次性输液器给某病人以 80 滴/min 的速度静滴 10% 葡萄糖注射液 500ml，求每小时输注多少毫升？

解：由式 4-3-50 得：

$$\text{每小时输液量}(ml) = 80 \times \frac{60}{20} = 240(ml)$$

即：每小时输注 240ml

5. 微量输液泵应用的计算

（1）泵注浓度的计算

$$\text{泵注浓度}(mg/ml) = \frac{\text{药量}(mg)}{\text{药液体积}(ml) + \text{稀释液体积}(ml)} \qquad (\text{式 4-3-51})$$

注：如浓度以 μg/ml 计算，则需再乘以 1000。以下公式同。

每小时所需药量的计算：

$$每小时所需药量（mg）=医嘱泵注剂量（mg/min）×60（min）$$

（式 4-3-52）

（2）泵注速度的计算

$$泵注速度（ml/h）=\frac{每小时所需药量（mg）}{泵注浓度（mg/ml）}×h^{-1}$$ （式 4-3-53）

【例31】医师给某病人处方利多卡因注射液 100mg×5 支,每支 5ml,加 5% 葡萄糖注射液 25ml 稀释,医嘱泵注剂量为 2mg/min。求利多卡因泵注浓度、每小时所需利多卡因量以及利多卡因泵注速度。

解:由式 4-3-51 得:

$$利多卡因泵注浓度（mg/ml）=\frac{500（mg）}{5（ml）×5+25（ml）}=10（mg/ml）$$

即:利多卡因泵注浓度为 10mg/ml。

解:由式 4-3-52 得:

$$每小时所需利多卡因量（mg）=2（mg/min）×60（min）=120（mg）$$

即:每小时所需利多卡因量为 120mg。

解:由式 4-3-53 得:

$$利多卡因泵注速度（ml/h）=\frac{120（mg）}{10（mg/ml）}×h^{-1}=12（ml/h）$$

即:利多卡因泵注速度为 12ml/h。

6. 医院临床肠外营养计算方法 肠外营养现在已成为美国当前医院临床最重要的治疗手段之一,尤其对重病病人及不能进食的病人显得尤为重要。无论对一般病人还是对危重病人,肠外营养都能起到积极治疗的作用。

（1）肠外营养总量——蛋白质类

1）蛋白质热能需求:计算住院病人能量需求,是基于非蛋白质的 24 小时基础代谢消耗热能,因此,计算组织结合和分解,常用于计算氨基酸（蛋白质）的需求。

基本能量消耗（BEE）法哈里撕-本尼迪克特方程式是从测量 200 多位病人基本能量消耗原始公式推算出的。男性 BEE = 66+13.8×体重（kg）+5×身高（cm）-6.8×年龄（岁）;女性 BEE = 65.5+9.6×体重（kg）+1.8×身高（cm）-4.7×年龄（岁）;计算住院病人非蛋白质热能需求,可以从此公式（1.2-1.5×BEE）得到。

诺莫图法 25~35kcal/（kg·d）。

间接热能测定法:热量需求能从氧的消耗和二氧化碳产生中间接测定,这种测定热量需求的办法,最适用于重病人（如多处外伤、严重败血症等）。

2）蛋白质需求

诺莫图法男性:体重(LBW)=50kg+2.3kg×(超过 5 英尺的英寸数);女性:体重(LBW)=45kg+2.3kg×(超过 5 英尺的英寸数)。

氮(N)平衡法:

收集 24 小时的尿,测定尿液中尿素氮含量。

在尿素氮中增加 3.5g 常数值,抵补其他排泄组织和器官损失的氮(如消化道、皮肤)。

测定氮平衡用以下公式:

氮平衡=氮摄入(超过 24 小时)-氮排泄(超过 24 小时)

基于 24 小时氮平衡计算需要量应为 4~6g。蛋白质需求可由以下公式(氮值乘以蛋白质换算系数得到):

蛋白质=氮值×6.25[*]

([*]基于蛋白质大约含氮 16%的基础上,推算出的当量换算系数。)

例如:一病人给予 4.25%氨基酸(6.7gN/L)和注入 25%葡萄糖液,80ml/h,在 24 小时中可产生的尿素氮 10g。

氮平衡=摄入氮-排泄氮=12.9g(此数值的计算过程应列出)-(10g+3.5g)=-0.6g

为达 24 小时时 4~6g 氮平衡,病人需要补加大约 3.5~5.5g 的氮。

自病人确诊需肠外营养后,一般需非肠道热能 80ml/h,增加 6%氨基酸的摄入量是合适的。因此,6%氨基酸(9.4gN/L)和 25%葡萄糖处方在 80ml/h 滴速时应提供 18g 氮,将使病人处于 4.5g 氮平衡。

18g 氮需求量能转换蛋白质的克数(18g×6.25=112.5g 蛋白质)。

(2)肠外营养总量——葡萄糖类

处方:在肠外营养中,所有非蛋白质热能,由葡萄糖和电解质、维生素及微量元素构成。需求非蛋白质热能(NPC)与氮(N)最理想的效率比例为 NPC:N=(100~200):1。处方中氮的数量可根据不同氨基酸及工厂产品的情况稍微改变。具体举例如下:

处方 1:4.25%氨基酸、25%葡萄糖、电解质和维生素;该处方中葡萄糖提供 850kcal/L,6.7gN/L(结晶氨基酸),N:NPC 为 1:127。

处方 2:5%氨基酸、25%葡萄糖、电解质和维生素;该处方中葡萄糖提供 850kcal/L,7.86gN/L(结晶氨基酸),N:NPC 为 1:108。

处方 3:6%氨基酸、28%葡萄糖、电解质和维生素;该处方中葡糖糖提供 850kcal/L,9.49gN/L(结晶氨基酸),N:NPC 为 1:101。

葡萄糖溶液提供的热能(含水葡萄糖)为 3.4kcal/g 葡萄糖,在病人接受葡萄糖类营养后,给予脂类是为补充基本脂肪酸,一次剂量为 250ml(20%),一周 2~3 次。

用法:在肠外营养的应用中,当溶液的溶质浓度超过 2000ml/L,葡萄糖类营养必须通过中央静脉提供。肠外营养液中(葡萄糖类)最初给药要缓慢增加速率,最初 50ml/h,如果血糖<200mg/dl,增加 25ml/6h 直到所需要的滴速;如血糖维持在 200mg/dl 以上,应定时给予胰岛素维持血糖<200mg/dl。若停止用药,应需数小时甚至更长时间逐渐停用。按 25ml/2h 滴速减量,直达 50ml/h。对上述减滴速不适的病人,可每按 25ml/4h 滴速减量。

葡萄糖类营养在肾、肝脏衰竭病人的特殊给药:

1)肾衰竭病人:①这类病人不能承受高氨基酸浓度。因此,处方的组成应是低氨基酸浓度和高葡萄糖浓度。提供氮与非蛋白热能比大约为 1∶500,2.125%氨基酸、4.7%葡萄糖糖、电解质和维生素。在此处方提供:1598kcal 葡萄糖热量/L、3.35gN/L(结晶氨基酸)、N∶NPC 为 1∶477。②常检查病人血糖。③该处方满足病人热能需求,但不能满足病人蛋白质需求。④该处方应每周对病人进行铁传递蛋白水平标准检测。⑤葡萄糖类营养标准处方为 4.25%氨基酸、25%葡萄糖。通常被用于常规做透析,且在透析后血尿素氮浓度<100mg/L 的肾衰竭病人(每周三次)。

2)肝脏衰竭病人:①患严重肝衰竭的病人,最初应使用低氨基酸浓度营养(2.125%氨基酸、25%葡糖糖、电解质和维生素)。此处方提供:850kcal 葡萄糖热能/L、3.35gN/L(结晶氨基酸)、N∶NPC 比例为 1∶254。②最初疗法,50ml/h,并增加 25ml/d,最终达到以下耐受量:氮耐量、液体平衡和非蛋白质热能需求。如果肠外营养液提供的热能能满足病人的需要,但不满足病人蛋白质需要,应履行以下处方:增加氨基酸浓度,每天按 0.5%增量,直达到蛋白需求量,或病人能耐受的氨基酸浓度。③复方氨基酸的应用。如果该肠外营养液处方对某些严重肝衰竭病人无效,或不适合应用,可考虑病人使用复方氨基酸注射液。复方氨基酸注射液含有高浓度支链氨基酸和低浓度芳香族硫氨基酸。具体举例如下:

处方:4.0%氨基酸(复方氨基酸注射液)、25%葡萄糖、电解质和维生素。该处方提供:850kcal 葡萄糖热量/L、6gN/L、N∶NPC 为 1∶142。最初疗法 50ml/h,并且每日增加 25ml 直到病人能承受的量为止。注意 N 耐受量、液体平衡、非蛋白热能及蛋白质需求。

(3)肠外营养总量——脂类

1)通过中央静脉提供脂类营养

处方:①在肠外营养液通过中央静脉提供脂类营养,脂类可与葡萄糖(>10%)、氨基酸、电解质、维生素及微量元素联合供给。②氨基酸最适宜利用需求为非蛋白热能与 N 的比例为(100~200)∶1。具体举例如下:

处方:脂肪乳 20%(500ml),2000ml(4.25%氨基酸、15%葡萄糖、电解质及维生素)。该处方提供:13.4gN(结晶氨基酸)、2530kcal 非蛋白质热能(脂肪和葡萄糖)、N：NPC 为 1：150,肠外营养液总量为 2500ml。

脂类营养剂量:脂类热能不能超过总热能的 60%,提供成人脂肪热能最高量为 2.5g 脂肪/(kg·d),(500ml20%脂肪乳剂含 100g 脂肪)。氨基酸、葡萄糖溶液应与脂类同时应用,适当检查血清三酰甘油(TCG)。

在肠外营养液或葡萄糖营养治疗过程中发生脂肪肝的病人,复杂的外伤病人,在葡萄糖类营养治疗过程中血糖不能得到适当控制的病人,都不适合通过中央静脉提供脂类营养。

2)通过周围静脉提供脂类营养

处方:①在肠外营养液中 NPC 部分,主要由脂类营养提供,葡萄糖浓度不能超过 10%。②由于 10% 葡萄糖的摩尔渗透压浓度(osmolarity)大约为 505mOsmol/L,需保持葡萄糖浓度在 5%才符合临床要求。③需求 NPC 对氮的最理想比例是 100~200NPC：1gN。具体举例如下:

处方:脂肪乳 20%(500ml),2000ml(4.25%氨基酸、5%葡萄糖、电解质及维生素)。该处方提供:13.4gN(结晶氨基酸)、1340kcal 非蛋白质热能(类似葡萄糖)、N：NPC 为 1：100,肠外营养液总量为 2500ml。

剂量与中央静脉提供脂类营养相同。

用法除了通过周围静脉提供热能,一切与中央静脉提供热能相同。

(4)肠外营养液推荐检测参数

每日监测:钾、钠、氯、体重(如需要)、血糖、二氧化碳含量。每周监测:前白蛋白、白蛋白、转铁球蛋白、24 小时尿素氮、肌酐、LFT's、血清三酰甘油、钙、铁、磷、镁。若病人代谢状况稳定,营养参数正在改善,每周尿素氮可不必检测。若出现异常时,应每周 2 次检测血中钙、镁和磷的含量。

四、培训考核

PIVAS 工作人员规范化培训的考核方法主要有专业理论知识、单项操作技能、综合能力考核等,可根据对 PIVAS 员工所制订的规范化培训计划 1~3 个月进行一次考核,考核结束后对考核结果进行总结分析,并做相应的调整。

PIVAS 实行层级管理来体现专业技术人员能力,一般分为四级 N1(工作年限≤2 年)、N2(工作年限 2~5 年)、N3(工作年限 5~10 年)、N4(工作年限>10 年),在综合能力考核时根据各层级能力,设置特定考核标准进行。

(一)理论考核

根据原卫生部要求,"三基"培训为全员培训,各级医疗卫生技术人员均应参加,"三基"考核必须人人达标,成立考核小组,制订出本科室、本专业的培训计划、内容和考核目标,考核分二级进行,即院级培训与考核和科室培训与考核。院级培训需将培训日期、授课题目、主讲人记入培训档案,每年不得少于 10 次,每年进行 1 次理论及操作考核,理论考核实行网上培训平台答题形式,分层级进行考核,如考核不合格,可给予 1 次补考机会;院级操作考核由医院护理部成立的考核小组进行监考,如为层级晋升工作人员,还需进行综合能力考核,年最终考核成绩纳入年终绩效。

科室理论培训考核也是按层级进行,N1 工作人员每月进行 1 次理论考核,N2 工作人员每两月进行 1 次理论考核,N3、N4 工作人员每季度进行 1 次理论考核。

基本理论主要参考护理及药学专业学科,包括《人体解剖学》《生理学》《病理学》《护理学基础》《内科护理学》《外科护理学》《妇科护理学》《儿科护理学》《急救护理学》《健康评估》《有机化学》《微生物学》《药物化学》《药剂学》《药理学》《药物分析学》《药事管理学》《临床医学概论》。基本知识主要依据于专科书籍,《全国静脉用药集中调配工作模式与验收管理培训教材》(科学技术文献出版社出版)、《静脉用药集中调配基础知识问答》(人民卫生出版社出版)、《静脉用药调配中心(室)教程》(复旦大学出版社出版)、《静脉药物配置中心临床服务与疑难精解》(人民卫生出版社出版)、《静脉用药调配中心与静脉用药治疗》(人民卫生出版社出版)。

考核题型包括名词解释(每题 3 分、共 9 分)、单选题(每题 2 分、共 40 分)、多选题(每题 3 分、共 15 分)、填空题(每题 1 分、共 10 题)、简答题(每题 8 分、共 16 分)、简述题(10 分)。考核侧重点主要围绕基础知识、药理知识、法律法规知识、标准操作流程、环境及人员建设、核心制度六大知识点。各知识点所占比例分别为 60%、10%、5%、10%、5%、10%。理论考核试题可用相应的题库软件按照知识点比例进行组卷,成绩记入培训档案,考核小组定期对培训考核成绩进行分析,针对薄弱环节,加强培训。

(二)单项技能考核

PIVAS 工作流程复杂、环节繁多,操作技能要求高,涉及的工作人员也较复杂,《静脉用药集中调配质量管理规范》要求从事静脉用药集中调配工作的药学专业技术人员,必须接受岗位专业知识培训并经考核合格才可上岗,并定期接受药学专业继续教育。根据不同工作环节及岗位性质制定以下基本技能考核标准供大家参考,见表 4-3-9~4-3-16。

(三)综合能力考核

PIVAS 的工作环节较多,在流程中工作具备连续性,往往一人需承担多个岗位及多工种的工作,因此需要员工根据入职年限及培训要求进行不同层级的综合能力考核,以便确定其胜任的岗位,保证 PIVAS 不同流程环节的工作质量。以下为制定的不同能级的综合能力考核标准,供 PIVAS 针对不同入职年限的员工进行能级考核参考,见表 4-3-17~4-3-19。

姓名：　　　　　　　　　　　　　　　　日期：　　　　　　　　　　成绩：

监考人：

表 4-3-9　审核处方技能考核标准（满分 100 分）

考核项目	考核内容	岗位考核操作要点	分值	评分标准
审核处方操作流程（100分）（限时10分钟）	环境准备	1. 非洁净控制区。 2. 环境安静、整齐、宽敞明亮。	5	每少一项扣 1 分
	用物准备	操作用物： 1. 电脑　　　　　1 台 2. 斑马打印机　　1 台 3. 普通打印机　　1 个 4. 标签纸　　　　数据 5. 碳带　　　　　数卷 6. 标签格　　　　数个 7. 纸屑桶　　　　1 个 8.《PIVAS 审方责任追溯表》 9.《PIVAS 工业化生产不需调配类药品与现用现配药品数目登记表》　1 张 10.《PIVAS 第 5,6 批次药品数目登记表》1 张 11. 笔　　　　　　1 支 12. 75% 乙醇　　　1 瓶 13. 棉签　　　　　1 包 14. 医疗垃圾桶　　1 个	5	每少一项扣 0.5 分
	人员准备	1. 仪表端正。 2. 衣帽整洁。 3. 无长指甲。 4. 无饰品。 5. 双人、一岗双责。	5	一项不符扣 1 分

续表

考核项目	考核内容	岗位考核操作要点	分值	评分标准
审核处方操作流程（100分）（限时10分钟）	审核处方	1. 查询医嘱信息。 2. 确认其正确性、合理性和完整性。 3. 重点审核内容： （1）溶媒种类与体积。 （2）给药频次。 （3）药物相互作用。 （4）儿科年龄及体重。 （5）给药途径。 （6）给药浓度。 （7）用法用量。 （8）配伍禁忌。 （9）用药时间。 （10）重复给药。	10	每少一项扣1分
	不合理医嘱反馈	1. 与病区护士、医师进行反馈与沟通。 2. 一组处方存在两处或多处不合理与沟通。 3. 沟通的技巧与方法适宜。 4. 不合理医嘱有登记。	10	每少一项扣2.5分

续表

考核项目	考核内容	岗位考核操作要点	分值	评分标准
审核处方操作流程（100分）（限时10分钟）	审核处方	输液标签（处方）打印	1. 打印顺序依次为：上午用药、工业化生产不需调配类药品、下午及夜间用药。 2. 打印输液标签时登记工业化生产不需调配类药品数量、下午及夜间用药数量。 3. 输液标签打印完毕及时关闭操作页面，以免重复操作。 4. 完成打印的科室在责任追溯表上打钩并签名。 5. 每天打印完毕输液标签（处方）后对环境及用物进行清洁保养、检测各类机器性能。	20	一项不符扣4分
	分配输液顺序	分配原则	1. 工业化生产不需调配类药品放置零批次。 2. 抗生素、治疗药物、引导液、止血药等放在第一批次。 3. 危害药品、二联抗生素放在第二批次。 4. 没有特殊要求的续液、肠外营养等药物放在第三批次。 5. 大剂量危害药品、临时肠外营养液放在第四批次。 6. 下午用药放在第五批次。 7. 夜间用药放在第六批次。	15	每放错一种扣2分
		分配药品品种	1. 工业化生产不需调配类药品：儿科/妇科、肿瘤科/血液科、内科、外科。 2. 高警示类药品： 14.点用药、现用现配药品、极化液、肠外营养液、小剂量危害药品、大剂量危害药品。	15	每放错一种扣4分

126

续表

考核项目	考核内容	岗位考核操作要点	分值	评分标准
审核处方操作流程（100分）（限时10分钟）	分配药品品种	3. 单用药品： 免疫制剂、质子泵抑制剂、祛痰平喘剂、心脑血管用药、冷藏药、保肝药、其他。 4. 抗生素药品： 青霉素、头孢菌素类、外科β内酰胺类-β内酰胺酶抑制剂及其复方制剂、其他类（喹诺酮类、氨基苷类、抗真菌类、抗病毒类等）。	15	每放错一种扣4分
审核处方操作流程（40分）	各专业分配输液顺序原则 考核问题	1. 心内科分配输液顺序原则：抗心绞痛的药物如硝酸酯类放第一批次。 2. 神经内科分配输液顺序原则：中枢兴奋剂、甘露醇放置于第一批次，因甘露醇需要快速静注，所以不计算溶媒量。 3. 呼吸内科分配输液顺序原则：联合使用抗生素时要注意前后顺序，如先用杀菌剂再用抑菌剂，以达到最佳联合治疗效果。 4. 外科分配输液顺序原则：分配时遵循补液原则：先盐后糖，先晶后胶，先快后慢，补钾时钾的浓度不超过溶媒的3‰；神经外科甘露醇用量多，此药品需要快速静注，不计算溶媒量。 5. 儿科分配输液顺序原则：儿科在输液时多选择使用输液微量泵，一般设置30ml/h，分配输液顺序时第一批次为50ml。 6. 肿瘤科分配输液顺序原则：严格按病人化疗方案安排输液顺序，注意引导液、化疗药增效剂、止吐剂、解毒剂等药物的使用顺序。	15	每少一项扣2.5分

表 4-3-10　摆药技能考核标准（满分 100 分）

姓名：　　　　　　监考人：　　　　　　　　　　　日期：　　　　　　　　　　成绩：

考核项目	考核内容	岗位考核操作要点		分值	评分标准
摆药操作流程（100分）（限时10分钟）	环境准备	环境安静、整齐、宽敞明亮。		5	每少一项扣 2 分
	用物准备	个人防护用物：			
		1. 一次性手套	2 副		
		2. 手消毒液	1 瓶		
		3. 一次性口罩	2 个		
		4. 危害药品小量/大量溢出包	各 1 个		
		操作用物：			
	准备工作	1. 西林瓶盘	数个		
		2. 安瓿插架	数个		
		3. 药盒	数个		
		4. 遮光袋	数个		
		5. 新批号药品标识牌	数个		
		6. 摆药车	数辆		
		7. 75%乙醇	1 瓶		
		8. 纱布	数块		
		9. 《PIVAS 日发药统计单》		10	每少一种扣 0.5 分
		10. 笔	1 支		
		11. 计算器	1 个		
		12. 纸屑桶	1 个		
		13. 医疗垃圾桶	1 个		
		14. 《PIVAS 摆药责任追溯表》			
		15. 《PIVAS 医用冰箱温度监测及日常维护记录表》			
		16. 《PIVAS 毒性药品出入库及处方留样登记表》			

续表

考核项目	考核内容	岗位考核操作要点	分值	评分标准
准备工作	人员准备	1. 仪表端庄。 2. 衣帽整洁。 3. 无长指甲。 4. 无饰品。 5. 双人，一岗双责。	5	一项不符扣 1 分
摆药操作流程（100分）（限时10分钟）　操作流程	摆药前	1. 六步洗手法洗手。 2. 戴口罩。 3. 戴手套。	5	一项不符扣 1.5 分
	摆药中	1. 按照《PIVAS 日发药统计单》，根据预摆药基数采用多拿少补原则，一人读数，一人取药，双人再复核。 2. 遮光药品：摆药时需进行遮光。 3. 更换批号药品：摆药后需区分放置并做好新旧批号标识。 4. 冷藏药品：摆药后放于指定冰箱内，待次日混合调配前传人调配间。 5. 大剂量危害药品：用黄色药盒进行摆放并做好警示标识，摆药时实行"冗余策略"，摆药后放于调配间指定位置，该位置应常备危害药品大量/小量溢出包。 6. 看似听似药品：区分放置，做好警示标识。 7. 高浓度电解质：用红色药盒进行摆放并做好警示标识。 8. 毒性药品：输液袋标签需重打归档并登记《PIVAS 毒性药品出入库及处方留样登记表》。	35	一项不符扣 4 分

129

续表

考核项目	考核内容	岗位考核操作要点	分值	评分标准
摆药操作流程（100分）（限时10分钟）	摆药后	1. 清场，清洁并消毒药盒药架。 2. 洗手，登记《PIVAS摆药责任追溯表》《PIVAS医用冰箱温度监测及日常维护记录表》。 3. 如有问题（如破损药品，预摆药基数更改，药品用量准备不足等），做好交接班。	15	一项不符扣5分
	考核问题预摆药的好处	1. 充分准备，体现细节，保证品质，完成计划中的可控部分。 2. 为整体计划做一定的时间和空间预留。 3. 预摆药是动态管理药品的过程。 4. 对用量小、长期末有或用量不稳定的药品建立预警机制，以控制补除数量。 5. 更换批号时，为保证用药安全，提前通知临床。 6. 充分整理、整顿、清扫、清洁。	25	每少一项扣4分

表4-3-11　贴签核对技能考核标准（满分100分）

姓名：　　　　　监考人：　　　　　日期：　　　　　成绩：

考核项目	考核内容	岗位考核操作要点	分值	评分标准
贴签核对操作流程（100分）（限时10分钟）	环境准备	环境安静、整齐、宽敞明亮。	5	每少一项扣1分
	用物准备	个人防护用物： 1. 手消毒液　　　　　　　　1瓶 2. 一次性口罩　　　　　　　2个 操作用物： 1. 输液标签　　　　8. 遮光袋　　数个	10	每少一种扣0.5分

续表

考核项目	考核内容	岗位考核操作要点		分值	评分标准
贴签核对操作流程（100分）（限时10分钟）	准备工作	用物准备	2. 输液标签格　数个 3. 核对筐　数个 4. 周转箱　数个 5. 核对车　数辆 6. 核对篮　数张 7. 包装袋　数个	9. 无纺少布　数块 10. 75%乙醇　1瓶 11. 笔　1支 12. 生活垃圾桶　各1个 13. 《PIVAS工业化生产不需调配类药品及现用现配数配登记表》1张 14. 《PIVAS贴签核对责任追溯表》	10	每少一种扣0.5分
	人员准备	1. 六步洗手法洗手。 2. 戴口罩。 3. 将输液标签放置于相应标签格内。 4. 核对前将退药找出，放至指定位置。	1. 仪表端正。 2. 衣帽整洁。 3. 无长指甲。 4. 无饰品。 5. 双人，一岗双责。	10	一项不符扣2分
操作流程	贴签核对前	1. 六步洗手法洗手。 2. 戴口罩。 3. 将输液标签放置于相应标签格内。 4. 核对前将退药找出，放至指定位置。		10	一项不符扣2.5分

上　篇

续表

考核项目		考核内容	岗位考核操作要点	分值	评分标准
贴签核对操作流程（100分）（限时10分钟）	操作流程	贴签核对中	1. 根据贴签核对任务站在相应区域，按照各调配间各操作台混合调配任务核对，注意手势手法，遵循节力原理。 2. 单用药品贴签核对：按照药品种核对，同一品种同一科室放置一起；用量少的品种用相应颜色的小筐盛放。 3. 危害药品贴签核对：双人核对，交叉复核，冗余策略。 4. 可配伍药品贴签核对：按科室核对，同一科室放置在一起。 5. 现用现配药品及打印药间贴签核对：按照科室核对，药品应不拆除外包装，只粘贴在方标签左下角于溶媒上。 6. 工业化生产不需调配类药品贴签核对：按科室，按品种核对并放入周转箱内。 7. 贴签核对完毕后按照混合调配任务人相应调配间，并按照混合调配任务台相应位置，用量少的品种首先摆务将核对好的溶媒及药品放于操作台相对应位置是否合理操作台。	35	一项不符扣5分
		贴签核对后	1. 清场：标签副纸经两人核对无遗漏后丢弃在生活垃圾桶内，贴签核对用物及时归位。 2. 清洁液体箱、液体架。 3. 六步洗手法洗手。 4. 登记《PIVAS贴签核对责任追溯表》。 5. 若有问题（如液体数量是否充足，液体摆放位置是否合理等），做好交接班。	15	一项不符扣3分

132

续表

考核项目	考核内容	岗位考核操作要点	分值	评分标准
贴签核对操作流程（100分）（限时10分钟）	考核问题 贴签核对注意事项	1. 贴签核对时应集中精力，对处方用药进行适宜性审核，如发现核对错误，不合理处，处方标签信息不清晰，应放于指定位置，最终反馈给审方人员集中处理。 2. 处方标签不得遮盖瓶盖溶液体的名称、浓度、规格及有效期。 3. 贴签核对发现有溶媒渗漏时，将其先置于指定容器内，清场时统一处理。 4. 核对完毕后，标签副纸检查无误后一丢弃于指定的垃圾桶内，并保留24小时后再彻底丢弃。	15	每少一项扣3分

表 4-3-12 混合调配技能考核标准（满分 100 分）

姓名： 日期： 成绩：

监考人：

考核项目	考核内容	岗位考核操作要点	分值	评分标准
混合调配操作流程（100分）（限时20分钟）	准备工作 / 环境准备	1. 环境安静、整齐、宽敞明亮。 2. 混合调配前30分钟开启净化系统及水平层流洁台的风机。 3. 净化系统运行10分钟后查看并登记。 4. 一更十万级，二更万级，混合调配间万级，水平层流净台局部百级。	5	每少一项扣1分
	用物准备	个人防护用物： 1. 拖鞋 2双　　　5. 无粉灭菌手套 数副 2. 洁净服 2套　　6. 手消毒液 1瓶 3. 一次性口罩 2个　7. 急救箱 1个 4. 一次性帽子 2个　8. 洗眼器 1个	10	每少一种扣0.5分

续表

考核项目	考核内容	岗位考核操作要点	分值	评分标准
混合调配操作流程（100分）（限时20分钟）	准备工作	用物准备	操作用物： 1. 复合碘棉签　1瓶　7. 治疗碗　1个 2. 75%乙醇　1瓶　8. 量筒　1个 3. 各种规格注射器　数个　9. 利器盒　1个 4. 各种规格安瓿插架　数个　10. 垃圾桶　2个 5. 纱布　数块　11. 转运车　1辆 6. 砂轮　2个	10	每少一种扣0.5分
		人员准备	1. 仪表端庄。 2. 衣帽整洁。 3. 无长指甲。 4. 无饰品。 5. 双人，一岗双责。	5	一项不符扣1分
	操作流程	混合调配前	1. 进入一更更换专用拖鞋。 2. 六步洗手法洗手。 3. 进入二更穿洁净服、戴口罩、戴一次性无粉灭菌乳胶手套。 4. 进入混合调配间。 5. 辅助人员找退药并传出混合调配间。	10	一项不符扣2分

续表

考核项目	考核内容	岗位考核操作要点	分值	评分标准
混合调配操作流程（100分）（限时20分钟）	操作流程	1. 辅助人员将盛放成品输液的药筐及转运车放于指定位置，溶媒、药品摆放在操作台中央区域，药品在上，溶媒在下，间距适中，500ml液体摆放6袋，250ml液体摆放8袋，100ml液体摆放10袋，液体间距15~20cm。仔细查对药品名称、规格、用量、有效期及完整性，并进行消毒。 2. 混合调配人员核对处方标签与药品名称、规格、用量，无误后严格执行无菌操作，按混合调配流程进行调配。 混合调配中 3. 安瓿类药品：将安瓿乳头部药液弹至体部，用复合碘消毒棉签消毒安瓿颈部及安瓿颈部划一锯痕，重新消毒，抹去细屑，折断安瓿；将针头斜面向下放入安瓿内的液面下，抽动活塞，将安瓿中的药液吸入注射器，再注入溶媒内；西林瓶类药品：消毒西林瓶胶塞及瓶颈部，注意消毒的方法，顺序；抽吸药液时首先将针头插入瓶内瓶塞内，往瓶内注入所需药液等量空气，以增加瓶内压力，倒转西林瓶及注射器，使针头在液面以下，吸取药液至所需量，再以食指固定针栓拔针头，将药液注入相应溶媒内（如为粉针剂，应先将溶媒注入西林瓶内，使其充分溶解后再按如上步骤进行操作）。 4. 混合调配结束后，混合调配人员再次核对输液标签与药品名称、规格、用量，无误后签名。 5. 辅助人员按照输液标签核对药品名称、规格、用量等信息，空安瓿弃于利器盒内，签字并清理，清洁台面，便于下一台混合调配工作。 6. 辅助人员将混合调配完成的成品输液传出混合调配间。	30	一项不符扣5分

续表

考核项目	考核内容	岗位考核操作要点	分值	评分标准
混合调配操作流程（100分）（限时20分钟）	操作流程	混合调配后 1. 更换手套。 2. 清场：清除操作区台面上的物品，感染性废物弃于双层黄色垃圾袋中，损伤性废物（如针头）放入利器盒中，封口，置于转运车上传出混合调配间；关闭水平层流洁净台。 3. 清洁：用蘸有清水的无纺纱布，并由污染相对轻的区域到污染相对较重的区域，先清洁玻璃、墙壁、传递窗，再清洁转运车，然后清洁操作台（外壁-内侧顶部-内壁四周-台面），最后擦拭操作台对应地面，用蘸有清水的专用拖布拖地，保证地面无玻璃碎屑等。 4. 消毒：用蘸有75%乙醇的无纺纱布由污染相对低的区域到无菌要求相对高的区域使用（台面-内壁四周-内侧顶部-外壁），转运车，注意无纺纱布专区使用，开启紫外线灯照射0.5～1小时。 5. 脱手套，进入一更脱一次性洁净服与口罩，手至医疗垃圾桶内，进入二更换拖鞋，六步洗手法洗手，出调配间。	20	一项不符扣5分
	工作记录	记录内容 1. 《PIVAS混合调配责任追溯表》。 2. 《PIVAS共享药品登记表》。 3. 《PIVAS水平层流台/生物安全柜使用检查维护保养登记表》。 4. 《PIVAS洗涤用具清洁消毒登记表》。 5. 《PIVAS紫外线灯消毒登记表》。	10	每少一项扣3分
	考核问题	清洁、消毒的顺序 清洁与消毒顺序相反。清场工作完成后，用蘸有清水的无纺纱布由污染相对较轻的区域至污染相对较重的区域，先清洁玻璃、墙壁、传递窗，然后清洁转运车，最后清洁操作台，台面。清场工作完成后使用75%乙醇无纺纱布，由相对无菌要求高的区域到相对无菌要求低的区域，依次消毒操作台面，内壁四周，内侧顶部，外壁，转运车，注意无纺纱布专区使用，操作台、转运车分别用不同无纺纱布专区消毒。	10	清洁/消毒顺序不正确分别扣5分

姓名： 监考人： 日期： 成绩：

表 4-3-13 危害药品混合调配技能考核标准（满分 100 分）

考核项目	考核内容	岗位考核操作要点	分值	评分标准
危害药品混合调配操作流程（100分）（限时20分钟）	环境准备	1. 环境安静、整齐、宽敞明亮。 2. 混合调配前30分钟开启净化系统及生物安全柜的风机。 3. 净化系统运行10分钟后查看并登记。 4. 一更十万级,二更万级,混合调配间万级,生物安全柜局部百级。	5	每少一项扣 1 分
准备工作	用物准备	个人防护用物： 1. 拖鞋　　　　　　　　　　2双 2. 一次性洁净服　　　　　　2套 3. 一次性口罩(或N95口罩)　4个 4. 一次性帽子　　　　　　　2个 5. 防护眼镜　　　　　　　　2副 6. 无粉灭菌手套　　　　　　数副 7. 手消毒液　　　　　　　　1瓶 8. 洗眼器　　　　　　　　　1个 9. 急救箱　　　　　　　　　1个 10. 危害药品小量/大量溢出包　各1个 操作用物： 1. 复合碘棉签　　　　　　　数瓶 2. 75%乙醇　　　　　　　　数瓶 3. 各种规格注射器　　　　　数个 4. 无纺纱布　　　　　　　　数包 5. 砂轮　　　　　　　　　　2个 6. 振荡器　　　　　　　　　1个 7. 治疗碗　　　　　　　　　1个 8. 量筒　　　　　　　　　　1个 9. 利器盒　　　　　　　　　1个 10. 医疗垃圾桶　　　　　　　1个 11. 各规格危害药品专用包装袋　数个 12. 遮光袋　　　　　　　　　数个	10	每少一种扣 0.5 分

续表

考核项目	考核内容	岗位考核操作要点	分值	评分标准
准备工作	人员准备	1. 仪表端庄。 2. 衣帽整洁。 3. 无长指甲。 4. 无饰品。 5. 一岗双责，实行双人混合调配，一人辅助，一人混合调配。 6. 工作人员应当先阅读交接班记录。	5	一项不符扣1分
危害药品混合调配操作流程（100分）（限时20分钟） 操作流程	混合调配前	1. 进人一更更换专用拖鞋。 2. 六步洗手法洗手。 3. 进人二更穿一次性洁净服，戴防护眼镜，戴双层一次性口罩（或N95），戴双层一次性无粉灭菌乳胶手套。 4. 进入混合调配间。 5. 辅助人员找退药并传出调配间。	20	一项不符扣2分
	混合调配中	1. 辅助人员检查混合调配用物有效期，包装密封性，有无潮湿。 2. 辅助人员仔细核对输液标签内容人年龄，药品名称、规格、用量，用药时间，用药频次等以及药品有效期和完好性，并再次检查药物之间配伍的合理性及用药剂量是否合理，确认无误后按输液标签将药品有序摆放（药品在上，溶媒在下）在生物安全柜上，并进行消毒。 3. 混合调配人员根据调配任务及药品特点选用适宜的一次性注射器，从开口处撕开，旋转针头连接注射器，固定针头、固定针尖斜面与注射器刻度处于相反方向，拉动针栓检查有无漏气。混合调配中随时固定针栓，防针栓脱落。	25	一项不符扣4分

138

续表

考核项目	考核内容	岗位考核操作要点	分值	评分标准
危害药品混合调配操作流程（100分）（限时20分钟）	操作流程	4. 混合调配人员将生物安全柜防护玻璃拉至警戒线18cm处，在操作前、中、后均要核对输液标签病人年龄、药品名称、规格、用量、用药时间、用药频次等以及药品有效期和完整好性，并严格执行无菌操作，逐一抽吸药品，务必将药液抽吸干净，无残留，保证用药剂量。按药物特性混合调配。混合调配人员再次核对输液及药品药品名称、规格、用量、用药时间、用药频次等以及药品有效期，确认无误后签名。 5. 辅助人员按照输液标签再次复核病人年龄、药品名称、规格、用量、用药时间、用药频次等以及药品有效期，将空西林瓶弃于双层黄色医疗垃圾袋中，空安瓿弃于利器盒内，签名后将混合调配完的成品输液放置在相应颜色药筐内，并整理、清洁台面，以便下一台混合调配工作。 6. 混合调配过程中发生危害药品溢出，立即启动应急预案。 7. 辅助人员与混合调配人员脱掉第一层手套后在调配间内完成危害药品成品输液的复核包装： （1）辅助人员将成品输液再次核对后按科室装入第一层包装袋内。 （2）辅助人员将已完成第一层包装的成品输液装入混合调配人员撑开的带有危害药品标识的第二层包装袋内，封口。 （3）混合调配人员登记科室及成品输液数量，传出调配间。	25	一项不符扣4分

续表

考核项目	考核内容	岗位考核操作要点	分值	评分标准
危害药品混合调配操作流程（100分）（限时20分钟）	操作流程 （混合调配后）	1. 更换手套。 2. 清除操作区台面上的物品，所有的针筒应完整地放入防渗漏的专用容器内，针头应完整的丢弃在防漏的利器盒内；残留危害药品的废安瓿应包装后，放入防渗漏的专用容器内；其他使用过的或污染的一次性耗材、手套等弃于双层黄色垃圾袋中；封口贴上"医疗用毒性废弃物"警告标签后传出危害药品调配间，关闭生物安全柜。 3. 清洁：用蘸有清水的无纺纱布，先清洁玻璃、墙壁、传递门（窗）、传递车，由污染相对轻的区域到污染相对较重的区域进行清洁，先清洁玻璃、墙壁、传递门（窗-台面）、最后擦拭操作台对应地台（外壁-内侧顶部-内壁四周-台面）面，用蘸有清水的专用拖布拖地，保证地面无玻璃碎屑等。 4. 消毒：用蘸有75%乙醇的无纺纱布，依次消毒操作台（台面凹槽-台面-内壁四周-内侧顶部-外壁）、传递门（窗）、墙壁、玻璃等，注意无纺纱布全区使用，由无菌要求相对高的区域到无菌要求相对低的区域进行消毒，转运车，开启操作台风机及紫外线灯0.5~1小时后关闭，以便将工作区污染物质排出。 5. 脱手套。进入二更脱一次性洁净服与口罩，弃至医疗垃圾桶内，进入一更换拖鞋，六步洗手法洗手，出调配间。	20	一项不符扣5分
	工作记录 记录内容	1. 《PIVAS混合调配责任追溯表》。 2. 《PIVAS复核包装责任追溯表》。 3. 《PIVAS共享药品登记表》。 4. 《PIVAS破损药品登记表》。 5. 《PIVAS生物安全柜使用检查维护保养登记表》。 6. 《PIVAS洗涤用具清洁消毒登记表》。 7. 《PIVAS紫外线灯消毒登记表》。	5	每少一项扣1分

续表

考核项目	考核内容	岗位考核操作要点	分值	评分标准
危害药品混合调配操作流程（100分）（限时20分钟）	危害药品混合调配注意事项	1. 所有混合调配操作均应严格按照无菌技术在生物安全柜上进行。 2. 所有的无菌物品或操作关键部位须暴露在最洁净空气，即"开放窗口"，操作区至少离工作台外沿20cm，内沿8~10cm，并离台面至少10cm区域内进行。 3. 操作及清洁消毒过程避免任何液体溅入高效过滤器或引起微生物滋生。安瓿在层流洁净台侧壁打开，应当避免玻璃屑向高效过滤器方向打开，以防药液喷溅到高效过滤器上。 4. 西林瓶类粉针药品需抽吸适量溶媒，充分溶解后再稀释。抽吸药液时注意进针角度，玻璃安瓿类针尖斜面朝下，西林瓶针尖垂直刺入，避免产生胶塞碎屑。 5. 混合调配所用的药物，如果不是整瓶（支）用量，必须在输液标签上有明显标识，以便核对。 6. 依据药品特性，严格按照药品说明书中的调配方法进行混合调配，如药品说明书提及药品溶解需使用振荡器，或是严禁震摇以免产生泡沫等，应严格按要求操作。 7. 每完成一组输液调配操作后，应当立即清洁台面，用蘸有75%乙醇的无纺布擦拭台面，不得留有与下批调配无关的药物、余液，用过的注射器和其他物品。 8. 混合调配过程中，如有疑问应立即停止操作，报告当班负责人，确认无误后方可重新混合调配并记录。	10	每少一项扣1分

表 4-3-14　肠外营养混合调配技能考核标准（满分 100 分）

姓名：　　　　监考人：　　　　日期：　　　　成绩：

考核项目	考核内容	岗位考核操作要点	分值	评分标准
肠外营养混合调配操作流程（100 分）（限时 20 分钟）	环境准备	1. 环境安静、整齐、宽敞明亮。 2. 混合调配前 30 分钟开启净化系统及水平层流洁净台的风机。 3. 净化系统运行 10 分钟后查看并登记。 4. 一更十万级，二更万级，混合调配间万级，水平层流洁净台局部百级。	5	每少一项扣 1 分
准备工作	用物准备	个人防护用物： 1. 拖鞋　2 双 2. 洁净服　1 套 3. 一次性口罩　2 个 4. 一次性帽子　2 个 5. 无粉灭菌手套　数副 6. 手消毒液　1 瓶 7. 急救箱　1 个 8. 洗眼器　1 个 操作用物： 1. 复合碘棉签　1 瓶 2. 75% 乙醇　1 瓶 3. 各种规格注射器　数个 4. 一次性静脉营养输液袋　数个 5. 无纺纱布　数块 6. 砂轮　2 个 7. 治疗碗　1 个 8. 量筒　1 个 9. 利器盒　1 个 10. 医疗垃圾桶　2 个 11. 手消毒液　1 瓶 12. 挂钩　3 个 13. 网套　3 个 14. 笔　1 支 15. 治疗车　数辆	10	每少一种扣 0.5 分

续表

考核项目	考核内容		岗位考核操作要点	分值	评分标准
肠外营养混合调配操作流程(100分)(限时20分钟)	准备工作	人员准备	1. 仪表端正。 2. 衣帽整洁。 3. 无长指甲。 4. 无饰品。 5. 一岗双责,实行双人混合调配,一人辅助,一人混合调配。 6. 工作人员应当先阅读交接班记录。	5	一项不符扣1分
	操作流程	混合调配前	1. 进入一更换专用拖鞋。 2. 六步洗手法洗手。 3. 进入二更穿洁净服、戴口罩、戴一次性无粉灭菌乳胶手套。 4. 进入混合调配间。 5. 辅助人员拔退药并传出混合调配间。	10	一项不符扣2分
		混合调配中	1. 混合调配人员准备注射器并做好标识: (1)50ml注射器(用于混合调配电解质)。 (2)20ml注射器(用于混合调配微量元素、水溶性维生素、脂溶性维生素、磷酸盐溶液)。 (3)10ml注射器(用于混合调配25%硫酸镁)。 (4)1ml注射器(用于混合调配胰岛素)。 2. 辅助人员按输液标签将药品有序摆放(药品在上,溶媒在下)在操作台上,仔细核对输液标签病人年龄、药品名称、规格、用法、用量、用药时间,用药频次等以及药品有效期和完好性,并进行消毒。 3. 混合调配人员核对输液标签病人年龄、药品名称、规格、用法、用量、用药时间,用药频次等以及药品有效期和完好期,无误后严格执行无菌操作按	30	一项不符扣5分

续表

考核项目	考核内容	岗位考核操作要点	分值	评分标准
肠外营养混合调配操作流程（100分）（限时20分钟）	混合调配中 操作流程	混合调配顺序进行调配： (1)将磷酸盐、微量元素分别加入氨基酸中，充分混匀。 (2)将电解质及胰岛素分别加入葡萄糖或葡萄糖氯化钠中，充分混匀。 (3)用脂溶性维生素溶解水溶性维生素后加入脂肪乳中，充分混匀。 (4)灌装前关闭三升袋所有输液管夹。 (5)灌装时先灌装葡萄糖或葡萄糖氯化钠，悬挂在水平层流洁净台的挂杆上，将氨基套入网套，并倒转，悬挂在水平层流洁净台的挂杆上，分别连接三升袋两路管路并打开输液管夹，缓慢按压，待葡萄糖或葡萄糖氯化钠和氨基酸全部流入到三升袋后，关闭相应两路输液管夹。 (6)最后灌入脂肪乳，先套入网套并倒转脂肪乳，悬挂在水平层流洁净台的挂杆上，连接三升袋第三根管路并打开输液管夹，缓慢按压，充分混匀，关闭相应输液管夹。 (7)拆除输液管，使三升袋口向上，将袋中多余空气排出后，关闭截流夹，再将输液管口套上无菌帽。 (8)挤压三升袋，观察是否有液体渗出，如有则须丢弃。 4. 混合调配人员再次核对输液标签以及药品有效期，药品名称、规格、用量、用药时间，用药频次等以及药品名称确认无误后签名。 5. 辅助人员按照输液标签再次复核病人年龄、药品名称、规格、用量、用药时间、用药频次等以及药品有效期，检查截流夹是否关闭，空安瓿弃于利器盒内、空西林瓶弃于双层黄色医疗垃圾袋中，签名后将混合调配完的成品输液放置在相应颜色药筐内，并整理、清洁台面，以便下一台混合调配间。 6. 辅助人员将混合调配完的成品输液，传出混合调配间。	30	一项不符扣5分

续表

考核项目	考核内容	岗位考核操作要点	分值	评分标准
肠外营养混合调配操作流程（100分）（限时20分钟）	混合调配后	1. 更换手套。 2. 清场：清除操作区台面上的物品，感染性废物弃于双层黄色垃圾袋中，损伤性废物（如针头）放入利器盒中，封口并传出混合调配间；关闭排出混合调配间层流洁净台。 3. 清洁：用蘸有清水的无纺纱布由污染相对轻的区域到污染相对较重的区域进行清洁，先清洁玻璃、墙壁、传递窗、转运车，然后清洁操作台（外壁-内侧顶部-内侧四周-台面），最后擦拭操作台对应地面，用蘸有清水的专用拖布拖地，保证地面无玻璃碎屑等。 4. 消毒：用蘸有75%乙醇的无纺纱布由无菌要求相对高的区域到无菌要求相对低的区域消毒，依次消毒操作台（台面-内侧顶部-内侧四周-外壁）、转运车、传递窗、墙壁、玻璃等，注意无纺纱布专区专用，开启操作台风机及紫外线灯，0.5～1小时后关闭。 5. 脱手套。进入二更脱一次性洁净服与口罩，弃至医疗垃圾桶内，进入一更更换拖鞋，六步洗手法洗手，出调配间。	20	一项不符扣5分
	记录内容	1. 《PIVAS 混合调配责任追溯表》。 2. 《PIVAS 共享药品登记表》。 3. 《PIVAS 破损药品登记表》。 4. 《PIVAS 水平层流洁净台使用检查维护保养登记表》。 5. 《PIVAS 洗涤用具清洁消毒登记表》。 6. 《PIVAS 紫外线灯消毒登记表》。	10	每少一项扣2分

145

续表

考核项目	考核内容	岗位考核操作要点	分值	评分标准
肠外营养混合调配操作流程（100分）（限时20分钟）	考核问题混合调配肠外营养注意事项	1. 所有混合调配操作均应严格按照无菌技术在水平层流洁净台上进行。 2. 所有的无菌物品或操作关键部位须暴露在最洁净空气，即"开放窗口"，也就是水平层流洁净台内侧至少15cm处，水平层流洁净台外延是万级，百级空气交汇处，不得进行混合调配操作。 3. 操作台物品的摆放不能阻挡洁净空气流，且至少距离层流洁净台后壁8cm。 4. 操作及清洁消毒过程避免任何液体溅入高效过滤器，以免破损器件或引起微生物滋生。安瓿在层流洁净台侧壁打开，应当避免喷溅到高效过滤器方向打开，以防药液溅到高效过滤器上。 5. 西林瓶类粉针剂药品需抽吸适量溶液充分溶解后再稀释。抽吸药液时注意进针角度，玻璃安瓿类针尖斜面朝下，西林瓶针尖垂直刺入，避免产生胶塞碎屑。 6. 灌装应缓慢按压三升袋，确保无分混匀。 7. 混合调配所用的药物，如果不是整瓶（支）用量，必须在输液标签上有明显标识，以便核对。 8. 每完成一组输液调配操作后，应当立即清洁台面，用蘸有75%乙醇的无纺布擦拭台面，不得留有与下批调配无关的药物、余液，用过的注射器和其他物品。 9. 混合调配过程中，如有疑问应立即停止操作，报告当班负责人，确认无误后方可重新混合调配并记录。	10	每少一项扣1分

姓名：
监考人：
日期：
成绩：

表 4-3-15 复核包装技能考核标准（满分 100 分）

考核项目	考核内容	岗位考核操作要点	分值	评分标准
复核包装操作流程（100分）（限时8分钟）	准备工作	环境准备	环境安静、整齐，宽敞明亮	10	每少一项扣 1 分
		用物准备	个人防护用物： 1. 一次性手套　2 副 2. 手消毒液　1 瓶 3. 一次性口罩　2 个 操作用物： 1. 大号普通包装袋　1 捆 2. 中号普通包装袋　1 捆 3. 青霉素标识专用包装袋子　1 捆 4. 危害药品标识专用包装袋子　1 捆 4. 复核包装篮　数张 5. 转运车　数辆 6. 笔　2 支 7. 遮光袋　1 捆	10	每少一种扣 0.5 分
		人员准备	1. 仪表端庄。 2. 衣帽整洁。 3. 无长指甲。 4. 无饰品。 5. 双人，一岗双责。	10	一项不符扣 1 分
	操作流程	复核包装前	1. 六步洗手法洗手。 2. 戴口罩。 3. 戴手套。	10	一项不符扣 3 分

续表

考核项目	考核内容	岗位考核操作要点	分值	评分标准
复核包装操作流程（100分）（限时8分钟）	操作流程			
	复核包装中	1. 复核包装时注意保持节奏和规律，严格按照批次时间顺序进行包装运送。 2. 将混合调配好的成品输液经传递窗传递出后，按照工作任务分别放置于相应病区的包装桌上进行复核包装。 3. 包装时查看方标签上的病区，用药时间，液体，药物的名称和剂量，混合调配和辅助人员的签名，成品输液的质量（其颜色，是否渗漏，有无瓶塞异物等）；成品输液内需调配胰岛素的查看是否有"√"标识。 4. 按病区调配的药品直接对应的包装桌上进行复核包装。 5. 按品种调配的药品先病区进行分配后再进行复核包装。 6. 特殊管理类药品复核包装注意事项： （1）青霉素类药品使用带有青霉素专用标识的包装袋进行包装。 （2）为防止转移性污染，危害药品在调配间内复核包装，使用双层包装，第一层使用普通包装袋，第二层使用带有危害药品专用标识的包装袋进行包装。 （3）需遮光的药品进行遮光处理后再进行复核包装。 （4）肠外营养复核包装时检查截流夹是否关闭，是否套上无菌帽。 7. 包装袋内装入适量药品后封口（大包装袋内 500ml 液体最多 20 袋，250ml 最多 25 袋，100ml 最多 50 袋，装入 2/3 满即可，封口一定要严密。封口后在包装袋上标明数量，字迹清晰。 8. 复核包装好的成品输液按照运送顺序依次放置于转运车上，推至相应物流出口处整齐排放，与物业工厂当面做好交接，准备运送。	40	一项不符扣 5 分

续表

考核项目	考核内容	岗位考核操作要点	分值	评分标准
复核包装操作流程（100分）（限时8分钟）	复核包装后	1. 盛放成品输液的药筐送至洁具间进行集中清洁，消毒。 2. 整理各种型号的包装袋、遮光袋、笔等整理后归回原位。 3. 清洁、消毒包装间内包装桌、传递窗，先用清水抹布清洁，再用75%乙醇无纺纱布进行擦拭消毒。 4. 包装间地面用拖布彻底清洁。 5. 填写《PIVAS复核包装责任追溯表》。	10	一项不符扣2分
	复核包装注意事项 考核问题	1. 复核包装时，应保持包装合清洁、干燥，并然有序。 2. 输液成品应定位放置，不得随意更改包装区域。 3. 包装成品切勿堆放太多，及时包装。 4. 合理使用传递窗，尽量减少开启次数，降低传递窗的损耗，混合调配间内外传递窗切勿同时开启。 5. 复核包装注意保持节奏和规律，严格按照批次同顺序进行。	10	每少一项扣2分

表 4-3-16　药品盘点技能考核标准（满分 100 分）

姓名：　　　　　日期：　　　　　成绩：

监考人：

考核项目	考核内容	岗位考核操作要点	分值	评分标准
药品盘点操作流程（100分）（限时8分钟）	环境准备	环境安静、整齐、宽敞明亮	5	每少一项扣2分
	用物准备 药品盘点准备工作	个人防护用物： 1. 一次性手套　　2副 2. 手消毒液　　1瓶 3. 一次性口罩　　2个 4. 危害药品小量/大量溢出包　各1个	10	每少一种扣0.5分

续表

考核项目	考核内容	岗位考核操作要点	分值	评分标准
药品 盘点 操作 流程 （100分） （限时 8分钟）	用物准备	操作用物： 1. 摆药车　1辆　6.《PIVAS药品盘点表》　1张 2. 药盒　1个　7. 笔　1支 3. 备用药盒　1个　8. 计算器　1个 4. 纸屑桶　1个　9. 纱布　数块 5. 医疗垃圾桶　1个　10. 75%乙醇　1瓶	10	每少一种扣 0.5 分
药品盘点 准备工作	人员准备	1. 仪表端正。 2. 衣帽整洁。 3. 无长指甲。 4. 无饰品。 5. 双人，一岗双责。	10	一项不符扣 2 分
药品盘点 流程	盘点前	1. 盘点前药盒内应保证一日用量，尽量避免拆零。 2. 双人核对盘点表信息（核对盘点表信息与药品网络信息是否一致包括药品名称、规格、单价、产地、账页状态等）。 3. 盘点前清场：盘点工作开始之前必须对盘点现场进行整理，以提高盘点效率和盘点结果的准确性。 4. 六步洗手法洗手，戴口罩，戴手套。 5. 整理药品。	25	一项不符扣 4 分

续表

考核项目	考核内容	岗位考核操作要点	分值	评分标准
药品盘点操作流程（100分）（限时8分钟）	药品盘点流程	盘点中	1. 盘点人员需再核对盘点表药品信息与药品架药品信息。 2. 双人清点药品，一人清点数目，另一人监督并做好登记。 3. 药品需逐支查看，检查药品名称、规格、性状，注意有无破损、字迹是否清晰、性状变化等。 4. 清洁药盘、药箱。 5. 近效期药品、用量较少但库存较多药品应在盘点表上做好标识。 6. 填写盘点表时，字迹工整清晰，清点结果无误后签字。 7. 用过的容器进行整理、清洁、消毒、置于指定位置。	25	一项不符扣3分
		盘点后	1. 药品拆零、补充药架（使用药品拆除药品外包装）。 2. 环境整理（对环境进行清场、清洁、消毒工作）。 3. 统计盘点数量、金额。 4. 登记调价、报损、报盈表格并汇总。	15	一项不符扣4分
	考核问题	盘点注意事项	1. 清点数目要认真仔细，字迹工整清晰。 2. 出现盘点差错时，需经第三人再核对。 3. 近效期药品需及时采取调换或退货处理，及时交接班并建立预警机制。 4. 用量较少但库存较多药品需根据其实际用量退回药品供应科。 5. 特殊期药品每日盘点：如"毒"性药品。	10	一项不符扣2分

表 4-3-17　某医院 PIVASN1～N2 综合能力考核标准（满分 100 分）

姓名：　　　　监考人：　　　　日期：　　　　成绩：

考核项目	考核内容	岗位考核操作要点	分值	评分标准
准备工作	环境准备	环境安静、整齐、宽敞明亮。	2	每少一项扣 1 分
摆药操作流程（30 分）（限时10 分钟）	用物准备	个人防护用物： 1. 一次性手套　　2 副 2. 手消毒液　　1 瓶 3. 一次性口罩　　2 个 4. 危害药品小量/大量溢出包　各 1 个 操作用物： 1. 西林瓶盘　　数个 2. 安瓿插架　　数个 3. 药盒　　数个 4. 遮光袋　　数个 5. 新批号药品标识牌　数个 6. 摆药车　　数辆 7. 75%乙醇　　1 瓶 8. 纱布　　数块 9. 《PIVAS 日发药统计单》 10. 笔　　1 支 11. 计算器　　1 个 12. 纸屑桶　　1 个 13. 医疗垃圾桶　　1 个 14. 《PIVAS 摆药责任追溯表》 15. 《PIVAS 医用冰箱温度监测及日常维护记录表》 16. 《PIVAS 毒性药品出入库及处方留样登记表》	3	每少一种扣 0.2 分

152

续表

考核项目	考核内容	岗位考核操作要点	分值	评分标准
准备工作	人员准备	1. 仪表端庄。 2. 衣帽整洁。 3. 无长指甲。 4. 无饰品。 5. 双人,一岗双责。	3	一项不符扣 0.6 分
摆药 操作 流程 (30 分) (限时 10分钟)	摆药前	1. 六步洗手法洗手。 2. 戴口罩。 3. 戴手套。	2	一项不符扣 1 分
	操作流程			
	摆药中	1. 按照《PIVAS 日发药统计单》,根据预摆药基数采用多拿少补原则,一人读数,一人取药,双人再次复核。 2. 遮光药品:摆药时需进行遮光。 3. 更换新旧批号药品:摆药后需区分放置并做好新旧批号标识。 4. 冷藏药品:摆药后指定指定冰箱内,待次日混合调配前传入调配间。 5. 大剂量危害药品:用黄色药盒进行摆放并做好警示标识,摆药时实行"冗余策略",摆药后放于调配间指定位置,该位置应常备大小量危害药品溢出包。 6. 看似听似药品:区分放置,做好警示标识。 7. 高浓度电解质:用红色药盒进行摆放并做好警示标识。 8. 毒性药品:输液标签打归档并登记《PIVAS 毒性药品出入库及处方留样登记表》。	10	一项不符扣 1 分

153

续表

考核项目	考核内容	岗位考核操作要点	分值	评分标准
摆药操作流程(30分)(限时10分钟)	操作流程 / 摆药后	1. 清场,清洁并消毒药盒药架。 2. 洗手,登记《PIVAS 摆药责任追溯表》《PIVAS 医用冰箱温度监测及日常维护记录表》。 3. 如有问题(破损药品,预摆药基数更改,药品用量准备不足等),做好交接班。	4	一项不符扣 1 分
	考核问题 / 预摆药的好处	1. 充分准备,体现细节,保证品质,完成计划中的可控部分。 2. 为整体计划做一定的时间和空间预留。 3. 预摆药是动态管理药品的过程。 4. 对用量小,长期未用或用量不稳定的药品建立预警机制,以控制拆除数量。 5. 更换批号时,为保证用药安全,提前通知临床。 6. 充分整理,整齐,清扫,清洁。	6	每少一项扣 1 分
贴签核对操作流程(30分)(限时10分钟)	准备工作 / 环境准备	环境安静,整齐,宽敞明亮。	2	每少一项扣 1 分
	用物准备	个人防护用物: 1. 手消毒液　1 瓶 2. 一次性口罩　2 个 操作用物: 1. 输液标签　数个　　8. 遮光袋　数个 2. 输液标签规格　数个　9. 纱布　数块 3. 核对篮　数个　　10. 75%乙醇　1 瓶	2	每少一种扣 0.2 分

考核项目	考核内容	岗位考核操作要点	分值	评分标准
贴签核对操作流程（30分）（限时10分钟）	准备工作　用物准备	4. 周转箱　数个 5. 核对车　数辆 6. 核对桌　数张 7. 包装袋　数个 11. 笔　1支 12. 纸屑桶/医疗垃圾桶　各1个 13. 《PIVAS工业化生产不现配类药品及现用现配药品数目登记表》　1张 14. 《PIVAS贴签核对责任追溯表》　数个	2	每少一种扣0.2分
	人员准备	1. 仪表端正。 2. 衣帽整洁。 3. 无长指甲。 4. 无饰品。 5. 双人,一岗双责。	2	一项不符扣0.4分
	操作流程　贴签核对前	1. 六步洗手法洗手。 2. 戴口罩。 3. 将输液标签放置于相应标签格内。 4. 核对前将退药找出,放至指定位置。	2	一项不符扣0.5分
	贴签核对中	1. 根据贴签核对任务站在相应区域,按照各调配间各操作台混合调配任务核对,注意手势手法,遵循节力原理。 2. 单用药品贴签核对:按照药品品种核对,同一品种同一科室放置一起;用量少的品种用相应颜色的小筐盛放。	16	一项不符扣2分

155

考核项目	考核内容	岗位考核操作要点	分值	评分标准
贴签核对操作流程（30分）（限时10分钟）	贴签核对中	3. 危害药品贴签核对：双人核对、交叉复核、冗余策略。 4. 可配伍药品贴签核对：按科室核对，同一科室放置在一起。 5. 现用现配药品及夜间药品贴签核对：按照科室核对，除外包装，药品应不拆，只粘贴处方标签左下角于溶媒上。 6. 工业化生产不需调配类药品贴签核对：按科室、品种核对并放入周转箱内。 7. 贴签核对完毕后按照混合调配任务人相应调配间，并按照混合调配任务将调配好的溶媒及药品放于相对应位置，用最少的品种先摆放于操作台。	16	一项不符扣2分
	贴签核对后	1. 清场：标签副纸经两人核对无遗漏后弃入纸屑桶内，贴签核对用物及时归位。 2. 清洁液体箱、液体架。 3. 六步洗手法洗手。 4. 登记《PIVAS贴签核对责任追溯表》。 5. 若有问题（液体数量不充足、液体摆放位置不合理等），做好交接班。	2	一项不符扣0.4分
考核问题	贴签核对注意事项	1. 贴签核对时应集中精力，对处方用药进行适宜性审核，如发现核对错误及不合理处方、处方标签信息不清晰，应放于指定位置，最终反馈审方人员集中处理。 2. 处方标签不得遮盖瓶身的名称、浓度及规格。 3. 贴签核对发现溶媒有渗漏时，将其先置于指定容器内，清场时统一处理。 4. 核对完毕后，标签副纸检查无误统一丢弃于指定的垃圾桶内，保留24小时后再彻底丢弃。	4	每少一项扣1分

续表

考核项目	考核内容	岗位考核操作要点	分值	评分标准
混合调配操作流程（40分）（限时20分钟）	环境准备	1. 环境安静、整齐、宽敞明亮。 2. 混合调配前30分钟开启净化系统及水平层流洁净台的风机。 3. 净化系统运行10分钟后查看并登记。 4. 一更十万级,二更万级,混合调配间万级,水平层流净台局部百级。	3	每少一项扣1分
	用物准备	个人防护用物: 1. 拖鞋　　　　　　2双 2. 洁净服　　　　　2套 3. 一次性口罩　　　2个 4. 一次性帽子　　　2个 5. 无粉灭菌手套　　数副 6. 手消毒液　　　　1瓶 7. 急救箱　　　　　1个 8. 洗眼器　　　　　1个 操作用物: 1. 复合碘棉签　　　1瓶 2. 75%乙醇　　　　1瓶 3. 各种规格注射器　数个 4. 各种规格安瓿插架　数个 5. 纱布　　　　　　数块 6. 砂轮　　　　　　2个 7. 治疗碗　　　　　1个 8. 量筒　　　　　　1个 9. 利器盒　　　　　1个 10. 医疗垃圾桶　　　2个 11. 转运车　　　　　1辆 12. 治疗碗　　　　　1个	3	每少一种扣0.2分
	人员准备	1. 仪表端正。 2. 衣帽整洁。 3. 无长指甲。 4. 无饰品。 5. 双人,一岗双责。	3	一项不符扣0.5分

续表

考核项目	考核内容	岗位考核操作要点	分值	评分标准
混合调配操作流程（40分）（限时20分钟）	混合调配前	1. 进人一更更换专用拖鞋。 2. 六步洗手法洗手。 3. 进人二更穿一次性洁净服、戴口罩、戴一次性无粉灭菌乳胶手套。 4. 进人混合调配间。 5. 辅助人员找退药并传出混合调配间。	5	一项不符扣1分
	混合调配中	1. 辅助人员将盛放成品输液的药筐及转运车放于指定位置，溶媒、药品摆放在操作台中央区域，药品在左，溶媒在右，500ml液体摆放6袋，250ml液体摆放8袋，100ml液体摆放10袋，液体间距15～20cm。仔细查对药品名称、规格、用量、有效期及完整性，并进行消毒。 2. 混合调配人员核对处方签与药品名称、规格、用量，无误后严格执行无菌操作按混合调配流程进行混合调配。 3. 安瓿类药品：将安瓿部乳头药液摇至全体部，用复合碘消毒棉签消毒颈部及砂轮后，在安瓿颈部部划一锯痕，重新消毒，折断安瓿，折断安瓿，将针头斜面向下放入安瓿内的液面下，抽动活塞，将安瓿中的药液吸入注射器，再注人溶媒中（如为粉针剂，应先将溶媒注入西林瓶内，使其充分溶解后再按如上步骤进行操作）。 4. 混合调配结束后，混合调配人员再次核对输液标签与药品名称、规格、用量，确认无误后签名。 5. 辅助人员按照输液标签核对药品名称、规格、用量等信息，空安瓿弃于利器盒内，签字并清理、清洁台面于一台混合调配工作。 6. 辅助人员将混合调配完的成品输液传出混合调配间。	6	一项不符扣1分

续表

考核项目	考核内容	岗位考核操作要点	分值	评分标准
混合调配操作流程（40分）（限时20分钟）	操作流程	1. 更换手套。 2. 清场：清除操作区台面上的物品，感染性废物弃于双层黄色垃圾袋中，损伤性废物（如针头）放入利器盒中，封口，置于转车上传出混合调配间；关闭水平层流洁净台。 3. 清洁：用蘸有清水的无纺纱布由污染相对轻的区域到污染相对较重的区域进行清洁，先清洁玻璃、墙壁、传递窗，再清洁操作台，然后清洁操作台（外壁-内侧顶部-内壁四周-台面），最后清洁地面，用蘸有清水的专用拖布拖地，保证地面无玻璃碎屑等。 4. 消毒：用蘸有75%乙醇的无纺纱布由无菌要求相对高的区域到无菌要求相对低的区域依次消毒，依次消毒操作台（台面-内侧顶部-内壁四周-外壁），转运车，注意无纺纱布专区使用，开启紫外线灯照射0.5~1小时。	9	一项不符扣3分
	记录内容	1. 《PIVAS混合调配责任追溯表》。 2. 《PIVAS共享药品登记表》。 3. 《PIVAS水平层流台/生物安全柜使用检查维护保养登记表》。 4. 《PIVAS洗涤用具清洁登记表》。 5. 《PIVAS紫外线灯消毒登记表》。	4	每少一项扣1分
	清洁、消毒的顺序	清洁与消毒顺序相反。清场工作完成后，用蘸有清水的无纺纱布从污染相对较重的区域至污染相对较轻的区域进行清洁，先清洁玻璃、墙壁、传递窗（门），然后清洁转运车，最后清洁操作台，内侧顶部，内壁四周，台面。清洁工作完成后使用75%乙醇无纺纱布对无菌要求相对低的区域，依次消毒操作台，转运车，外壁，内侧顶部，内壁四周，台面，注意无纺纱布不同用不同区分别运车分别用不同无纺纱布消毒	7	清洁/消毒顺序不正确分别扣3分

159

表 4-3-18 某医院 PIVASN2~N3 综合能力考核标准（满分 100 分）

姓名：　　　监考人：　　　日期：　　　成绩：

考核项目	考核内容	岗位考核操作要点	分值	评分标准
	环境准备	环境安静、整齐，宽敞明亮。	2	每少一项扣 1 分
准备工作	用物准备	个人防护用物： 1. 一次性手套　2 副 2. 手消毒液　1 瓶 3. 一次性口罩　2 个 4. 危害药品小量/大量溢出包　各 1 个 操作用物： 1. 西林瓶盘　数个 2. 安瓿掰架　数个 3. 药盒　数个 4. 遮光袋　数个 5. 新批号药品标识牌　数个 6. 摆药车　数辆 7. 75%乙醇　1 瓶 8. 纱布　数块		
摆药操作流程（30分）（限时10分钟）		9.《PIVAS 日发药统计单》 10. 笔　1 支 11. 计算器　1 个 12. 纸屑桶　1 个 13. 医疗垃圾桶　1 个 14.《PIVAS 摆药责任追溯表》 15.《PIVAS 医用冰箱温度监测及日常维护记录表》 16.《PIVAS 毒性药品出入库及处方留样登记表》	3	每少一种扣 0.2 分

续表

考核项目		考核内容	岗位考核操作要点	分值	评分标准
准备工作		人员准备	1. 仪表端庄。 2. 衣帽整洁。 3. 无长指甲。 4. 无饰品。 5. 双人,一岗双责。	3	一项不符扣1分
摆药操作流程（30分）（限时10分钟）	操作流程	摆药前	1. 六步洗手法洗手。 2. 戴口罩。 3. 戴手套。	2	一项不符扣1分
		摆药中	1. 按照《PIVAS日发药统计单》,根据预摆药基数采用多多少补原则,一人读数,一人取药,双人再复核。 2. 遮光药品:摆药时需进行遮光。 3. 更换新旧批号药品:摆药后需放于指定需区内做好新旧批号标识。 4. 冷藏药品:摆药后放于指定冰箱内,待次日混合调配前传入调配间。 5. 大剂量危害药品:用黄色药盒进行摆放并做好警示标识,摆药时实行"冗余策略",摆药后放于调配间指定位置,该位置需备应常备危害药品大小量溢出包。 6. 看似听似药品:区分放置,做好警示标识。 7. 高浓度电解质:用红色药盒进行摆放并做好警示标识。 8. 毒性药品:输液标签需重打归档并登记《PIVAS毒性药品出入库及处方留样登记表》。	10	一项不符扣1分

续表

考核项目	考核内容	岗位考核操作要点	分值	评分标准
摆药操作流程（30分）（限时10分钟）	操作流程	摆药后	1. 清场、清洁并消毒药盒药架。 2. 洗手，登记《PIVAS 摆药责任追溯表》《PIVAS 医用冰箱温度监测及日常维护记录表》。 3. 如有问题（破损药品、预摆药基数更改、药品用量准备不足等），做好交接班。	4	一项不符扣 1 分
	考核问题	预摆药的好处	1. 充分准备，体现细节，保证品质，完成计划中的可控部分。 2. 为整体计划做一定的时间和空间预留。 3. 预摆药是动态管理药品的过程。 4. 用量小、长期未用或用量不稳定的药品建立预警机制，以控制拆除数量。 5. 更换批号时，为保证用药安全，提前通知临床。 6. 充分整理、整顿、清扫、清洁。	6	每少一项扣 1 分
贴签核对操作流程（30分）（限时10分钟）	准备工作	环境准备	环境安静、整齐、宽敞明亮。	2	每少一项扣 1 分
		用物准备	个人防护用物 1. 手消毒液　　1 瓶 2. 一次性口罩　2 个 操作用物： 1. 输液标签　　数个　　8. 遮光袋　数个 2. 输液标签签格　数块　　9. 纱布　数块	2	每少一种扣 0.1 分

续表

考核项目	考核内容		岗位考核操作要点		分值	评分标准
贴签核对操作流程(30分)(限时10分钟)	准备工作	用物准备	3. 核对筐 数个 4. 周转箱 数个 5. 核对车 数辆 6. 核对桌 数张 7. 包装袋 数个 10. 75%乙醇 1瓶 11. 笔 1支 12. 纸屑桶/医疗垃圾桶 各1个 13. 《PIVAS工业化生产不需调配类药品及现用现配药品数目登记表》 数张 1张 14. 《PIVAS贴签核对责任追溯表》 数个		2	每少一种扣0.1分
		人员准备	1. 仪表端庄。 2. 衣帽整洁。 3. 无长指甲。 4. 无饰品。 5. 双人、一岗双责。		2	一项不符扣0.5分
	操作流程	贴签核对前	1. 六步洗手法洗手。 2. 戴口罩。 3. 将输液标签放置于相应标签格内。 4. 核对前将退药找出,放至指定位置。		2	一项不符扣0.5分
		贴签核对中	1. 根据贴签核对任务站在相应区域,按照各调配间各操作台混合调配任务核对,注意手势手法:遵循节力原理。 2. 单用药品贴签核对,同一品种同一科室放置一起;用量少的品种用相应颜色的小篮盛放。		16	一项不符扣2分

续表

考核项目	考核内容	岗位考核操作要点	分值	评分标准
贴签核对操作流程（30分）（限时10分钟）	操作流程 贴签核对中	3. 危害药品贴签核对：双人核对，交叉复核，冗余策略。 4. 可配伍药品贴签核对：按科室核对，同一科室放置在一起。 5. 现用现配药品及夜间药品贴签核对：按照科室核对，除外包装药品应不拆，只粘贴处方标签左下角于溶媒上。 6. 工业化生产不需调配类药品贴签核对：按科室，按品种核对并放入周转箱内。 7. 贴签核对完毕后照混合调配任务人相应调配间，并按照混合调配间，用量少的品种对应位置，用量少的品种首先摆放于操作台。	16	一项不符扣2分
	贴签核对后	1. 清场：标签副纸经两人核对无遗漏后弃入纸屑桶内，贴签核对用物及时归位。 2. 清洁液体箱、液体架。 3. 六步洗手法洗手。 4. 登记《PIVAS贴签核对责任追溯表》。 5. 若有问题（液体数量不足、液体摆放位置不合理等），做好交接班。	2	一项不符扣0.4分
考核问题	贴签核对注意事项	1. 贴签核对时应集中精力，对处方用药进行适宜性审核，如发现核对错误，对处方不合理处方、处方标签信息不清晰，应放于指定位置，最终反馈审方人员集中处理。 2. 处方标签不得遮盖液体的名称、浓度及规格。 3. 贴签核对发现溶媒有渗漏时，将其先置于指定容器内，清场时统一处理。 4. 核对完毕后，标签副纸检查无误统一丢弃于指定的垃圾桶内，保留24小时后再彻底丢弃。	4	每少一项扣1分

续表

考核项目	考核内容	岗位考核操作要点	分值	评分标准
肠外营养混合调配操作流程（40分）（限时20分钟）	环境准备	1. 环境安静、整齐、宽敞明亮。 2. 混合调配前30分钟开启净化系统及水平层流洁净台的风机。 3. 净化系统运行10分钟后查看并登记。 4. 一更十万级，二更万级，混合调配间万级，水平层流洁净台局部百级。	3	每少一项扣1分
	用物准备	个人防护用物： 1. 拖鞋　　　　　　2双　　5. 无粉灭菌手套　数副 2. 洁净服　　　　　2套　　6. 手消毒液　　　1瓶 3. 一次性口罩　　　2个　　7. 急救箱　　　　1个 4. 一次性帽子　　　2个　　8. 洗眼器　　　　1个 操作用物： 1. 复合碘棉签　　　1瓶　　9. 利器盒　　　　1个 2. 75%乙醇　　　　1瓶　　10. 医疗垃圾桶　　2个 3. 各种规格注射器　数个　　11. 手消毒液　　　1瓶 4. 一次性静脉营养输液袋　数个　12. 挂钩　　　　3个 5. 无纺纱布　　　　数块　　13. 网套　　　　　3个 6. 砂轮　　　　　　2个　　14. 笔　　　　　　1支 7. 治疗碗　　　　　1个　　15. 治疗车　　　　数辆 8. 量筒　　　　　　1个	3	每少一种扣0.2分

165

续表

考核项目	考核内容	岗位考核操作要点	分值	评分标准
肠外营养混合调配操作流程（40分）（限时20分钟）	**准备工作** 人员准备	1. 仪表端庄。 2. 衣帽整洁。 3. 无长指甲。 4. 无饰品。 5. 一岗双责，实行双人混合调配，一人辅助，一人混合调配。 6. 工作人员应当先阅读交接班记录。	3	一项不符扣0.5分
	混合调配前	1. 进入一更，更换专用拖鞋。 2. 六步洗手法洗手。 3. 进入二更，穿一次性洁净服，戴口罩，戴一次性无粉灭菌乳胶手套。 4. 进入混合调配间。 5. 辅助人员找退药并传出混合调配间。	5	一项不符扣1分
	操作流程 混合调配中	1. 混合调配人员准备注射器并做好标识 （1）50ml注射器（用于混合调配电解质）。 （2）20ml注射器（用于混合调配微量元素、水溶性维生素、脂溶性维生素、磷酸盐溶液）。 （3）10ml注射器（用于混合调配25%硫酸镁）。 （4）1ml注射器（用于混合调配胰岛素）。 2. 辅助人员按输液标签将药品有序摆放（药品在上，溶媒在下）在操作台上，仔细核对输液签标签病人年龄、药品名称、规格、用量、用药时间，用药预次等以及药品有效期和完好性，并进行消毒。 3. 混合调配人员核对输液标签标病人年龄、药品名称、规格、用量、用药时	6	一项不符扣1分

续表

考核项目	考核内容	岗位考核操作要点	分值	评分标准
肠外营养混合调配操作流程（40分）（限时20分钟）	混合调配中	同，用药频次等以及药品有效期和完好性，无误后严格执行无菌操作按混合调配顺序进行调配： （1）将磷酸盐、微量元素分别加入氨基酸溶液中，充分混匀。 （2）将电解质及胰岛素分别加入葡萄糖或糖盐溶液中，充分混匀。 （3）用脂溶性维生素溶解水溶性维生素后加入脂肪乳中，充分混匀。 （4）灌装前关闭三升袋所有输液管夹。 （5）灌装时先灌装两种糖溶液和氨基酸溶液，将氨基酸溶液套入网套，并倒转这两种糖或氨基溶液，悬挂在水平层流洁净台的挂杆上，分别连接三升袋网路管路并打开输液管夹，缓慢按压，待葡萄糖或糖盐溶液和氨基酸溶液全部流入到三升袋中，关闭相应两路输液管夹。最后灌装脂肪乳，先套入网套第三根管路并打开转脂肪乳溶液，悬挂在水平层流洁净台的挂杆上，连接三升袋第三根管路并打开输液管夹，缓慢按压，充分混匀。关闭输液管夹。 （6）最后挂杆上，连接三升袋第三根管路并打开输液管夹，缓慢按压，充分混匀。关闭输液管夹。 （7）拆除输液管，使三升袋口向上，将袋中多余空气排出后关闭截流夹，再将输液管口套上无菌帽。 （8）挤压三升袋，观察是否有液体渗出，如有则须丢弃。 4. 混合调配人员再次核对输液标签病人年龄、药品名称、规格、用药时间、用药顺次等以及药品有效期，确认无误后签名。 5. 辅助调配人员按照输液标签再次复核病人年龄、药品名称、规格、用药时间、用药顺次等以及药品有效期，检查截流夹是否关闭，签名后将混合调配完成的成品输液放置在相应颜色药筐内，空安瓶弃于利器盒内，空西林瓶弃于双层黄色医疗垃圾袋中，并整理、清洁台面，以便下一台混合调配间。 6. 辅助调配人员将混合调配完成的成品输液，传出混合调配间。	6	一项不符扣1分

续表

考核项目	考核内容	岗位考核操作要点	分值	评分标准
肠外营养混合调配操作流程（40分）（限时20分钟）	操作流程 混合调配后	1. 更换手套。 2. 清场：清除操作区台面上的物品，感染性废物弃于双层黄色垃圾袋中，损伤性废物（如针头）放入利器盒中，封口并传出混合调配间；关闭水平层流洁净台。 3. 清洁：用蘸有清水的无纺纱布由污染相对较重的区域到污染相对较轻的区域进行清洁，先清洁玻璃、墙壁、传递窗、转运车，然后清洁操作台（外壁-内侧顶部-内壁四周-台面），最后擦拭操作台对应地面，用蘸有清水的专用拖布拖地，保证地面无玻璃碎屑等。 4. 消毒：用蘸有75%乙醇的无纺纱布由无菌要求相对高的区域到无菌要求相对低的区域消毒（台面-内壁四周-内侧顶部-外壁），转运车、传递窗、墙壁、玻璃等，依次消毒操作台、墙壁、玻璃、传递窗，注意无纺纱布专区使用，开启操作台风机及紫外线灯，0.5～1小时后关闭。 5. 脱手套，进入二更脱下一次性洁净服与口罩，弃至医疗垃圾桶内，进一步更换拖鞋，六步洗手法洗手，出调配间。	9	一项不符扣2分
工作记录	记录内容	1.《PIVAS混合调配责任追溯表》。 2.《PIVAS共享药品登记表》。 3.《PIVAS破损药品登记表》。 4.《PIVAS水平层流洁净台使用检查维护保养登记表》。 5.《PIVAS洗涤用具清洁消毒登记表》。 6.《PIVAS紫外线灯消毒登记表》。	4	每少一项扣1分

续表

考核项目	考核内容	岗位考核操作要点	分值	评分标准
肠外营养混合调配操作流程（40分）（限时20分钟）	考核问题 混合调配肠外营养注意事项	1. 所有混合调配操作均应严格按照无菌技术在水平层流净台上进行。 2. 所有的无菌物品或操作关键部位须在最洁净空气，即"开放窗口"，也就是水平层流洁净台内侧至少15cm处，水平层流洁净台外延是万级，百级空气交汇处，不得进行混合调配操作。 3. 操作台物品的摆放不能阻挡洁净层流，且至少距离层流净台后壁8cm。 4. 操作及清洁消毒过程避免任何液体溅入高效过滤器，以免破损器件或引起微生物滋生。安瓿在层流洁净台侧壁打开，应当避免朝向高效过滤器方向打开，以防药液喷溅到滤器上。 5. 西林瓶类粉针药品需抽取适量液体，充分溶解后再稀释。抽吸药液时注意进针角度，玻璃安瓿类针尖斜面朝下，西林瓶针尖垂直刺入，避免产生胶塞碎屑。 6. 灌装应应缓慢按压三升袋，确保充分混匀。 7. 混合调配所用的药物，如果不是整瓶（支）用量，必须在输液标签上有明显标识，以便核对。 8. 每完成一组输液调配操作后，应当立即清洁台面，用蘸有75%乙醇的无菌布擦拭台面，不得留有与下批输液调配无关的药物，余液，用过的注射器和其他物品。 9. 混合调配过程中，如有疑问应立即停止操作，报告当班负责人，确认无误后方可重新混合调配并记录。	7	每少一项扣1分

169

表 4-3-19 某医院 PIVASN3~N4 综合能力考核标准（满分 100 分）

姓名：　　　　监考人：　　　　　　　　　　日期：　　　　　　　　成绩：

考核项目	考核内容	岗位考核操作要点	分值	评分标准
审核处方操作流程（40 分）（限时10分钟）	环境准备	1. 非洁净控制区。 2. 环境安静、整齐、宽敞明亮。	2	每少一项扣 1 分
	用物准备	操作用物： 1. 电脑　　　　　1 台　8.《PIVAS 审方责任追溯表》 2. 斑马打印机　1 台　9.《PIVAS 工业化生产不需调配　1 张 　　　　　　　　　　　　类药品与现用现配药品数目登 　　　　　　　　　　　　记表》 3. 普通打印机　1 个　10.《PIVAS 第 5、6 批次药品数目　1 张 4. 标签纸　　　数摞　　　　登记表》 5. 碳带　　　　数卷　11. 笔　　　　　　　　　　1 支 6. 标签格　　　数个　12. 95%乙醇　　　　　　　1 瓶 7. 纸屑桶　　　1 个　13. 棉签　　　　　　　　　1 包 　　　　　　　　　　　　14. 医疗垃圾桶　　　　　　1 个	2	每少一种扣 0.2 分
	人员准备	1. 仪表端庄。 2. 衣帽整洁。 3. 无长指甲。 4. 无饰品。 5. 双人，一岗双责。	2	一项不符扣 0.5 分

準備工作

170

续表

考核项目	考核内容	岗位考核操作要点	分值	评分标准
审核处方操作流程(40分)(限时10分钟)	医嘱审核	1. 查询医嘱信息。 2. 确认其正确性、合理性和完整性。 3. 重点审核内容: (1)溶媒种类与体积。 (2)给药频次。 (3)药物相互作用。 (4)儿科年龄及体重。 (5)给药途径。 (6)给药浓度。 (7)用法用量。 (8)配伍禁忌。 (9)用药时间。 (10)重复给药。	4	每少一项扣1分
	不合理医嘱反馈	1. 与病区护士、医师进行反馈与沟通。 2. 一组处方存在两处或多处不合理时反馈要完整。 3. 沟通的技巧与方法适宜。 4. 不合理医嘱有登记。	5	每少一项扣2.5分
	输液标签(处方)打印	1. 打印顺序依次为:上午用药,工业化生产不需调配类药品,下午及夜间用药。 2. 打印输液标签时登记工业化生产不需调配类药品数量,下午及夜间用药数量。	5	一项不符扣1分

171

续表

考核项目	考核内容	岗位考核操作要点	分值	评分标准
审核处方	输液标签 （处方）打印	3. 输液标签打印完毕及时关闭操作页面，以免重复操作。 4. 完成打印的科室在责任追溯表上打钩并签名。 5. 每天打印完毕输液标签（处方）后对环境及用物进行清洁保养，检测各类机器性能。	5	一项不符扣 1 分
审核处方操作流程（40分）（限时10分钟）	分配输液顺序	分配原则 1. 工业化生产不需调配类药品放置零批次。 2. 抗生素、治疗药物、引导液、止吐药等放在第一批次。 3. 危害药品、二联抗生素放在第二批次。 4. 没有特殊要求的续液、肠外营养等药物放在第三批次。 5. 大剂量危害药品、临时危害药液、肠外营养液、小剂量危害药液放在第四批次。下午 2 点用药放在第四批次。 6. 下午用药放在第五批次。 7. 夜间用药放在第六批次。	6	每放错一种扣 2 分
	分配药品品种	1. 工业化生产不需调配类药品： 儿科/妇科、肿瘤科/血液科、内科、外科。 2. 高警示类药品： 14 点出用药、现用现配药品、极化液、肠外营养液、小剂量危害药品、大剂量危害药品。 3. 单用药品： 免疫制剂、质子泵抑制剂、祛痰平喘剂、心脑血管用药、冷藏药、保肝药、其他。 4. 抗生素药品： 青霉素、头孢菌素类、外科 β 内酰胺类-β 内酰胺酶抑制剂及其复方制剂、氨基苷类、抗真菌类、抗病毒类等）。 其他类（唑诺酮类、氨基苷类、抗真菌类、抗病毒类等）。	8	每放错一种扣 2 分

172

考核项目	考核内容	岗位考核操作要点	分值	评分标准
审核处方操作流程（40分）	考核问题 各专业分配输液顺序原则	1. 心内科分配输液顺序原则：抗心绞痛的药物如硝酸酯类放第一批次。 2. 神经内科分配输液顺序原则：中枢兴奋剂，甘露醇放置于第一批次，因甘露醇需要快速滴注，所以不计算溶媒量。 3. 呼吸内科分配输液顺序原则：联合使用抗生素时要注意前后顺序，如先用杀菌剂再用抑菌剂，以达到最佳联合治疗效果。 4. 外科分配输液顺序原则：（分配时遵循补液原则）先盐后糖，先晶后胶，先快后慢，补钾时钾的浓度不超过溶媒的3‰；神经外科甘露醇用量多，此药品需要快速滴注，不计算溶媒量。 5. 儿科分配输液顺序原则：儿科输液时多选择使用输液微量泵，一般设置30ml/h，分配输液时第一批次为50ml。 6. 肿瘤科分配输液顺序原则：严格按病人化疗方案安排输液顺序，注意引导液、化疗药增效剂、止吐剂、解毒剂等药物的使用顺序。	6	每少一项扣1分
药品盘点操作流程（30分）（限时8分钟）	环境准备	环境安静，整齐，宽敞明亮	1	每少一项扣0.3分
	用物准备	个人防护用物： 1. 一次性手套　2副 2. 手消毒液　1瓶 3. 一次性口罩　2个 4. 危害药品小量/大量溢出包　各1个 操作用物： 1. 摆药车　1辆　6.《PIVAS药品盘点表》1张	2	每少一种扣0.1分

173

续表

考核项目	考核内容	岗位考核操作要点		分值	评分标准
药品盘点备点准备工作	用物准备	2. 药盒　　　　1个 3. 备用药盒　　1个 4. 纸屑桶　　　1个 5. 医疗垃圾桶　1个	7. 笔　　　　　1支 8. 计算器　　　1个 9. 纱布　　　　数块 10. 75%乙醇　　1瓶	2	每少一种扣0.1分
	人员准备	1. 仪表端庄。 2. 衣帽整洁。 3. 无长指甲。 4. 无饰品。 5. 双人，一岗双责。		3	一项不符扣0.5分
药品盘点操作流程（30分）（限时8分钟）／药品盘点流程	盘点前	1. 盘点前药盒内应保证一日用量，尽量避免拆零。 2. 双人核对盘点表信息（核对盘点表信息与药品网络信息是否一致包括药品名称、规格、产地、单价、账页状态等）。 3. 盘点前清场：盘点工作开始之前必须对盘点现场进行整理，以提高盘点效率和盘点结果的准确性。 4. 六步洗手法洗手，戴口罩、戴手套。 5. 整理药品。		6	一项不符扣1分
	盘点中	1. 盘点人员需再次核对盘点表药品信息与药架药品信息。 2. 双人清点药品，一人清点数目，另一人监督并做好登记。 3. 药品需逐支查看，检查药品名称、规格、性状，注意有无破损、字迹是否清晰、性状变化等。		12	一项不符扣2分

续表

考核项目	考核内容	岗位考核操作要点	分值	评分标准
药品盘点操作流程（30分）（限时8分钟）	盘点中	4. 清洁药盒、药箱。 5. 近效期药品、用量较少但库存较多药品应在盘点表上做好标识。 6. 填写盘点表时字迹工整清晰，清点结果无误后签字。 7. 用过的容器进行整理、清洁、消毒，置于指定位置。	12	一项不符扣2分
	盘点后	1. 药品拆零、补充用药架（将次日使用药品拆除药品外包装）。 2. 环境整理（对环境进行清场、清洁、消毒工作）。 3. 统计盘点数量、金额。 4. 登记调价、报损、报盈表格并汇总。	4	一项不符扣1分
	考核问题 盘点注意事项	1. 清点数目要认真仔细，字迹清晰。 2. 出现盘点差错时，需经第三人再次核对。 3. 近效期药品需及时采取调换或退货处理，及时交接班并建立预警机制。 4. 用量较少但库存较多药品需根据其实际用量退回药品供应科。 5. 特殊药品每日盘点：如"毒"性药品。	2	一项不符扣0.4分
危害药品混合调配操作流程（30分）（限时20分钟）	准备工作 环境准备	1. 环境安静、整齐、宽敞明亮。 2. 混合调配前30分钟开启净化系统及生物安全柜的风机。 3. 净化系统运行10分钟后查看并登记。 4. 一更十万级，二更万级，混合调配间万级，生物安全柜局部百级。	2	每少一项扣0.5分
	用物准备	个人防护用物： 1. 拖鞋　2双　　6. 无粉灭菌手套　数副 2. 一次性洁净服　2套　　7. 手消毒液　1瓶	3	每少一种扣0.1分

续表

考核项目	考核内容		岗位考核操作要点		分值	评分标准
危害药品混合调配操作流程（30分）（限时20分钟）	用物准备		3. 一次性口罩（或N95口罩）	4个	3	每少一种扣0.1分
			4. 一次性帽子	2个		
			5. 防护眼镜	2副		
			8. 洗眼器	1个		
			9. 急救箱	1个		
			10. 危害药品小量/大量药品溢出包	各1个		
		操作用物：				
		1. 复合碘棉签	7. 治疗碗			
		数瓶	1个			
		2. 75%乙醇	8. 量筒			
		数瓶	1个			
		3. 各种规格注射器	9. 利器盒			
		数个	1个			
		4. 无纺纱布	10. 医疗垃圾桶			
		数包	1个			
		5. 砂轮	11. 各规格危害药品专用包装袋			
		2个	数个			
		6. 振荡器	12. 遮光袋			
		1个	数个			
	人员准备		1. 仪表端正。		2	一项不符扣0.3分
			2. 衣帽整洁。			
			3. 无长指甲。			
			4. 无饰品。			
			5. 一岗双责，实行双人混合调配，一人辅助，一人混合调配。			
			6. 工作人员应当先阅读交接班记录。			

176

续表

考核项目	考核内容	岗位考核操作要点	分值	评分标准
	混合调配前	1. 进入一更更换专用拖鞋。 2. 六步洗手法洗手。 3. 进入二更穿一次性洁净服，戴防护眼镜，戴双层一次性口罩（或 N95），戴双层一次性粉灭菌乳胶手套。 4. 进入混合调配间。 5. 辅助人员找退药并传出调配间。	4	一项不符扣 1 分
危害药品混合调配操作流程（30 分）（限时 20 分钟） 操作流程	混合调配中	1. 辅助人员检查混合调配用物有效期、包装封性，有无潮湿。 2. 辅助人员仔细核对输液标签核人年龄、药品名称、规格、用量、用药时间，用药频次等以及药品有效期和完好性，并再次检查药物之间配伍的合理性及用药剂量是否合理，确认无误后按输液标签将药品有序摆放（药品在上，溶媒在下）在生物安全柜上，并进行消毒。 3. 混合调配人员根据调配任务及药品特点选用适宜的一次性注射器，从开口处撕开，旋转针头连接注射器，固定针头，确保针尖斜面与注射器刻度处于相反方向，拉动针栓检查有无漏气。混合调配中随时固定针栓，防针栓脱落。 4. 混合调配人员将生物安全柜防护玻璃拉至 18cm 处，在操作前、中、后均要核对输液标签核人年龄、药品名称、规格、用量、用药时间、用药频次等以及药品有效期和完好性，并严格执行无菌操作，逐一抽吸药品、药液务必抽吸干净、无残留，保证用药剂量。按药物特性混合调配。混合调配人员再次核对输液标签核病人年龄、药品名称、规格、用量、用药时间，用药频次等以及药品有效期，确认无误后签名。	7	一项不符扣 1 分

续表

考核项目	考核内容	岗位考核操作要点	分值	评分标准
危害药品混合调配操作流程（30分）（限时20分钟）	操作流程 混合调配中	5. 辅助人员按照输液标签再次复核病人年龄、药品名称、规格、用量、用药时间,用药频次等以及药品有效期,将空西林瓶弃于双层黄色医疗垃圾袋中,空安瓿弃于利器盒内,签名后将混合调配完的成品输液放置在相应颜色药筐中,并整理、清洁台面,以便下一台混合调配工作。 6. 混合调配过程中发生危害药品溢出,立即启动应急预案。 7. 辅助人员与混合调配人员脱掉第一层手套后,在调配间内完成危害药品成品输液的复核包装: (1) 辅助人员将成品输液辅液再次核对后安科室装入第一层包装袋内。 (2) 辅助人员将已完成第一层包装的成品输液放入混合调配人员撑开的带有危害药品标识的第二层包装袋内,封口。 (3) 混合调配人员登记科室及成品输液数量,传出调配间。	7	一项不符扣1分
	混合调配后	1. 更换手套。 2. 清场:清除操作区台面上的物品,所有的针筒应完整地放入防渗漏的专用容器内,针头应完整地丢弃在防渗漏的利器盒内;残留危害药品的废安瓿应包装后,放入防渗漏的专用容器内;其他使用过的或污染的一次性耗材、手套等弃于双层黄色垃圾袋中,封口贴上"医疗用毒性废弃物""警告标签后传出危害药品调配间,关闭生物安全柜。 3. 清洁:用蘸有清水的无纺布由污染相对轻的区域到污染相对较重的区域清洁,先清洁玻璃、墙壁,传递门（窗）、转运车,然后清洁操作台（外壁-内侧顶部-内壁四周-台面凹槽-台面）,最后擦拭操作台对应地面,用蘸有清水的专用拖布拖地,保证地面无玻璃碎屑等。	2	一项不符扣0.5分

续表

考核项目	考核内容	岗位考核操作要点	分值	评分标准
	操作流程	混合调配后	4. 消毒：用蘸有75%乙醇的无纺纱布由相对高的区域到无菌要求相对低的区域消毒，依次消毒操作台的台面→内壁四周（防护玻璃内面→内侧顶部→外壁（防护玻璃外面），再消毒转运车，传递窗，墙壁，玻璃等，注意无纺纱布专区使用，开启操作台风机及紫外线灯，0.5～1小时后关闭，以便将工作区污染物质排出。 5. 脱手套。进入二更脱一次性洁净服与口罩，弃至医疗垃圾桶内，进入一更更换拖鞋，六步洗手法洗手，出调配间。	2	一项不符扣0.5分
危害药品混合调配操作流程（30分）（限时20分钟）	工作记录	记录内容	1. 《PIVAS混合调配责任追溯表》。 2. 《PIVAS复核包装责任追溯表》。 3. 《PIVAS共享药品登记表》。 4. 《PIVAS破损药品登记表》。 5. 《PIVAS生物安全柜使用检查维护保养登记表》。 6. 《PIVAS洗涤用具清洁消毒登记表》。 7. 《PIVAS紫外线灯消毒登记表》。	2	每少一项扣1分
	考核问题	危害药品混合调配注意事项	1. 所有混合调配操作均应严格按照无菌技术在生物安全柜上进行。 2. 所有的无菌物品或操作关键部位须暴露在最洁净空气，即"开放窗口"，操作区至少离工作台外沿20cm，内沿8～10cm，并离台面至少10cm，在洁净区域内进行。 3. 操作及清洁消毒过程应避免任何液体溅入高效过滤器，以免破损器件或引起微生物滋生。安瓿在层流洁净台侧壁打开，应当避免朝向高效过滤器方向打开，以防药液喷溅到高效过滤器上。	8	每少一项扣1分

续表

考核项目	考核内容	岗位考核操作要点	分值	评分标准
危害药品混合调配操作流程（30分）（限时20分钟）	危害药品混合调配注意事项 考核问题	4. 西林瓶类粉针剂药品需抽吸适量液体，充分溶解后再稀释。抽吸药液时注意进针角度，玻璃安瓿类针尖斜面朝下，西林瓶针头垂直刺入，避免产生胶塞碎屑。 5. 混合调配所用的药物，如果不是整瓶（支）用量，必须在输液标签上有明显标识，以便核对。 6. 依据药品特性严格按照药品说明书中的调配方法进行混合调配，如药品说明书提及药品溶解需使用振荡器，或严禁摇晃以免产生泡沫，应严格按要求操作。 7. 每完成一组输液调配操作后，应当立即清洁台面，用蘸有75%乙醇的无纺布擦拭台面，不得留有与下批输液调配无关的药物、余液、用过的注射器和其他物品。 8. 混合调配过程中，如有疑问应立即停止操作，报告当班负责人，确认无误后方可重新混合调配并记录。	8	每少一项扣1分

第四节　混合调配用物品

混合调配用物品广泛地应用于 PIVAS 的混合调配环节,而 PIVAS 的混合调配环节恰是无菌医疗用品管理的重要环节,其管理结果的好坏将直接影响医院的感染管理,所以在本章中详细介绍了一次性使用无菌医疗用品的管理要求及相关操作用物和防护用物的使用。

一、一次性使用无菌医疗用品的管理要求

所有一次性使用无菌医疗用品必须由物资采购供应处统一采购,使用科室不得自行购入和使用。医院感染管理办公室需对 PIVAS 一次性使用无菌医疗用品的采购、管理、应用和回收处理进行监督检查。

每次购置,采购部门必须对以下四个环节的质量进行验收:①订货合同、发货地点及货款汇寄账号应与生产企业和经营企业相一致,查验每箱(包)产品的检验合格证;②产品的内外包装应完好无损;③包装标识应符合国家标准《一次性使用卫生用品卫生标准》(GB 15979-2002)、《卫生巾(含卫生护垫)》(GB 8939-2008)及行业标准《医用高分子制品包装、标志、运输和贮存》(YY/T 0313-1998);④进口产品应有中文标识。同时,需建立一次性使用无菌医疗用品的抽检登记制度,记录生产厂家、产品名称、型号、规格、数量、单价、产品批号、消毒日期、失效期、出厂日期、合格证、每次接收的时间、抽检人员签名等。

一次性使用无菌医疗用品应存放于阴凉干燥、通风良好的物架上,距地面 ≥20cm;距天花板 ≥50cm,距墙壁 ≥10cm;按失效期的先后顺序码放,禁止与其他物品混放,标识不清、包装破损、失效、霉变的产品不得使用。

使用一次性无菌医疗用品前,应认真检查包装标识是否符合标准,小包装有无破损、失效、产品有无不洁等产品质量和安全性方面的问题,发现问题应及时向医院感染管理办公室和采购部门报告。使用中如发生热原反应、感染或其他异常情况时,必须立即停止使用,及时留取样本送检,按规定详细记录现场情况,并报告医院感染管理办公室和采购部门。发现不合格产品或质量可疑产品时,应立即停止使用,并及时报告医院感染管理办公室,不得自行做退、换货处理,并留样做记录。使用后的一次性医疗用品必须按照 2003 年 10 月 15 日卫生部以第 36 号令发布施行的《医疗卫生机构医疗废物管理办法》收集、暂存、转运和最终处置;禁止与生活垃圾混放,避免回流市场。

二、物品分类

(一)操作用物

操作用物,见表4-4-1。

表 4-4-1　操作用物

序号	名称	序号	名称
1	一次性注射器	4	一次性使用输注装置
2	一次性注射针头	5	砂轮
3	一次性使用连接器	6	一次性肠外营养袋

1. 一次性注射器　一次性注射器是静脉输液安全调配中必不可少的医疗器械,在调配过程中一次性注射器的合理选择、正确使用,可准确进行药品剂量的调配,从而保证药品质量。

1999 年 12 月 28 日国务院第 24 次常委会议通过了《医疗器械监督管理条例》(以下简称《条例》),并于 2000 年 4 月 1 日起施行。《条例》的颁布,使医疗器械产业发展步入有法可依的时代。《条例》不仅明确医疗器械的定义,同时对医疗器械进行分类管理,一般分为以下三类:

第一类:通过常规管理足以保证其安全性、有效性的医疗器械。

第二类:对其安全性、有效性应当加以控制的医疗器械。

第三类:植入人体;用于支持、维持生命;对人体具有潜在危险,对其安全性、有效性必须严格控制的医疗器械。

一次性注射器是由医院从取得省级以上药品监督部门颁发的《医疗器械生产企业许可证》《医疗器械产品注册证》的生产企业,或取得《医疗器械经营许可证》的经营企业统一采购的,符合国家标准。

(1)一次性注射器的构造:一次性注射器由空筒和活塞组成,空筒前端为乳头,空筒上有刻度,活塞后部为活塞轴、活塞柄(图 4-4-1)。

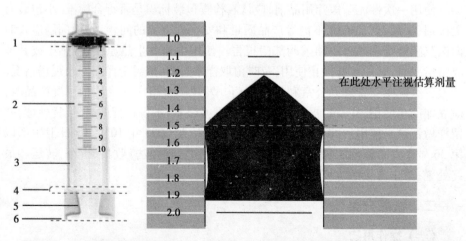

图 4-4-1　一次性注射器的构造(A. 注射器;B. 注射器空筒刻度线上 1.5ml 死腔容量)

1）胶塞：为活塞末缘的平盘或凸缘，防止药液从活塞漏出，作为衡量注射剂量的指示。

2）刻度线：刻度线通常以毫升（ml）为单位。然而，在胰岛素注射器上，基于胰岛素浓度，刻度线显示为"单位"。

3）空筒：装载药液，其上的刻度精确可见，能衡量注射液的含量。

4）外套卷边：从针筒两侧伸出的"翅膀"，在注射过程中为中指和食指提供可以抓持的表面。

5）活塞：空筒内中作往复运动的装置。

6）活塞柄：临床工作者推拉活塞柄使活塞进入空筒以便排走药液的部位。

7）乳头：空筒前端为乳头，根据医疗技术需求，基本演绎为以下几种类型（图4-4-2）：

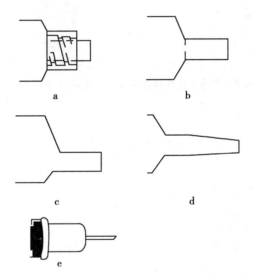

图4-4-2　注射器乳头类型

a. 鲁尔螺口（LL）：主要用于要求注射器和其他设备安全连接的注射。注射器顶部有便于"锁紧"的螺纹，适配于多种针头、导管和其他设备。避免药物渗漏，保证给药的流量稳定性。与泵连接，能够长时间、高压力下工作。和药物无相互作用，避免药物效能减低。

b. 鲁尔直插口（LS）：适用于摩擦力的连接。要求使用者采取推压并且旋转的方式连接注射器和针头或其他鲁尔设备。这种方式能够保证连接不容易脱离。仅仅将设备滑动连接到注射器上容易造成连接脱落。

c. 偏心式直插口：适用于需要接近皮肤的操作。一般用于静脉穿刺和输液（上述普通鲁尔滑动接头的介绍同样适用）。

d. 导管接头：用于冲洗（清洁）导管、造口管和其他设备。能够将接头与导管或造影管紧密连接。

e. 永久连接型针头：主要见于胰岛素和"结核菌素"专用注射器。针头永久连接，也被称为固定针头，可精确地在同一注射器中混合不同种类的药液，能够减少药液浪费。

（2）一次性注射器的型号：一次性注射器规格有很多种，在 PIVAS 常用的主要有 1ml、5ml、10ml、20ml、30ml、60ml。

（3）一次性注射器的种类（图 4-4-3）

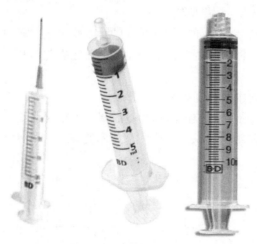

图 4-4-3　普通两件式碧宝普通三件式螺口/直插口

1）根据结构分类（表 4-4-2）

表 4-4-2　根据结构分类

名称	优点	缺点
两件式一次性注射器	不采用天然橡胶作为原材料，更加环保安全；无硅油，独家采用酰胺类润滑剂（通过美国 SFDA 的安全检测）而非硅油，避免硅油与药液发生化学反应所带来的不良反应	生产公司少，不易匹配
三件式一次性注射器	活塞顶部采用橡胶材料，确保一次性注射器空筒内的密封性，避免药液渗漏，确保药液推注无残留；其内部采用医用硅油，增加注射器活塞活动性能，达到给药均匀，降低操作强度，减轻病人痛苦的目的	硅油有细胞毒性，对细胞生长有不良影响；硅油疏水、易形成油珠，进入血液，易造成肺血栓；硅油与药液发生反应，长期肌肉注射会引起硬结；硅油作为异物刺激人体免疫系统，被免疫细胞吞噬，易形成肉芽肿；引起血细胞皱缩、变性，血清混浊、发生溶血反应。天然乳胶活塞可能引起不同程度的过敏反应，涉及各个年龄段；环氧乙烷通过天然橡胶，容易产生一氧化物；老化，微粒脱落，随药物进入人体，产生药物反应；因焚烧橡胶释放出来的二氧化硫等有害气体污染环境

2）根据功能分类（表4-4-3）

表4-4-3 根据功能分类

名称	规格型号	特点及使用
一次性使用机用压力注射器（带针）	1. 注射器：50ml、100ml； 2. 注射针：0.3mm、0.33mm、0.36mm、0.4mm、0.45mm、0.5mm、0.55mm、0.6mm、0.7mm、0.8mm、0.9mm、1.1mm、1.2mm、1.6mm	适合多种微量注射泵，容量精度高
一次性使用无菌胰岛素注射器（带针）	1. 注射器：U-40、U-100； 2. 公称容量：0.3ml、0.5ml、1ml； 3. 注射针：0.3mm、0.33mm、0.36mm	1. 幼细针尖配置，实现无痛注射，减少使用者恐惧心理； 2. 人性化考虑，护帽颜色区别胰岛素强度（40U/100U），防止用错浓度； 3. 一体式结构，药液残留量极少，保证给药准确度
一次性使用无菌注射器（彩色注射器）	1ml、3ml、5ml、10ml、20ml	芯杆分为五种颜色（红色、黄色、蓝色、绿色、白色），便于区分药液
一次性使用无菌回缩式自毁注射器	1. 注射器：3ml、5ml、10ml、20ml、30ml； 2. 注射针：0.3mm、0.33mm、0.36mm、0.4mm、0.45mm、0.5mm、0.55mm、0.6mm、0.7mm、0.8mm、0.9mm、1.1mm、1.2mm	可自毁、不可重复使用，纠正"只换针头、不换针管"的不安全使用行为，消除一次性注射器回流市场、重复使用的可能性，杜绝交叉感染及疾病的医源性传播。 常见类型：①咬合型；②活塞破坏型；③棘齿止退型；④锁紧、破坏型（改进咬合型）；⑤活塞脱落；⑥其他外套前端破坏
一次性使用无菌溶药注射器	1. 注射器：5ml、10ml、20ml、30ml、50ml、100ml； 2. 溶药针：1.2mm、1.4mm、1.6mm、1.8mm、2.1mm、2.4mm	

名称	规格型号	特点及使用
辐照灭菌注射器	1. 注射器：1ml、2ml、2.5ml、3ml、5ml、10ml、20ml、25ml、30ml、50ml、100ml； 2. 注射针：0.3mm、0.33mm、0.36mm、0.4mm、0.45mm、0.5mm、0.55mm、0.6mm、0.7mm、0.8mm、0.9mm、1.1mm、1.2mm	1. 环氧乙烷灭菌：目前医疗器械采用最广泛的灭菌方式，对被灭菌物品穿透力强，可杀灭大多数病原微生物，但对操作人员有一定危害性，同时在使用过程中还会造成大气环境的污染 2. 辐照灭菌：利用高能射线作用于微生物进行高效灭菌，具有灭菌速度快、灭菌彻底、无化学残留、无环境污染、高效节能等优点，但辐照灭菌可能会使传统医用材料老化，导致变黄、变脆、甚至丧失使用性能，因此采用辐照灭菌必须使用新材料和新技术
一次性使用无菌低阻力溶药器	1. 注射器：5ml、10ml、20ml、30ml、50ml； 2. 溶药针：1.2mm、1.6mm	1. 独特的低阻力设计，溶药更省力。独特的活塞设计，将普通的两道密封圈结构变为一道密封圈，滑动力仅为普通溶药注射器的1/4，减少护理人员3/4的工作强度，溶药抽拉更省力 2. 侧孔针结构，溶药更安全。侧孔针结构，能够在穿刺药瓶及大输液药塞的过程中，有效减少不溶性微粒产生 3. 特殊密封槽结构，密封更优越。活塞的特殊密封槽结构设计，只需普通塞的1/2的过盈量即可保证密封性，受压越大密封性越好
一次性使用无菌避光注射器（带针）	1. 注射器：1ml、2ml、3ml、5ml、10ml、20ml、25ml、30ml、50ml、100ml； 2. 注射针：0.3mm、0.33mm、0.36mm、0.4mm、0.45mm、0.5mm、0.55mm、0.6mm、0.7mm、0.8mm、0.9mm、1.1mm、1.2mm	光敏性药物需采用避光输注手段。一次性使用无菌避光注射器采用双层复合注塑工艺，先注塑内层透明层，在注塑外层避光外套，采用进口避光剂，避光外套的避光率≥90%，可以使药液与避光剂完全隔离，避免药液污染

续表

名称	规格型号	特点及使用
一次性使用精密过滤封管注射器(带针)	注射器:5ml、10ml	一次性封管针可精密过滤掉封管液中的不溶性微粒,用于静脉内输液装置(如留置针、中心静脉导管)治疗间隙的冲、封管。不仅如此,还可用于药品混合调配环节 一次性使用精密过滤封管注射器由注射器、注射用过滤器和注射针(带保护套)组成。其中注射器组成材料为PP(聚丙烯塑料)和胶塞,注射针针座组成材料为ABS(苯乙烯丁二烯丙烯腈共聚物)、过滤膜为PES(聚醚砜)。其使用时应按规范正确拆除单包装,取出注射器(带针),去除针帽,抽取药液。随后将取液注射针旋掉,从包装袋中取出过滤器带针产品,旋到封管注射器螺纹接口,去除针帽使用
安全式注射器(防针刺伤型)	1. 注射器:1ml、3ml、5ml、10ml 2. 注射针:0.4mm、0.45mm、0.5mm、0.6mm、0.7mm、0.8mm	安全式注射器是经特别设计整合在注射器本体上,正常注射完毕后,通过一个特定动作,屏蔽注射针防止针尖对操作者或处置者意外伤害且不能被重复使用的注射。主要包括:①针头回缩型注射器;②滑动护盖型注射器;③旋转护盖型注射器;④滑套型注射器

（4）一次性注射器的包装:采用纸塑包装,透气不透菌;消毒完全、无环氧乙烷残留;轻松开封,无纤维脱落。其机理是,比纸中直径小的、其他可能渗透过纸的颗粒,被纸中的多细胞纤维及先前被阻挡的微粒所吸附。因此细菌就无路可走了(图4-4-4)。

（5）注射器环保设计降低医院整体运营成本:采用环保设计的注射器其具有更高的性价比,更低的医疗废弃物和处置成本等优点,降低了注射器使用的整体运营费用。

2. 一次性注射针头

（1）一次性注射针头的构造:一次性注射针头是注射器头端可自由装卸的中空金属针,由针栓、针梗、针尖三部分组成(图4-4-5)。

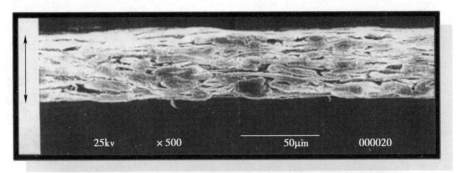

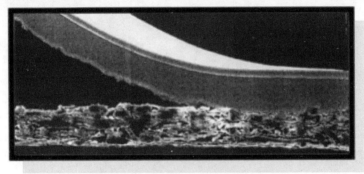

图 4-4-4　一次性注射器的包装机理

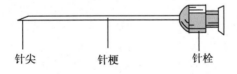

图 4-4-5　一次性注射针头的构造

1)针栓:可通过鲁尔接口或鲁尔接口滑动连接注射器空筒及针头。所有安全设计的针头均使用颜色编码来表示规格。

2)针梗与针尖:硅强化的不锈钢材质使针头更容易穿刺,从而最大程度地减少病人不适,其不同长度和规格可适合不同的需求。

(2)一次性注射针头的型号(图 4-4-6):在药品混合调配过程中,常用的无菌注射针头型号有 4.5、5、5.5、6、7、8、9。

也可根据针头类型分为斜面针头、单侧孔针头、双侧孔针头。根据药品包装材料合理选择无菌注射针头,可有效防止异物(如瓶塞、玻璃碎屑等)进入成品输液,减少输液微粒。

(3)一次性注射针头的类型

1)根据针头管壁分类(表 4-4-4,图 4-4-7)

国际通用标准	对应中国国家标准
16G	16号
18G	12号
19G	10号
20G	9号
21G	8号
22G	7号
23G	6号
24G	5.5号
25G	5号
26G	4.5号
27G	4号
30G	3号

图 4-4-6 一次性注射针头的型号

表 4-4-4 按针头管壁分类

枕头管壁类型	特点
普通针壁	最常见的类型。针壁厚度能保证充分的流量,当针插入一个小瓶塞子或病人时能最大程度地减少弯曲。
薄壁	薄壁针有更细钢壁,允许更大体积的液体通过它。流量相比于普通针的规格更大。
特薄壁	最薄的钢壁,给药时可提供更高流量和需要更少的力。薄壁利于更大的流量;薄壁流量相当于大一号的针管流量;在不影响流量的情况下,可以使用小一号的针管规格。
鱼网式双重润滑管壁	针穿刺瓶塞后,润滑剂大部分都还牢固地附着在针管上,这样能明显减轻注射时的疼痛感,从而令注射更舒适。

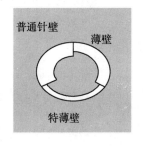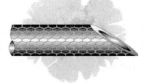

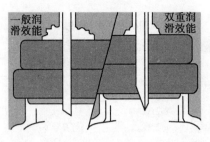

图 4-4-7　根据针头管壁分类的一次性注射针头

2）在针的末端有锋利的针尖,根据针尖斜面可分为五种类型,其中有四种通常用于注射(表 4-4-5,图 4-4-8~4-4-10)。

表 4-4-5　针尖斜面分类

针尖斜面形态	特点	使用
普通斜面	最常见的斜面,用于绝大多数临床注射操作。针尖的设计使穿刺时能用较小的力度和最小拖拉力来刺破皮肤,从而减少病人的不适。	通常用于肌肉和皮下注射。
短斜面	针尖的几何学设计旨在减少不必要的注入深度,如穿破血管壁,同时液体能快速回流和分散。	通常用于专业操作,如动脉血液,气体取样和神经阻滞。
皮内注射斜面	尖端的几何设计是为了只在表皮下允许浅层和低角度插入。注射时,流体体积通常是非常小的,需慢慢地推注。	主要用于皮肤测试(如过敏测试)。
五斜面	两个额外的凸凹变化创造一个更扁平,更薄的表面,已被证明产生的痛苦更少。	主要用于肌肉、皮下、静脉注射,其设计更利于减轻患者疼痛。
三斜面	第一、二斜面较短,减少穿刺损伤;第三斜面较长,逐渐扩张和切割组织;针尖与水平成30°角,易于穿刺,减少损伤。	1. 钝针头:设计有效帮助减少胶塞切割,减少针刺伤 2. 过滤型钝针头:可避免微粒进入注射器,其针头锐利,穿刺力小;5μm 滤膜,完全消除碎屑残留,抽吸药液完全,避免浪费。 3. 侧孔针头:针尖侧孔设计,减少胶塞切割,减少针头堵塞概率和粉针剂药品混合调配中产生的泡沫。

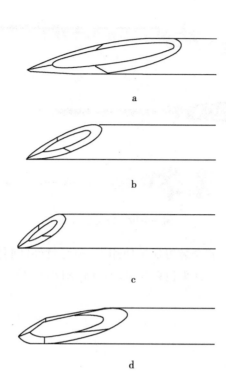

a

b

c

d

图 4-4-8　针尖斜面分类

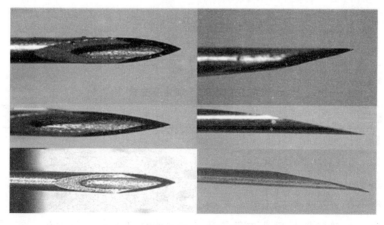

图 4-4-9　三斜面

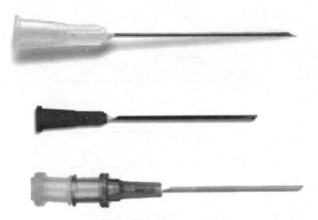

图 4-4-10 各类型针头

3）安全注射针头：安全装置保护使用者，免受意外针刺伤的设计，安全注射技术包括注射针尖回缩，针头包裹和滑动套筒（图 4-4-11）。

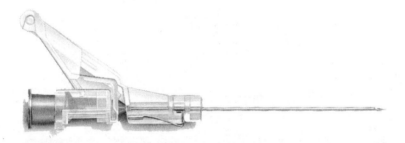

图 4-4-11 安全注射针头

3. 一次性使用连接器（表 4-4-6，图 4-4-12 ~ 4-4-15）

表 4-4-6 产品规格及配置

规格型号	配置
A1 型	钢针、钢针针座、导管、保护套
A2 型	钢针、钢针针座、导管、保护套、止液夹
B 型	钢针、钢针针座、导管、保护套、空气过滤器
C1 型	连接座、导管、保护套、三通、药液过滤器
C2 型	连接座、导管、保护套、三通、药液过滤器、止液夹
C3 型	连接座、导管、保护套、三通、药液过滤器、流量调节器
C4 型	连接座、导管、保护套、三通、药液过滤器、止液夹、流量调节器
D1 型	连接座、导管、保护套、药液过滤器
D2 型	连接座、导管、保护套、药液过滤器、止液夹

续表

规格型号	配置
D3 型	连接座、导管、保护套、药液过滤器、流量调节器
D4 型	连接座、导管、保护套、药液过滤器、止液夹、流量调节器

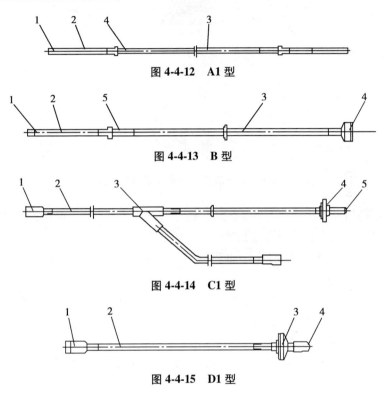

图 4-4-12　A1 型

图 4-4-13　B 型

图 4-4-14　C1 型

图 4-4-15　D1 型

一次性使用连接器适用于静脉输液时,将两输液瓶相连接,保持不同药液输液时的连贯性,不可用于压力输液。可以使输液通路的建立更自由、更便捷、更灵活,该产品结构丰富多样,可以结合临床需要来满足不同药液输液时的连贯性。既可以用于两输液瓶的连接,也可用于输液管路的连接。

在混合调配中,一次性使用连接器主要用于粉针剂负压西林瓶的药品溶解,其操作简便,极大降低了调配人员的劳动强度,提高工作效率。其使用前常规检查灭菌日期、有效期、包装有无破损,是否完整干燥;开外包装,将连接器取出,去除针帽,一头插入药品的专用溶媒或无菌注射用水,一头插入需溶解的粉针剂西林瓶内,进行溶解。

4. 一次性使用输注装置　一次性使用输注装置是一种便携式,用于持续药物输注治疗的一次性使用的弹性输液泵。一次性使用输注装置可用于静脉内通路、硬膜外皮下、血管通路、动脉内通路、外围神经、手术部位的输注通路,但在国内主要是静脉内通路、硬膜外皮下、血管通路方面的使用。

（1）一次性使用输注装置的构造（图4-4-16）：一次性使用输注装置是由加药口和保护帽、线圈盖、单向阀、应力构件、弹力储液囊非乳胶聚合物、5μm药液过滤器、延长管、硬质塑料外壳、流向限速器、带翼保护帽组成。

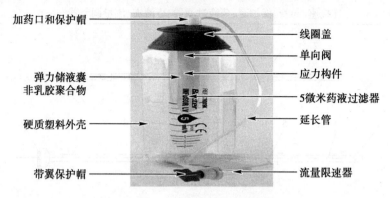

加药口和保护帽

弹力储液囊
非乳胶聚合物

硬质塑料外壳

带翼保护帽

线圈盖

单向阀

应力构件

5微米药液过滤器

延长管

流量限速器

图4-4-16　一次性使用输注装置的构造

1）加药口和保护帽：保护帽是内凹式，平置于桌面不会污染内部结构；含药液的注射器连接此处进行灌注操作。

2）应力构件：进液管路连接加药口和储液囊，出液管路连接储液囊和延长管，凸点空袋指示器。

3）单向阀：在弹性储液囊的顶端有个止回阀。它由弹性物质组成。当注射器从外部插入时，它将与进液管路分离，让溶液进入储液囊内。当外力消失，止回阀恢复原形阻止药液回漏。

4）弹力储液囊（图4-4-17）：弹力储液囊由人工聚异戊二烯组成，不含天然乳胶压力如下：

$$LVs:388-414mmHg(7.5-8psi)$$

当储液囊充满溶液时，是透明的，方便观察囊内液体情况；液体出现气泡是很正常的情况，通常在几小时以后会消失，囊膜物质具有气体通透性，气泡不会进入病人体内，因为进液管路的进液端口在储液囊的中心位置，气泡因为重力的作用无法进入其中。

5）5μm药液过滤器：药液过滤器在出液管路的顶端，孔径为5μm。该过滤器无法过滤细菌。

6）硬质外壳：可以保护储液囊免受外力挤压，同时如果储液囊发生漏液的话，也可以保护病人不与药液发生接触；外壳上的刻度线可供病人或者医务人员观察输液进度，并非用来判断储液囊内的液体容量；外壳还有平整的表面方便药师或者护士做标记和贴标签；外壳具有抗紫外线功能，可抵御最高380nm的紫外线B和紫外线C，以及大多数的紫外线A。

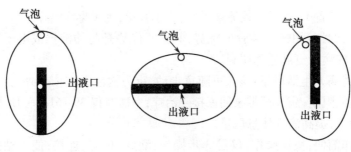

图 4-4-17　弹力储液囊

7）输液延长管路：输液管路的管壁特别加厚，抗折管；输注管路事先由纸带缠绕，使用前请先解开纸带。

8）鲁尔接口与流量限速器：流量限速器是一个玻璃毛细管，直径 50μm；流量限速器被 2 个 O 型圈固定在外壳中，其材料与储液囊一致。它们确保药液流进限速器通路无泄漏。

9）线圈盖：线圈盖将应力构件固定在瓶体中；应力构件的顶部有一个小刻痕，其构成了一个通风孔。当灌药过程中，需要排气以避免瓶体内部压力过大。不然会大大加剧流速；根据不同流速，线圈盖的颜色也不同。

10）刻度线（图 4-4-18）：可提示储液囊底部处于不同位置，有助于监督输液进程。

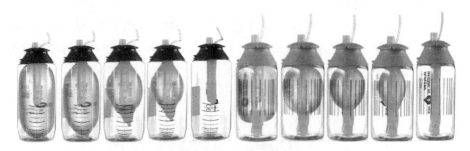

图 4-4-18　弹力储液囊刻度线

（2）一次性使用输注装置的型号与规格：一次性使用输注装置容量有 60ml、100ml、150ml、200ml、270ml、300ml 等，流速也包括 1ml/h、2ml/h、3ml/h、4ml/h、5ml/h 等。常见输注装置有：

1）输注装置 A：慢流速，0.5~10ml/h，规格：小容量、大容量、超大容量，用于持续输注治疗、疼痛治疗及抗生素治疗。

2）输注装置 B：快流速，50~250ml/h，规格：小容量、大容量、超大容量，用于抗生素治疗。

3）输注装置 C：病人可控流速，手控式给药，用于疼痛治疗。

4）输注装置 D：病人可控流速，可设置 3 种流速，用于疼痛治疗。

5）输注装置 E：病人可控流速，规格为小容量，用于疼痛治疗。

（3）一次性使用输注装置的优势：其核心优势是与输液器或电子输注泵相比，它可以使病人更舒适和便利。

1）改善病人生活质量：病人可随意走动，重力输注无需依靠外力；不受医疗场地、时间的限制，病人可带泵回家接受治疗；空瓶时仅 39～61g，轻便小巧，易于收藏；无噪音，提高病人休息质量。

2）操作简便：快速操作，仅需 3 步操作：灌注、预充、连接；便于粘贴病人标签，每种规格瓶体都具有平面供粘贴；可通过瓶盖颜色快速识别流速；易于掌握输注进度，具有空瓶指示器功能。

3）使用安全：全密闭系统与外层保护壳确保无药物污染和药物接触的危险；延长管防折管设计，输注更畅通；硬质外壳保护储液囊免受外力影响，确保流速稳定；广泛的药物相容性和稳定性测试（包括但不限于 42 种药物）。

5. 砂轮　在 PIVAS 调配工作中，每天需要打开大量的安瓿，易折型曲颈安瓿因其颈段具有割痕，不需砂轮割锯即可打开，但在实际操作中，大部分仍需砂轮重新切割才能掰开。

传统使用的砂轮（图 4-4-19）选料主要是碳化硅，它是用极细的黏土作结合剂，将碳化硅微粒烧结而成的，切割安瓿时黏土易脱落成粉末，碳化硅本身的破碎性也易形成微小颗粒。

医用金刚石砂轮、刀刃选择世界上最坚硬的物质——金刚石，基本是用国外进口的特种钢板，经镀镍表面光滑锃亮，不生锈，耐腐蚀，质地坚硬。砂轮形状为

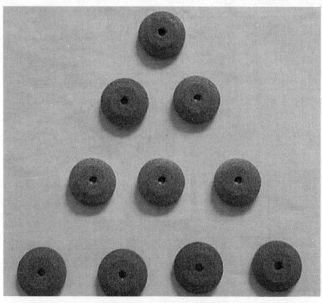

图 4-4-19　传统使用的砂轮

薄型带孔的圆圈,通过特殊工艺将金刚石镶嵌在圆形基体的周边上制成。

6. 一次性肠外营养袋

一次性使用静脉营养输液袋(简称营养袋)是通过加液管路向贮液容器内充入营养液,再经输液器和静脉内器械(如中心静脉导管)向体内输注。营养液宜在加入营养袋之后 24 小时内使用完毕,同时应当考虑营养液在打开包装充入营养袋后的使用时效。由于产品与人体接触时间较长,且贮存 TPN 液的 PVC 袋可释放出增塑剂邻苯二甲酸酯(DEPH),它对脂肪微粒有破坏作用,其释放与TPN 液的贮存温度、时间及脂质的含量成正关系,因此需要对产品中脂溶性的DEPH 的释出给出限定。建议采用无毒无味的 EVA 贮存袋。

一次性使用静脉营养输液袋是由瓶塞穿刺器及护套、截流夹、进液管路、可拆开式管路连接件、防重开启截流夹、悬挂孔眼、贮液袋、注射件、滴斗,营养袋及配套的瓶塞穿刺器和各连接口应有保护套,使其内部在使用前保持无菌,见图4-4-20。

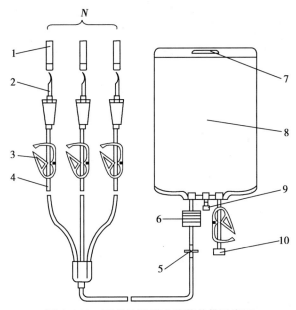

图 4-4-20　不带输液管路的营养袋示意图

注:1. 瓶塞穿刺器保护套;2. 瓶塞穿刺器 a;3. 截流夹 b;4. 进液管路;5. 可拆开式管路连接件 c;6. 防重开启截流夹;7. 悬挂孔眼;8. 贮液袋;9. 注射件 d;10. 输液器插口

附注:图 4-4-20 中的其他标识如下所示:

N. 进液管路部分,根据设计需要,可以增加或减少进液管路的数量。

a. 如有进气口,须配有空气过滤器。

b. 截流夹的型式和数量不限。

c. 通过拆开该连接件将进液管路部分与贮液袋部分分离。

d. 可没有。

（二）防护用物

防护用物，见表4-4-7。

表4-4-7　防护用物

序号	名称	序号	名称
1	医用利器盒	4	防护眼镜
2	医用口罩	5	洁净服
3	医用手套		

1. 医用利器盒　医用利器盒（sharps box）用于盛装注射器、输液器等一次性使用物品的针头；各类刀片、头皮针、缝合针、安瓿、小玻璃等锐器，收集带血的整副注射器、输血器、血袋等所有接触血液的医用器材；其他规定放入利器盒的医疗危险感染物品。按照《医疗废物管理条例》的规范要求组织生产，产品质量可靠，使用方便、安全。

（1）医用利器盒的相关规定

1）利器盒整体为硬质材料制成，密封，以保证利器盒在正常使用的情况下，盒内盛装的锐利器具不撒漏，利器盒一旦被封口，则无法在不破坏的情况下被再次打开。

2）利器盒封闭且防刺穿，以保证在正常情况下，利器盒内盛装物不撒漏，并且利器盒一旦被封口，在不破坏的情况下无法被再次打开。

3）满盛装量的利器盒从1.5m高处垂直跌落至水泥地面，连续3次，利器盒不会出现破裂、被刺穿等情况。

4）利器盒原材料一般采用新聚丙烯料，不含聚氯乙烯（PVC），易于高温焚烧。

5）医用利器盒整体颜色为淡黄，颜色应符合《漆膜颜色标准》（GB/T 3181-2008）中Y06的要求。利器盒侧面明显处应印制警示标志，警告语为"警告！损伤性废物"。

6）利器盒上应有《医疗废物管理条例》中规定的医疗废物警示标识。

7）利器盒规格尺寸可根据用户要求确定。

8）为一次性使用，按国家要求，规定在24小时内必须由医疗废物处置单位回收，在48小时内彻底安全焚化。

（2）医用利器盒种类与规格尺寸

1）桶形利器盒（图4-4-21）：①1L桶形利器盒：直径11.5cm，高度12.5cm；②2L桶形利器盒：直径13.5cm，高度14.5cm；③4L桶形利器盒：直径17.5cm，高度18.5cm；④6L桶形利器盒：直径21.0cm，高度21.0cm；⑤8L桶形利器盒：直径23.0cm，高度23.0cm。

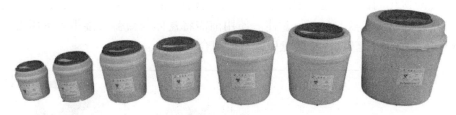

图 4-4-21　桶形利器盒

2)方形医疗利器盒:主要包括 3L、5L、8L(卧/立)、10L、15L、25L,见表 4-4-8
(表 4-4-8,图 4-4-22)。

表 4-4-8　方形医疗利器盒

规格	产品尺寸(cm)			包装个数 (箱)	外包装尺寸(cm)		
	长度	宽度	高度		长	宽	高
3L	20.0	16.2	12.5	100	50.0	41.5	48.0
5L	25.0	21.5	15.0	100	62.0	50.0	55.5
8L(卧)	30.5	21.5	17.0	50	44.5	31.5	74.0
8L(立)	24.7	19.5	25.4	50	62.0	50.0	47.0
10L	24.7	19.5	27.6	50	51.0	41.5	69.0
15L	30.5	21.5	30.0	30	43.0	31.0	77.0
25L	35.0	25.0	40.0	15	71.0	36.0	54.0

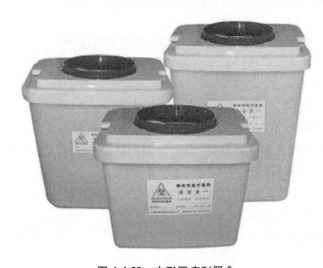

图 4-4-22　方形医疗利器盒

（3）医用利器盒构造：医用利器盒一般是桶形结构（图4-4-23），分两部分组成，带有红色旋转盘的盒盖与盒体。使用前需将盒体与盒盖对接用力下压安装成整体后使用，旋转红色旋转盘以开启或闭合利器盒。

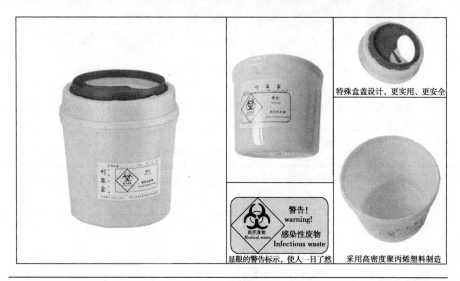

特殊盒盖设计，更实用、更安全

警告！
warning！
医疗废物
Medical waste
感染性废物
Infectious waste

显眼的警告标示，使人一目了然

采用高密度聚丙烯塑料制造

图 4-4-23　桶形医疗利器盒

（4）医用利器盒的用途

1）可收集注射器、输液器、一次性使用物品的针头。

2）收集医用小玻璃制品、各类刀片、头皮针、缝合针等锐器。

3）收集带血的整副注射器、输血器等接触血液的医用器材。

（5）医用利器盒的使用方法

1）安装利器盒：将盒体与盒盖对接用力下压安装成整体。

2）左右旋转顶盖上的红色旋转盘，可开启或闭合利器盒，逆时针旋转为开启，顺时针旋转为闭合。

3）注射器针头的收集：将针头伸入水滴形孔中，在注射器乳头与针头的接口处卡住，轻轻向外下压针筒，注射器针头就自动掉入利器盒内。

4）输液器的利器部分收集：手握输液器的软管，将利器部分伸入顶盖的大开孔中，用剪刀剪即可，其锐器部分即掉入利器盒内。

5）刀片或者玻璃等锐器，以及抽输血用的注射器、输液器等带血的污染物品可直接放入顶部大开孔中。

6）当利器盒被盛放至容积的70%时，应封闭利器盒：顺时针旋转顶盖上的红色旋转盘，听到"咯"的声响后，在红色顶盖的翘起处用力撬一下，整个利器盒即被安全锁定。

利器盒不需要注明使用时间,但利器盒存放太久容易生长细菌,因此 PIVAS 应选择适当容量的利器盒,尽量减少在 PIVAS 内停留时间,但要注意利器盒内废物量不得超过利器盒容积的 3/4。

2. 医用口罩　医用口罩是指在医院中由专业性医护人员使用的,为预防某些呼吸道传染性微生物传播,以保护医护人员在工作中的身体健康为目的,个人使用的呼吸防护用品。

(1)医用口罩的相关规定:呼吸防护产品种类繁多,医用防护的对象一般以传染性微生物为主,还包括治疗中使用喷雾器或电激光手术中产生的一些有害的颗粒物等,口罩外表面有阻隔一定压力的体液喷溅的功能,并且应在具有规定卫生标准的环境中生产,我国标准还规定,它属于一次性使用产品,不应重复使用。

不同种类的医用口罩,应严格符合相关规定,如:行业标准《医用外科口罩技术要求》(YY 0469-2011)、国家标准《医用防护口罩技术要求》(GB 19083-2010)、国家标准《普通脱脂纱布口罩(GB19084-2003)、《医疗器械产品注册标准》。

(2)医用口罩的分类:医用口罩一般分为外科口罩、医用防护口罩、普通医用口罩和纱布口罩,现医疗机构常用外科口罩和医用防护口罩两种。

(3)医用口罩的性能

1)医用外科口罩主要由 PP 无纺布、熔喷无纺布与鼻夹组成,用以临床医务人员在有创操作过程中佩戴,为实施有创操作的医务人员提供防护,防止经血液、体液和其他液体飞溅。细菌过滤效率≥95%,当血液以 120mmHg 压力喷向口罩外侧面后,口罩内侧不会出现渗透。

2)医用防护口罩主要由口罩罩杯本体(三层无纺布材料,上下两层为聚丙烯互衬,中间为聚丙烯过滤材料)、头带、鼻夹和鼻部密封垫组成。其过滤材料对非油性颗粒物具有至少95%的过滤效率,同时还具有液体阻隔性能,用以降低使用者对某些粒径的空气悬浮颗粒物的暴露水平,包括在电烙手术、激光手术及其他电动医疗设备使用中产生的微粒。其设计具有对血液和其他传染性液体物质阻隔的性能,在与防护眼镜一起正确使用的条件下,符合《职业安全与健康标准(OSHA)》中"血液携带病原体标准"的要求。

3. 医用手套　一次性医用乳胶手套作为医疗防护用品,它既能保护操作者手皮肤不被损伤和感染,又能防止被操作者不受手术者所携带的细菌和脏物污染。

(1)一次性使用医用手套的种类及规格

1)种类:①一次性医用手套按照相关标准通常分为灭菌橡胶外科手套[符合《一次性使用灭菌橡胶外科手套》(GB7543-2002)规定]和医用橡胶检查手套

[符合《一次性使用医用橡胶检查手套》(GB10213-2006)》];②按模具品种分为光面和麻面两种;③按处理方式分为消毒型和不消毒型;④按隔离剂品种分为滑石粉、白炭黑、改性淀粉等三种类型的检查手套。因 PIVAS 工作环境为洁净环境,使用有粉手套会对洁净的环境造成污染,所以应使用无粉手套。

2)规格:5.5寸、6寸、6.5寸、7寸、7.5寸、8寸、8.5寸和9寸。

(2)一次性乳胶手套的特点

1)弹性好,容易穿戴。

2)穿戴舒适,不含氧化剂和硅油,脂类和盐化物。

3)较强的抗拉强度,耐穿刺,不易破损。

4)防化性能优越,耐一定的酸碱度。

5)表面化学残留物低,离子含量低,颗粒含量少,适用于严格的无尘环境。

4. 防护眼镜　避免辐射光对眼睛造成伤害,最有效和最常用的方法是配戴防护眼镜。防护眼镜是一种滤光镜,可以改变透过光强和光谱。它可以吸收某些波长的光线,而让其他波长光线透过,所以都呈现一定的颜色,所呈现颜色为透过光颜色。一种为吸收式,另一种为反射式,前者用得最多。

防护眼镜是一种起特殊作用的眼镜,使用的场合不同,需求的眼镜也不同,作用主要是防护眼睛和面部免受紫外线、红外线和微波等电磁波的辐射;避免粉尘、烟尘、金属和砂石碎屑以及化学溶液溅射的损伤。

防化学溶液的防护眼镜,主要用于防御有刺激或腐蚀性的溶液对眼睛的化学损伤。可选用普通平光镜片,镜框应有遮盖,以防溶液溅入。通常用于实验室、医院等场所,一般医用眼镜即可通用。

使用时应注意,要选用经产品检验机构检验合格的产品;宽窄和大小要适合使用者的脸型;镜片磨损粗糙、镜架损坏,会影响操作人员的视力,应及时调换;要专人使用,防止传染眼病;防止重摔重压,防止坚硬的物体磨擦镜片和面罩;放置时将眼镜的凸面朝上,若将凸面朝下摆放眼镜,会磨花镜片(见图4-4-24)。

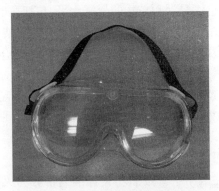

图 4-4-24　防护眼镜

5. 洁净服　洁净服又叫净化服(图 4-4-25),是医护人员工作着装,隔离病菌、有害超细粉尘、酸性溶液、盐溶液,保持环境清洁。采用 PP(聚丙烯,占总数的 62%)无纺布材料,外覆防护服专用透气膜,透气性强,防静电;较佳的防渗透性,在抗多种有机溶剂、酸碱腐蚀的同时,具有较高的耐冲击性。机械性质强韧,质地柔软舒适。不助燃、无毒无刺激性,对皮肤无害。

(1)洁净服的分类:洁净服通常分为分体式和连体式两种,在工作中可以根据自己的实际工作情况来选择。

(2)特点

1)结实耐用,抗撕裂及磨损,穿着舒适、柔软、轻盈、透气,不起毛,防污染,抗静电。

2)可以渗透空气、水蒸气,却能够将水基液体及浮质排斥在外。

3)100%高密度聚乙烯制成,不含填充剂、粘合剂和硅。

4)表面平滑排斥无机液体,防止化学物质溅落,同时令固态粉尘不易黏附。

5)特殊涂层处理,100%防尘性能可以有效地防止有害超细粉尘,高浓度无机酸、碱及盐溶液。

(3)要求

1)外观:应干燥、清洁、无霉斑、表面不允许有斑疤、裂孔等缺陷。针线缝合采用针缝加胶合或做折边缝合,缝合的针距每 3cm 应为 8~14 针,线迹应均匀、平直,不得有跳针。如洁净服装有拉锁,拉锁应能自锁,不能外露。

2)结构:防护服的结构应合理,穿脱方便,结合部位严密。袖口、脚踝口采用弹性收口,帽子面部收口及腰部采用弹性收口、拉绳收口或搭扣。

3)号型:洁净服型号分为 S、M、L、XL、XXL、XXXL 六个号码。

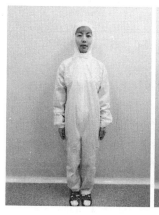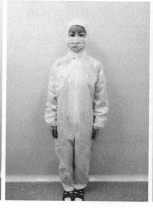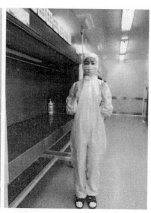

图 4-4-25　洁净服

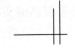

第五章

安全调配操作流程

混合调配过程是 PIVAS 工作中的关键环节,因为最终成品输液的质量与此环节有着直接的关系。PIVAS 的混合调配是在生物安全柜及水平层流洁净台中进行的,混合调配的品种除有普通药品,还有危害药品及肠外营养液这样需特殊调配的输液品种,操作及质控内容均不尽相同。根据规范要求并按照大多数 PIVAS 的实际情况制定了以下安全调配的操作流程供大家参考。

第一节 水平层流洁净台操作流程

一、操作流程

水平层流洁净台操作流程,见表 5-1-1。

表 5-1-1 水平层流洁净台操作流程

操作要点	实施步骤
开机	1. 混合调配前 30 分钟开启净化系统及水平层流洁净台的风机、照明灯。 2. 净化系统运行 10 分钟后查看并登记。
操作	1. 用蘸有 75% 乙醇的无纺布从上到下、从内到外擦拭水平层流洁净台内部。 2. 在水平层流洁净台内进行药品混合调配。 3. 所有的调配应在操作区域内完成,水平层流洁净台台面区域划分为 3 个部分: (1)内区,最靠近高效过滤器 10~15cm 的区域,为最洁净区域,可用来放置已打开的安瓿、已开包装的无菌物品及经过消毒的小件物品。 (2)操作区,水平层流洁净台的中央区域,所有的调配操作应在此区域内完成。 (3)外区,从水平层流洁净台外缘往内 15~20cm 的区域,可用来放置未拆除外包装、未经过消毒的物品。 4. 每混合调配完成一个操作台的成品输液后,应当清理水平层流洁净台上的废弃物,并用无纺纱布清洁,必要时用 75% 乙醇消毒台面。

续表

操作要点	实施步骤
清场	1. 更换手套。 2. 清除操作区台面上的物品、感染性废物弃于双层黄色垃圾袋中;损伤性废物（如针头）放入利器盒中,封口并传出混合调配间。
清洁	1. 关闭水平层流洁净台循环风机。 2. 用蘸有清水的无纺纱布由污染相对轻的区域向污染相对较重的区域清洁,先清洁操作台外壁→内侧顶部→内壁四周→台面。 3. 擦拭操作台对应地面,用蘸有清水的专用拖布拖地,保证地面无玻璃碎屑等。 4. 清洁结束,将抹布区分放置于不同的桶内,待清洗、消毒。
消毒	1. 用蘸有75%乙醇的无纺纱布由无菌要求相对高的区域到无菌要求相对低的区域消毒,依次消毒操作台的台面-内壁四周-内侧顶部-外壁。 2. 关闭水平层流洁净台照明灯,开启风机、紫外线灯与调配间紫外线灯0.5~1小时。 3. 将抹布分别用洗涤剂清洗干净后,分别置于500mg/L含氯消毒液中浸泡30分钟,晾干后备用。
关机	关闭水平层流洁净台总开关。
登记	1.《PIVAS水平层流洁净台/生物安全柜使用检查维护保养登记表》。 2.《PIVAS清场清洁消毒检查登记表》。 3.《PIVAS洗涤用具清洁消毒登记表》。 4.《PIVAS紫外线灯消毒登记表》。

二、注意事项

1. 开启净化系统及水平层流洁净台的风机,运行5~10分钟后,观察控制面板上调配间压差与温湿度,登记《PIVAS温湿度/空气压差登记表》,观察水平层流洁净台运行状况,确认其处于正常工作状态:各区域室温控制在18~26℃、湿度为40%~65%。室内外压差规定为:洁净室（区）与室外大气的静压差应>10Pa,空气洁净级别不同的相邻房间之间的静压差应>5Pa,调配间与二次更衣室之间的静压差应>5Pa。

2. 所有混合调配操作均应严格按照无菌操作技术在水平层流洁净台上进行。

3. 所有的无菌物品或操作关键部位须暴露在最洁净空气中,即"开放窗口",也就是水平层流洁净台内侧至少15cm处。水平层流洁净台外沿是万级、百级空气交汇处,不得进行混合调配操作。

4. 操作台物品的摆放不能阻挡洁净层流,且至少距离层流洁净台后壁 8cm。

5. 操作及清洁消毒过程避免任何液体溅入高效过滤器,以免破损器件或引起微生物滋生;安瓿在层流洁净台侧壁打开,应当避免朝向高效过滤器方向打开,以防药液喷溅到高效过滤器上。

6. 注意使用不产生纤维屑的抹布。无纺抹布具有柔软、透气和平面结构等特点,其优点是不产生纤维屑,适合净化的空间使用。易掉纤维的抹布容易堵塞高效过滤器,影响空间的净化。

7. 表格是追溯记录,记载过程状态和过程结果的文件,是质量管理体系文件的一个重要组成部分,因此在水平层流洁净台使用过程中应设计并填写以下表格:

(1)《PIVAS 水平层流洁净台/生物安全柜使用检查维护保养登记表》内容包括日期、操作台编号、性能状态、维修保养、使用人员签名等。该表格由调配间内使用人员和清场检查人员填写,对调配间内洁净层流工作台使用情况进行全面的记录,每天交接班时将检查的内容进行交班,发现问题由相应的责任人进行及时处理。此表格能够对整个洁净工作台的维护保养起到较大的监管作用(图5-1-1)。

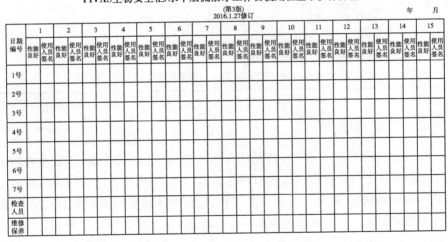

图 5-1-1　PIVAS 水平层流洁净台/生物安全柜使用检查维护保养登记表

(2)《PIVAS 清场清洁消毒检查登记表》内容包括日期、洗手池、鞋柜、衣橱、洁净层流工作台、治疗车、凳子、传递门、传递窗、门把手、照明灯、墙面、地面、检查者签名等。该表格由清场检查人员填写,对调配间、第一更衣室、第二更衣室及洗衣间内的物品和环境秩序进行全面的记录,检查人员每天在交接班时将检查内容进行交班,发现问题由责任人及时处理,对整个环境卫生起到监督作用(图 5-1-2)。

PIVAS清场清洁消毒检查登记表
(第3版)
2016.1.27修订

年　　月

日期	第Ⅰ/Ⅱ调配间													第Ⅲ/Ⅳ/Ⅴ调配间											
	洗手池	鞋柜	衣橱	生物安全柜/水平层流洁净工作台	治疗车	凳子	传递窗/门	门/把手	照明灯	墙面	地面	备注	检查签名	洗手池	鞋柜	衣橱	生物安全柜/水平层流洁净工作台	治疗车	凳子	传递窗/门	门/把手	照明灯	墙面	地面	备注	检查签名
1																										
2																										
3																										
4																										
5																										
6																										
7																										
8																										
9																										
10																										
11																										
12																										

图 5-1-2　PIVAS 清场清洁消毒检查登记表

(3)《PIVAS 洗涤用具清洁消毒登记表》内容包括日期、抹布的清洗、500mg/L 含氯消毒液浓度监测、抹布在含氯消毒液中的浸泡时间、晾晒、操作人员签名等。该表格由当日值班人员填写,对洗涤用具的使用情况进行详细的记录,保证清洁用具全部符合感染控制要求(图 5-1-3)。

PIVAS洗涤用具清洁消毒登记表(调配间)
(第3版)
2016.1.27修订

年　　月

日期	第Ⅰ调配间							第Ⅱ调配间							第Ⅲ、Ⅳ调配间							第Ⅴ调配间							检查人员
	抹布			拖布			操作人员签名	抹布			拖布			操作人员签名	抹布			拖布			操作人员签名	抹布			拖布			操作人员签名	
	清洗	500mg/L含氯消毒液浓度监测	含氯消毒液浸泡30min	清洗	500mg/L含氯消毒液浓度监测	含氯消毒液浸泡30min	晾晒	清洗	500mg/L含氯消毒液浓度监测	含氯消毒液浸泡30min	清洗	500mg/L含氯消毒液浓度监测	含氯消毒液浸泡30min	晾晒	清洗	500mg/L含氯消毒液浓度监测	含氯消毒液浸泡30min	清洗	500mg/L含氯消毒液浓度监测	含氯消毒液浸泡30min	晾晒	清洗	500mg/L含氯消毒液浓度监测	含氯消毒液浸泡30min	清洗	500mg/L含氯消毒液浓度监测	含氯消毒液浸泡30min	晾晒	
1																													
2																													
3																													
4																													
5																													
6																													
7																													
8																													
9																													

图 5-1-3　PIVAS 洗涤用具清洁消毒登记表

（4）《PIVAS 温湿度/空气压差登记表》内容包括日期、调配间名称、温度、湿度、二更压差、调配间压差、维修保养记录、登记人员、检查人员等。该表格由当日早班人员负责填写，组长负责监督，目的是及时全面地监测 PIVAS 空气净化设备的运行状态，保障洁净状态完全符合规定（图 5-1-4）。

PIVAS温湿度/空气压差登记表(调配间、复核包装间)
(第4版)
2016.1.27修
年　　月

日期	第Ⅰ调配间				第Ⅱ调配间				第Ⅲ、Ⅳ调配间				第Ⅴ调配间				第一复核包装间		第二复核包装间		维修保养记录	登记人员	检查人员
	温度	湿度	二更压差	调配间压差	温度	湿度	二更压差	调配间压差	温度	湿度	二更压差	调配间压差	温度	湿度	二更压差	调配间压差	温度	湿度	温度	湿度			
1																							
2																							
3																							
4																							
5																							
6																							
7																							
8																							
9																							
10																							
11																							
12																							

图 5-1-4　PIVAS 温湿度/空气压差登记表

8. 表格记录作为基础性和依据性文件在填写时应尽量规范化、标准化，注意事项有以下几点：

（1）用笔要求：记录用笔可以用钢笔、中性笔或签字笔，确保这些笔迹记录的持久性和可靠性。

（2）原始性：表格记录要保持现场运作，如实记录，这就是原始性。原始就是最初的，第一手的。原始性就是当天的运作当天记，当周的活动当周记。记录保持其原始性，不可以重新抄写和复印，更不可以在过程进行完后加以修饰和装点。做到及时和真实，确保记录真实可靠。

（3）清晰准确：表格记录是作为阐明质量管理体系所取得的结果，或作为提供体系所完成活动证据的文件而策划设置的。既然是证据，首先要做到属实，务必将过程做到位，运作事实记录正确和清晰，且语言和用字都要规范。

（4）笔误的处理：正确的处理笔误的方法，是在笔误的文字或数据上，用原使用的笔墨画一横线，再在笔误处的上行间或下行间填上正确的文字和数值。注意：在填写记录出现笔误后，不要在笔误处乱写乱画，更不可涂成黑色或用修整液加以掩盖。

（5）空白栏目的填写：有些表格记录在运作的情况下部分栏目无内容可填，应明确空白栏目不可不填，其填写的方法是在空白的适中位置画一横线，表示记录者已经关注到这一栏目，只是无内容可填，就以一横线代之；如果纵向有几行均无内容填写,亦可用一斜线代之。

(6)签署要求:表格记录中会包含各种类型的签署,有作业后的签署,有认可、审定、批准等签署,这些签署都是原则、权限和相互关系的体现,是记录运作中不可缺少的组成部分。

任何签署都应签署全名,同时尽可能的清晰易辨,不允许有姓无名或有名无姓情况存在。

第二节 生物安全柜操作流程

一、操作流程

生物安全柜操作流程,见表 5-2-1。

表 5-2-1 生物安全柜操作流程

操作要点	实施步骤
开机	1. 混合调配前 30 分钟开启净化系统及生物安全柜的风机。 2. 净化系统运行 10 分钟后查看并登记。
操作	1. 用蘸有 75%乙醇的无纺布从上到下、从内到外擦拭生物安全柜内部。 2. 操作时,将生物安全柜防护玻璃拉至安全警戒线。 3. 操作区至少离工作台外沿 20cm,内沿 8~10cm,并离台面至少 10cm 区域内进行(图 5-2-1)。 图 5-2-1

续表

操作要点	实施步骤
操作	4. 每混合调配完成一个操作台的成品输液后,应当清理水平层流洁净台上的废弃物,并用无纺纱布清洁,必要时用75%乙醇消毒台面。
清场	1. 更换手套。 2. 清除操作区台面上的物品。 3. 所有的针筒应完整地放入防渗漏的专用容器内,针头应完整地丢弃在防漏防刺的利器盒内。 4. 残留危害药品的废安瓿应包装后,放入防渗漏的专用容器内。 5. 其他使用过的或污染的一次性耗材、手套等弃于双层黄色垃圾袋中。 6. 封口贴上"医疗用毒性废弃物"警告标签后,传出危害药品调配间。
清洁	1. 关闭生物安全柜循环风机。 2. 用蘸有清水的无纺纱布由污染相对轻的区域到污染相对较重的区域清洁,先清洁操作台外壁(防护玻璃外面)→内侧顶部→内壁四周(防护玻璃内面)→台面凹槽→台面。 3. 最后擦拭操作台对应的地面,用蘸有清水的专用拖布拖地,保证地面无玻璃碎屑等。 4. 清洁结束,将抹布区分放置于不同的桶内,待清洗、消毒。
消毒	1. 用蘸有75%乙醇的无纺纱布由无菌要求相对高的区域到无菌要求相对低的区域消毒,依次消毒操作台的台面→内壁四周(防护玻璃内面)→内侧顶部→外壁(防护玻璃外面)。 2. 关闭生物安全柜照明灯,开启风机、紫外线灯与调配间紫外线灯0.5~1小时,以便将工作区污染物质排出。 3. 将抹布、地巾分别用洗涤剂清洗干净后,再分置于500mg/L含氯消毒液中浸泡30分钟,晾干后备用。
关机	关闭生物安全柜总开关。
登记	登记内容同"水平层流洁净台操作流程"。

二、注意事项

1. 严格遵循无菌技术操作原则,所有混合调配操作均应严格按照无菌技术在生物安全柜内进行。

2. 进行药物混合调配时,前窗不可高过安全警戒线,否则操作区域内将不能保证负压,造成药物气雾外散,危害操作人员及污染调配间,同时操作区域内也有可能达不到百级净化要求。

3. 所有的无菌物品或操作关键部位须暴露在最洁净空气,即"开放窗口",

操作区至少离工作台外沿20cm,内沿8~10cm,并离台面至少10cm区域内进行。

4. 操作及清洁消毒过程避免任何液体溅入高效过滤器,以免破损器件或引起微生物滋生。安瓿在层流洁净台侧壁打开,应当避免朝向高效过滤器方向打开,以防药液喷溅到高效过滤器上。

第三节　肠外营养液混合调配操作流程

一、人员准备

1. 规范化培训考核合格(详见"第四章第三节肠外营养混合调配技能考核标准")。

2. 进入静脉用药调配中心应更换工作鞋、工作服并戴帽子,工作鞋在进入控制区之前更换,工作服和帽子至更衣室穿戴。

3. 仪表端庄、衣帽整洁,无长指甲、无饰品。

4. 一岗双责,实行双人混合调配,一人辅助,一人混合调配。

5. 工作人员应当先阅读交接班记录。

二、物品准备

1. 个人防护用物,见表5-3-1。

表5-3-1　肠外营养液混合调配个人防护用物

物品名称	数量	物品名称	数量
1. 拖鞋	2 双	5. 无粉灭菌乳胶手套	数副
2. 洁净服	2 套	6. 手消毒液	1 瓶
3. 一次性口罩	2 个	7. 急救箱	1 个
4. 一次性帽子	2 个	8. 洗眼器	1 个

2. 操作用物

肠外营养液混合调配操作用物,见表5-3-2。

表5-3-2　肠外营养液混合调配操作用物

物品名称	数量	物品名称	数量
1. 复合碘棉签	1 瓶	5. 纱布	数块
2. 75%乙醇消毒液	1 瓶	6. 砂轮	2 个
3. 各种规格注射器	数个	7. 治疗碗	1 个
4. 一次性静脉营养输液袋	数个	8. 量筒	1 个

续表

物品名称	数量	物品名称	数量
9. 利器盒	1个	13. 网套	3个
10. 医疗垃圾桶	2个	14. 笔	1支
11. 手消毒液	1瓶	15. 治疗车	数量
12. 挂钩	3个		

三、操作流程

肠外营养液混合调配操作流程,见表5-3-3。

表5-3-3　肠外营养液混合调配操作流程

操作要点	实施步骤
混合调配前准备	开机与使用步骤同"水平层流洁净台操作流程"。 1. 进入一更更换专用拖鞋。 2. 按六步洗手法洗手。 3. 用肘部推开二更门,进入二更穿一次性洁净服(连体带鞋套)、戴口罩和一次性无粉灭菌乳胶手套。 4. 用肘部推开门进入调配间,确保手套不被污染。 5. 辅助人员先将退药找出,并传出调配间。 6. 用蘸有75%乙醇的无纺布从上到下、从内到外擦拭水平层流洁净台内部。
混合调配	1. 辅助人员检查混合调配用物,除常规有效期、包装密封性、有无潮湿外,还需检查静脉营养输液袋有无裂纹,输液管夹、截流夹性能是否完好。 2. 辅助人员仔细核对输液标签病人年龄、药品名称、规格、用量、用药时间、用药频次等以及药品有效期和完好性,并再次检查药物之间配伍的合理性及用药剂量是否合理,确认无误后按输液标签将药品有序摆放(药品在上,溶媒在下)在水平层流洁净台上,并进行消毒。 3. 混合调配人员根据调配任务及药品特点选用适宜的一次性注射器,从开口处撕开,旋转针头连接注射器,固定针头,确保针尖斜面与注射器刻度处于相反方向,拉动针栓检查有无漏气。混合调配中随时固定针栓,防针栓脱落。微量元素、水溶性维生素、脂溶性维生素、磷酸盐溶液及其他电解质溶液的注射器应分别独立使用并做好相应标识。 (1)50ml注射器(用于混合调配电解质);

续表

操作要点	实施步骤
混合调配	（2）20ml注射器（用于混合调配微量元素、水溶性维生素、脂溶性维生素、磷酸盐溶液）； （3）10ml注射器（用于混合调配25%硫酸镁）； （4）1ml注射器（用于混合调配胰岛素）。 4. 混合调配人员在操作前、中、后均要核对输液标签病人年龄、药品名称、规格、用量、用药时间、用药频次等以及药品有效期和完好性，并严格执行无菌操作，逐一抽吸药品，药液务必抽吸干净、无残留，保证用药剂量。按混合调配顺序进行调配： （1）将磷酸盐、微量元素分别加入氨基酸溶液中，充分混匀； （2）将电解质及胰岛素分别加入葡萄糖或糖盐溶液中，充分混匀； （3）用脂溶性维生素溶解水溶性维生素后加入脂肪乳中，充分混匀； （4）灌装前关闭三升袋所有输液管夹； （5）灌装时先灌装葡萄糖或糖盐溶液和氨基酸溶液，将氨基酸溶液套入网套，并倒转这两种溶液，悬挂在水平层流洁净台的挂杆上，分别连接三升袋两路管路并打开输液管夹，缓慢按压，充分混匀，待葡萄糖或糖盐溶液和氨基酸溶液全部流入到三升袋后，关闭相应两路输液管夹； （6）最后灌入脂肪乳，先套入网套并倒转脂肪乳溶液，悬挂在水平层流洁净台的挂杆上，连接三升袋第三根管路并打开输液管夹，缓慢按压，充分混匀，然后关闭相应输液管夹； （7）拆除输液管，使三升袋口向上，将袋中多余空气排出后关闭截流夹，再将输液管口套上无菌帽； （8）挤压三升袋，观察是否有液体渗出，如有则须丢弃。 5. 混合调配人员再次核对输液标签病人年龄、药品名称、规格、用量、用药时间、用药频次等以及药品有效期，确认无误后签名。
复核	1. 辅助人员按照输液标签再次复核病人年龄、药品名称、规格、用量、用药时间、用药频次等以及药品有效期，检查截流夹是否关闭，将空西林瓶弃于双层黄色医疗垃圾袋中，空安瓿弃于利器盒内，签名后将混合调配完的成品输液放置在相应颜色药筐内，并整理、清洁台面，以便下一台混合调配工作。 2. 辅助人员将混合调配完的成品输液，传出混合调配间。
清场	步骤同"水平层流洁净台操作流程"。
清洁	1. 步骤同"水平层流洁净台操作流程"。 2. 用蘸有清水的无纺纱布由污染相对轻的区域到污染相对较重的区域清洁，先清洁玻璃、墙壁、传递窗、转运车，再清洁操作台。

续表

操作要点	实施步骤
消毒	1. 步骤同"水平层流洁净台操作流程"。用蘸有 75% 乙醇的无纺纱布由无菌要求相对高的区域到无菌要求相对低的区域消毒,依次消毒操作台、转运车、传递窗、墙壁、玻璃等,注意无纺纱布专区使用。 2. 脱手套,进入二更脱洁净服与口罩。 3. 进入一更更换拖鞋,六步洗手法洗手,出调配间。 4. 调配间内专用拖鞋每日清洁、消毒,备用。
关机	关闭水平层流洁净台总开关。
登记	登记内容同水平层流洁净台操作流程,还应登记: 1.《PIVAS 混合调配责任追溯表》。 2.《PIVAS 共享药品登记表》。 3.《PIVAS 破损药品登记表》。

四、注意事项

1. 内容同"水平层流洁净台操作流程"。

2. 灌装应缓慢按压三升袋,确保充分混匀。

3. 混合调配所用的药物,如果不是整瓶(支)用量,必须在输液标签上有明显标识,以便核对。

4. 每完成一组输液调配操作后,应当立即清洁台面,用蘸有 75% 乙醇的无纺布擦拭台面,不得留有与下批输液调配无关的药物、余液、用过的注射器和其他物品。

5. 混合调配过程中,如有疑问应立即停止操作,报告当班负责人,确认无误后方可重新混合调配并记录。

6. 混合调配产生的医疗废物应遵循以下要求处理:

(1)医疗废物用黄色医疗废物专用包装袋;损伤性废物(安瓿、针头等)放入专用利器盒中,不得放入收集袋中,以防运送时造成锐器伤;危害药品装入专用的带有专用标识的垃圾袋;放入黄色专用包装袋的医疗废物不得取出。

(2)PIVAS 应设立污物通道,不同洁净级别区域间应当有防止交叉污染的相应设施。同时根据《医药工业洁净厂房设计规范(GB 50457-2008)》"生产过程中产生的废弃物出口,宜单独设置专用传递设施,不宜与物料进口合用一个气闸室或传递柜",建议对于极易造成污染的物料及废弃物,均应从其专用传递窗(门)运到非洁净控制区。

(3)所有医疗废物出科室需标明产生科室、类别、产生日期及需要特别说明的内容。

（4）所有存放污染性医疗废物的容器必须有盖,便于随时关启。

（5）盛装医疗废物时不得超过包装物或容器的3/4,应及时打"鹅颈结",封口严实紧密。

（6）根据《医疗废弃物管理条例》应做到日产日清。

（7）医疗废物意外泄漏或包装物、容器的外表面被感染性废物污染时,应立即启动《医疗废物意外泄漏应急预案》。

（8）收集运送人员与PIVAS工作人员交接医疗废物时,做到人不离车;做好双向交接登记,登记内容应当包括医疗废物的来源、种类、重量或者数量、交接时间、最终去向以及经办人签名等项目,登记资料至少保存3年。

7. 在肠外营养液混合调配操作流程中,表格记录除了同水平层流洁净台内容外,还应包括以下内容:

（1）《PIVAS混合调配责任追溯表》内容包括日期、药品名称、混合调配时间段、混合调配人员签名、复核人员签名、检查人员签名等。该表格由调配间工作人员填写,调配间内组长监督,真实记录各类药品调配的准确时间及人员,发生问题后能够迅速聚焦问题,使每1袋调配的成品输液都能够责任追溯到人,实现科学、有效的质量管理,为药品的质量安全提供保障(图5-3-1)。

PIVAS责任追溯表(混合调配)
(第5版)
2016.10.31修订

日期	头孢替安		I代 II代其它 III代IV代 其他类抗生素		单环类 碳青霉烯类 β-内酰胺-β-内酰胺酶抑制剂 复方制剂		青霉素 细胞毒		检查人员
	时间段	工作人员签名	时间段	工作人员签名	时间段	工作人员签名	时间段	工作人员签名	
1									
2									
3									
4									
5									
6									
7									
8									
9									
10									
11									
12									
13									
14									
15									

说明:工作人员签名一栏:混合调配人员/辅助人员

图5-3-1　PIVAS混合调配责任追溯表

（2）《PIVAS 共享药品登记表》内容包括日期、共享药品名称、共享药品数量、登记人员签名、检查人员签名等。该表格由各调配间工作人员填写，调配间内组长监督，真实记录药品的实际使用情况，实现对药品的动态管理，通过大规格小剂量药品的合理共享，节约药品资源，有效避免浪费（图 5-3-2）。

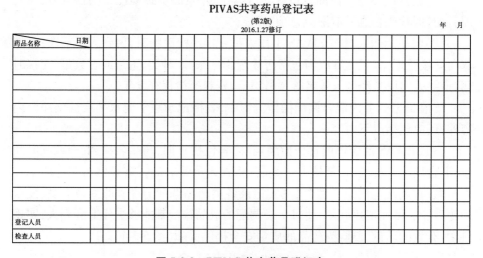

图 5-3-2　PIVAS 共享药品登记表

（3）《PIVAS 破损药品登记表》内容包括日期、破损药品名称、破损药品数量、登记人员签名、检查人员签名等。该表格由发生药品破损的当事人填写，调配间内组长监督，真实记录药品的实际使用情况，实现对药品的动态管理，通过破损药品的登记，有助于药品的账物相符。

第四节　危害药品及毒性药品
混合调配操作流程

一、人员准备

1. 规范化培训考核合格（详见"危害药品混合调配技能考核标准"）。
2. 同肠外营养液混合调配操作流程。

二、用物准备

1. 个人防护用物　危害药品及毒性药品混合调配个人防护用物，见表 5-4-1。

表 5-4-1　危害药品及毒性药品混合调配个人防护用物

物品名称	数量	物品名称	数量
1. 拖鞋	2 双	6. 无粉灭菌乳胶手套	数副
2. 一次性洁净服	2 套	7. 手消毒液	1 瓶
3. 一次性口罩(或 N95 口罩)	4 个	8. 洗眼器	1 个
4. 一次性帽子	2 个	9. 急救箱	1 个
5. 防护眼镜	2 副	10. 危害药品小量/大量溢出包	各 1 个

2. 操作用物　危害药品及毒性药品混合调配操作用物,见表 5-4-2。

表 5-4-2　危害药品及毒性药品混合调配操作用物

物品名称	数量	物品名称	数量
1. 复合碘棉签	数瓶	7. 治疗碗	1 个
2.75%乙醇消毒液	数瓶	8. 量筒	1 个
3. 各种规格注射器	数个	9. 利器盒	1 个
4. 纱布	数包	10. 医疗垃圾桶	1 个
5. 砂轮	2 个	11. 各规格危害药品专用包装袋	数个
6. 振荡器	1 个	12. 遮光袋	数个

三、操作流程

危害药品及毒性药品混合调配操作流程,见表 5-4-3。

表 5-4-3　危害药品及毒性药品混合调配操作流程

操作要点	实施步骤
混合调配前准备	开机与使用步骤同"第五章第二节生物安全柜操作流程"。 1. 进入一更更换专用拖鞋。 2. 按六步洗手法洗手并烘干双手。 3. 用肘部推开二更门,进入二更穿一次性洁净服(连体带鞋套)、戴双层一次性口罩(或 N95)、戴护目镜、戴双层一次性无粉灭菌乳胶手套。 4. 用肘部推开门进入调配间,确保手套不被污染。 5. 辅助人员找退药并传出调配间。 6. 用蘸有 75%乙醇的无纺布从上到下、从内到外擦拭生物安全柜内部。

续表

操作要点	实施步骤
混合调配	1. 辅助人员仔细核对输液标签病人年龄、药品名称、规格、用量、用药时间、用药频次等以及药品有效期和完好性,并再次检查药物之间配伍的合理性及用药剂量是否合理;确认无误后按输液标签将药品有序摆放(药品在上,溶媒在下)在生物安全柜上,并进行消毒。 2. 混合调配人员根据调配任务及药品特点选用适宜的一次性注射器,从开口处撕开,旋转针头连接注射器,固定针头,确保针尖斜面与注射器刻度处于相反方向,拉动针栓检查有无漏气;混合调配中随时固定针栓,防针栓脱落。 3. 混合调配人员将生物安全柜防护玻璃拉至 18cm 处,在操作前、中、后均要核对输液标签病人年龄、药品名称、规格、用量、用药时间、用药频次等的准确性和药品有效期及完好性,并严格执行无菌操作,逐一抽吸药品;药液务必抽吸干净、无残留,保证用药剂量;按药物特性混合调配。 4. 混合调配人员再次核对输液标签病人年龄、药品名称、规格、用量、用药时间、用药频次等的准确性以及药品有效期,无误后签名。 5. 辅助人员按照输液标签再次复核病人年龄、药品名称、规格、用量、用药时间、用药频次等以及药品有效期,将空西林瓶弃于双层黄色医疗垃圾袋中;空安瓿弃于利器盒内;签名后将混合调配完的成品输液放置在相应颜色药筐内,并整理、清洁台面,以便下一台混合调配工作。 6. 混合调配过程中发生危害药品溢出,立即启动应急预案(详见"第四章第三节危害药品溢出应急预案")。
包装	辅助人员与混合调配人员脱掉第一层手套后,在调配间内完成危害药品成品输液的复核包装。 1. 辅助人员将成品输液再次核对后,按科室装入第一层包装袋内。 2. 辅助人员将已完成第一层包装的成品输液放入混合调配人员撑开的带有危害药品标识的第二层包装袋内,封口。 3. 混合调配人员登记科室及成品输液数量,传出调配间。
清场	同"第五章第二节生物安全柜操作流程"。
清洁	同"第五章第二节生物安全柜操作流程"。用蘸有清水的无纺纱布由污染相对轻的区域到污染相对较重的区域清洁,先清洁玻璃、墙壁、传递窗、转运车,再清洁操作台。
消毒	1. 同"第五章第二节生物安全柜操作流程"。用蘸有 75% 乙醇的无纺纱布由无菌要求相对高的区域到无菌要求相对低的区域消毒,依次消毒操作台、转运车、传递窗、墙壁、玻璃等,注意无纺纱布专区使用。 2. 脱手套,进入二更脱一次性洁净服与口罩,弃至医疗垃圾桶内,进入一更更换拖鞋,六步洗手法洗手,出调配间。 3. 拖鞋处理同肠外营养液混合调配操作流程。

218

续表

操作要点	实施步骤
关机	关闭生物安全柜总开关。
登记	1. 同肠外营养液混合调配操作流程。 2.《PIVAS复核包装责任追溯表》。

四、注意事项

1. 内容同"第五章第二节生物安全柜操作流程"。

2. 使用无粉灭菌乳胶手套,手套的厚度和接触药物的时间决定手套的透过性,乳胶手套对危害药品透过性要低于非乳胶手套,PVC手套不应在操作危害药品中使用。手套的透过性会随着时间的增加而增大,遇到手套破损、刺破和被药物沾污则需要更换手套。

3. 依据药品特性并严格按照药品说明书中的调配方法,进行混合调配。如药品说明书提及药品溶解需使用振荡器,或严禁震摇,以免产生泡沫,应严格按要求操作。

4. 若有危害药品溢出,应立即启动危害药品小量或大量溢出应急预案(详见"第六章第三节")。

5. 毒性药品的摆药需经过规范化培训,由具有责任心强、业务熟练的人员专门负责。毒性药品管理原则:必须专人保管、专柜加锁、专门的收支账目,双人收发、双人领取,定期盘点,做到账物相符。出现问题时,必须迅速追查,并报主管部门。将毒性药品输液标签重打一份用于存档。毒性药品处方及相关登记表格,保存2年。

第五节 试验用药混合调配操作流程

一、人员准备

经规范化培训考核合格后上岗,专人负责试验药品的调配。其他同"第五章 危害药品及毒性药品混合调配操作流程"。

二、用物准备

同"危害药品混合调配操作流程"。

三、操作流程

试验用药混合调配用物准备,见表5-5-1。

表 5-5-1　试验用药混合调配用物准备

操作要点	实施步骤
项目启动	项目确定后,PIVAS 负责人员及参与本项实验人员共同参加启动会。 1. 了解该试验用药的基本信息。 2. 签署相关文件。 3. 协商医嘱发送、药品混合调配成品、输液的取送等相关问题。
医嘱传送	临床医生选定入组病人之后,下达医嘱,打印医嘱(因药品免费提供,所以不能通过网络发送至 PIVAS),应在其用药前一天送至 PIVAS 交于药品管理人员,确定好次日取药时间。
药品管理	药品在 PIVAS 由专人、专区、专锁、专账管理,每日进行记录,医嘱单送至 PIVAS 之后,由负责人员进行查看,做好准备。
药品调配	1. 用药当日,根据医嘱单上病人的用药信息,双人摆药、贴签核对、逐一查对药品的名称、规格、剂量、有效期及药品编码。 2. 调配过程同"危害药品混合调配操作流程"。 3. 混合调配结束后,记录相关内容(如非整支药品剩余处理、注射器批号等),检查成品输液的过程。
药品发送	临床医师至 PIVAS 取已混合调配完毕的成品试验药品,当面交接,检查质量。
表格记录	用药追踪表格随药品由医师取走,表格中记录内容有病人信息、药品信息、药品的混合调配时间、注射器批号、病人的用药时间、用药的过程,相关人员的签名。

四、注意事项

1. 药品入库交接时,应专人接收、清点。当面点清药品名称、数量、批号、有效期、编码等。冷藏药品查看温度,若温度超出规定范围,退回不予接收。登记药品相关信息。

2. 药品贮存过程中,按药品编码摆放药品。若冷藏药品温度超出规定范围,应将该药品封存、退回,不予使用。

第六节　机械配液泵操作流程

近年来,随着医院 PIVAS 在国内的广泛开展,静脉用药集中调配正趋向于区域化调配,PIVAS 的管理与运作日趋信息化、机械化与自动化。在混合调配环节从手工混合调配到机械化、自动化混合调配的转变是顺应时代与行业发展的结果,同时也是对卫生保健需求变化的应对,目标是追求更加安全、高效、准确的混合调配工作模式,保证医院静脉用药安全。目前,关于混合调配的机械化与自动化产品层出不穷,但在试验应用中仍需充分考虑、不断研究,自动化技术才能安全、高效地融入 PIVAS 混合调配实践中。机械化产品与人工操作相配合,在现如今的混合调配实践中已较为成熟,下面以机械配液泵为例,阐述在机械化混合调配操作实践中的工作流程与注意事项。

机械配液泵是药品调配的机械化设备,在混合调配中主要适用于单次使用剂量大,重复频率高的药品;以及药品样数少,但需时间长的药品类型。它以精准、无菌、防护、可控、简单的特点,在加强职业防护,降低劳损与劳动强度,减少针刺伤的发生率等方面展现出较广泛的应用价值;不仅如此,机械配液泵抽吸彻底,可精准抽取的最小容积达 0.2ml,使药液残余量少,较手工混合调配具有无法比拟的优势。

一、人员准备

同"肠外营养/危害药品混合调配操作流程"。

二、用物准备

使用机械配液泵需要准备的用物,见表 5-6-1。

表 5-6-1　使用机械配液泵需要准备的用物

物品名称 (个人防护用物)	数量	物品名称 (设备用物)	数量	物品名称 (操作用物)	数量
1. 拖鞋	2 双	1. 适宜型号管路	1 根	1. 各种规格注射器	数个
2. 洁净服	2 套	2. 适宜型号输液袋	数个	2. 无纺纱布	数包
3. 一次性口罩	2 个	3. 适宜型号一次性	2 个	3. 一次性无菌治疗巾	数块
4. 一次性帽子	2 个	专用针头(带排气)		4. 消毒液	1 瓶
5. 无粉灭菌手套	数副	4. 一次性管路转换	1 个	5. 棉签	数包
6. 手消毒液	1 瓶	接头		6. 灭菌注射用水	1 瓶
7. 急救箱	1 个			7. 无菌治疗盘	2 个
8. 洗眼器	1 个			8. 量筒	1 个
9. 利器盒	1 个			9. 砂轮	2 个
				10. 医疗垃圾桶	1 个
				11. 清洁剂	1 瓶
				12. 输液架	1 个
				13. 输液筐	数个
				14. 笔	1 支

三、操作流程

机械配液泵标准操作流程,见表 5-6-2。

表 5-6-2 机械配液泵标准操作流程

操作要点	实施步骤
调配前准备	1. 常规准备同"水平层流洁净台/生物安全柜操作流程"。 2. 安装管路 (1)选择合适型号的管路,查对无误打开输液管路包装。 (2)将管路进液一端安装于机器输入端口,将管路插入插槽,逆时针旋转泵头,使管路的硅胶部分环绕于其泵头周围;前后移动几次泵头,以确保其转动无阻力。 注:切勿使硅胶管扭曲,切勿使用蛮力将管路向下推送至泵头周围槽中。 (3)关闭顶盖。 3. 打开电源开关:打开电源开关后,按"Interval"+"C/CE"清除记录。 4. 安装针头 (1)选择合适型号的专用针头,查对无误打开针头包装。 (2)将管路一端无菌帽摘除,旋转安装无菌针头,另一端同此。 5. 填充管路:查对无菌注射用水质量,挂于输液架上,用棉签蘸取消毒液消毒瓶口,将管路塑针(带排气孔)插入瓶内,按"Start/Stop"(启动/停止)开始填充管路、排气,若需要,可使用脚踏开关进行 Start/Stop 操作。
校准	1. 将管路输出一侧端口连接一次性管路转换接头,连接注射器。 2. 先按"Volume"(体积)设置输出液体体积,再次按"Volume"确认,按"Start/Stop"(启动/停止)填充注射器,停止后,排空注射器内气体,观察实际液体量,按"Adjust"(调整)输入实际液体量,再次按"Adjust"确认,按"Start/Stop"再次填充注射器,确认设置体积与填充液体量一致,拆除注射器及一次性管路转换接头,选择适合型号的针头,连接在此端口。
设定输出液体体积、间隔时间与速度	1. 按"Volume"设置输出液体体积,再次按"Volume"确认。 2. 按"Interval"(间隔)设置液体输出间隔时间,再次按"Interval"(间隔)确认。 3. 机械配液泵运转速度设有低、中、高 3 个档位,若要更改速度设置,按照如下操作: (1)按下"Low/Med Speed/High"(低/中/高速),显示屏的当前设置开始闪烁,键入更大数字以提高速度设置,或键入更小数字以降低速度设置。 (2)若要恢复到默认设置,按下"Low/Med Speed/High",然后按下"C/CE"即可。 反转模式:若要更改抽送方向,按下"Reverse"(反转),按钮亮起时,反转激活。
操作结束,关闭电源	将一次性管路等医疗废物置于黄色医疗垃圾袋,针头弃于利器盒内,清洁消毒机械配液泵。
调配后处理	同"水平层流洁净台/生物安全柜清场清洁消毒工作"。

四、注意事项

1. 操作人员应接受规范化培训,熟悉机器性能。

2. 机械配液泵适用于合适的工作模式。

3. 根据其适用药品类型选择合适药品。

4. 使用标准配件并配备适合的器具。

5. 操作前需选择粗细适宜的管路,安装管路时确认管路的进液端和出液端,确认管路有无挤压、扭曲。

6. 调配药品前必须先进行校准,使设置液体量与实际输出量一致。

7. 出现以下情况需要对泵进行校准

(1)运行条件改变导致精确度变化时;

(2)未能准确输送设定的预期输送液体体积时;

(3)开始新一轮操作前;

(4)重启后;

(5)管路出液口背压改变时,例如:不同类型的液体输送目标容器、针头规格、过滤器;

(6)更改速度设置时。

8. 如为大批量反复操作,可设置间隔时间和速度,以节省时间。

9. 建议粗管路使用高速,细管路使用中速进行操作。

10. 由于是机械化操作,注意力要高度集中。

11. 在操作过程中如遇特殊情况,可按"Start/Stop"键(启动/停止),这时机械配液泵会暂时停止工作,再次按"Start/Stop"键(启动/停止),可恢复运行。

第六章

调配质量控制与持续改进策略

第一节　调配质量控制

PIVAS 实行全面质量管理,全面质量管理就是以质量为中心,以全员参与为基础,目的在于通过让群众满意和工作人员及社会受益而达到长期成功的管理途径。全面质量管理实行多种多样的质量管理方法,PIVAS 以质量保证(QA)、质量控制(QC)、根本原因分析(RCA)、行动学习(AL)、标杆学习(BMK)、品管圈等质量管理方法,促使质量不断提升。

在 ISO9000-2005 质量管理体系中,质量管理的定义是在质量方面指挥和控制组织的协调的活动;质量控制则是质量管理的一部分,致力于满足质量要求。质量控制分为质量保证体系与质量评价体系两部分。

一、质量保证体系

质量保证体系是指通过制定完善的规章制度及工作流程与工作标准,明确各环节在质量管理上的任务、职责和权限,使工作制度化、标准化、程序化,科室从上到下形成一个全面、协调的质量管理有机整体。PIVAS 质量保证体系有规章制度,其中包括核心制度 12 项,还有岗位职责、工作流程、工作标准、工作记录,以院级-科室-QC 小组三级质量控制组织来保证预防-工序-成品-服务质量。

(一) PIVAS 核心制度

1.《静脉用药集中调配质量管理制度》。

2.《静脉用药集中调配药师参与临床用药管理制度》。

3.《静脉用药集中调配用药医嘱审核工作制度》。

4.《静脉用药集中调配摆药贴签核对工作制度》。

5.《静脉用药集中调配混合调配工作制度》。

6.《静脉用药集中调配清场、清洁、消毒工作制度》。

7.《静脉用药集中调配成品输液核对包装工作制度》。

8.《静脉用药集中调配成品输液发放运送工作制度》。

9.《静脉用药集中调配文件文档管理制度》。

10.《静脉用药集中调配清洁卫生工作制度》。

11.《静脉用药集中调配安全与环保工作制度》。

12.《静脉用药集中调配人员培训及考核制度》。

（二）岗位职责

1.《静脉用药调配中心主任职责》。

2.《静脉用药调配中心护士长职责》。

3.《静脉用药调配中心审方药师职责》。

4.《静脉用药调配中心各级药师（士）职责》。

5.《静脉用药调配中心（室）护士职责》。

6.《静脉用药调配中心审方、摆药、核对、复核岗位职责》。

7.《静脉用药调配中心配置及辅助配置岗位职责》。

8.《静脉用药调配中心（室）工勤人员岗位职责》。

（三）PIVAS 工作流程

1.《审方工作流程》。

2.《摆药工作流程》。

3.《贴签核对工作流程》。

4.《混合调配工作流程》。

5.《抗生素药物混合调配流程》。

6.《肠外营养混合调配流程》。

7.《危害药品混合调配工作流程》。

8.《复核包装及运送工作流程》。

9.《混合调配间清场清洁消毒工作流程》。

（四）PIVAS 工作标准

1. 劳动环境标准化

（1）洁净区与非洁净控制区域的划分；

（2）药品的药盒以红、黄、蓝三种颜色区分品种等。

2. 劳动动作标准化

（1）分批次手势（撕签、持签、放签）；

（2）核对手势（揭签、贴签、放置位置、标签纸附纸放置）等。

3. 劳动工具标准化

（1）输液标签专用标签格；

（2）不同颜色贴签核对用筐等。

（五）PIVAS 工作记录

1.《审方环节责任追溯表》。

2.《贴签核对环节责任追溯表》。

3.《摆药环节责任追溯表》。

二、质量评价体系

质量评价体系是通过监测指标与监测平台将"结果"进行纵向比较、横向比较、基准值比较，分析查找原因，进行适当的干预或流程的改造，以便不断持续改进的过程。质量评价体系也就是最终的综合质量管理。某医院 PIVAS 的质量评价指标包括 1 个结构性、7 个过程性、2 个结果性指标，见表 6-1-1~6-1-2。

表 6-1-1　某医院 PIVAS 质量评价指标

项目	监测指标	计算公式	目标值	指标解读
结构性指标（必做）	审核医嘱条目数与审方人数之比	分子:单位时间内审核医嘱条目数 分母:直接参与审核处方的人数		
	混合调配袋数与工作人数之比	分子:单位时间内混合调配袋数 分母:直接参与工作的总人数		
过程性指标(必做)	医嘱审核正确率	分子:单位时间内正确审核医嘱张数 分母:单位时间内审核医嘱总张数 注:按照《药品说明书》《处方管理办法》《医疗机构药事管理规定》《抗菌药物临床应用管理办法》《抗菌药物临床应用指导原则》及《静脉用药集中调配操作规程》中审核处方或用药医嘱操作规程的要求,正确审核医嘱视为"医嘱审核正确"。	100%	无遗漏、未审核出的医嘱
	输液标签打印正确率	分子:单位时间内正确打印输液标签条数 分母:单位时间内输液标签打印总条数 注:按照《静脉用药集中调配操作规程》中打印标签与标签管理操作规程的要求,正确打印视为"输液标签打印正确"。	100%	无遗漏、缺失、错打的输液标签

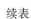

续表

项目	监测指标	计算公式	目标值	指标解读
过程性指标(必做)	输液批次分配正确率	分子:单位时间内正确输液批次分配张数 分母:单位时间内输液批次分配总张数 注:按照本院 PIVAS 输液批次分配基本原则规定,正确分配视为"输液批次分配正确"。	100%	无批次、频次分配错误
	摆药正确率	分子:单位时间内正确摆药袋数 分母:单位时间内摆药总袋数 注:按照《静脉用药集中调配操作规程》中摆药操作规程的要求,正确摆药视为"摆药正确"。	100%	无遗漏、多、少、错摆药品
	贴签核对正确率	分子:单位时间内正确贴签核对袋数 分母:单位时间内贴签核对总袋数 注:按照《静脉用药集中调配操作规程》中贴签核对操作规程的要求,正确贴签核对视为"贴签核对正确"。	100%	无遗漏、错贴大输液
	混合调配正确率	分子:单位时间内正确混合调配袋数 分母:单位时间内混合调配总袋数 注:按照《静脉用药集中调配操作规程》中静脉用药混合调配操作规程的要求,正确混合调配视为"混合调配正确"。	100%	无用药剂量多、少、错调配
结果性指标(必做)	复核包装正确率	分子:单位时间正确复核包装例数 分母:单位时间内复核包装总袋数 注:按照《静脉用药集中调配操作规程》中成品输液的核对、包装与发放操作规程的要求,正确核对包装视为"复核包装正确"。	100%	药品无数量、混科、调配错误
	临床满意度	根据《PIVAS 临床满意度调查表》内容,每月进行临床调研。	98%	无投诉

备注:单位时间建议 1 个月。

表 6-1-2 某医院 PIVAS 质量评价指标

某医院 PIVAS 质量评价指标

项目	监测指标	计算公式	目标值	指标解读
结构性指标（必做）	审核医嘱条目数与审方人数之比	分子:单位时间内审核医嘱条目数 分母:直接参与审核处方的人数	—	—
	混合调配袋数与工作人数之比	分子:单位时间内混合调配袋数 分母:直接参与混合调配的人数	—	—
过程性指标（必做）	不合理医嘱未审核出例数	单位时间内医嘱审核总张数中错误例数 注:按照《药品说明书》《处方管理办法》《医疗机构药事管理规定》《抗菌药物临床应用管理办法》《抗菌药物临床应用指导原则》及《静脉用药集中调配操作规程》中审核处方或用药医嘱操作规程的要求,正确审核医嘱,过程中无错误例数产生。	0	无漏、未审核出的医嘱
	输液标签打印错误例数	单位时间内打印输液标签总张数中错误例数 注:按照《静脉用药集中调配操作规程》中打印标签与标签管理操作规程的要求,正确打印,过程中无错误例数产生。	0	无漏、缺、错打的输液标签
	分配输液批次错误例数	单位时间内分配输液批次总张数中错误例数 注:按照本院 PIVAS 输液批次分配基本原则规定,正确分配,过程中无错误例数产生。	0	无批次、频次分配错误
	摆药错误例数	单位时间内摆药总袋数中错误例数 注:按照《静脉用药集中调配操作规程》中摆药操作规程的要求,正确摆药,过程中无错误例数产生。	0	无漏、多、少、错摆药品
	贴签核对错误例数	单位时间内贴签核对总袋数中错误例数 注:按照《静脉用药集中调配操作规程》中贴签核对操作规程的要求,正确贴签核对,过程中无错误例数产生。	0	无漏、错贴大输液
	混合调配错误例数	单位时间内混合调配总袋数中错误例数 注:按照《静脉用药集中调配操作规程》中静脉用药混合调配操作规程的要求,正确混合调配,过程中无错误例数产生。	0	无用药剂量多、少、错调配药品

项目	监测指标	计算公式	目标值	指标解读
结果性指标（必做）	复核包装错误例数	单位时间复核包装总袋数中错误例数 注：按照《静脉用药集中调配操作规程》中成品输液的核对、包装与发放操作规程的要求，正确核对包装，过程中无错误例数产生。	0	无数量、混科、调配错误
	临床满意度	根据《PIVAS临床满意度调查表》内容，每月进行临床调研，过程中无投诉产生。	98%	无投诉

备注：单位时间建议1个月。

第二节　质量持续改进案例

一、质量环

质量环又叫 PDCA 循环或戴明循环，是管理学中的一个通用模型，最早由休哈特于1930年构想，后来被美国质量管理专家戴明博士在1950年再度挖掘出来，并加以广泛宣传并运用于持续改善产品质量的过程。质量环在日常工作管理中常以 PDCA 的方式进行循环。

1. PDCA 管理循环的四个阶段

P(计划)：找出存在的问题，通过分析制订改进的目标，确定达到这些目标的具体措施和方法。

D(执行)：按照制订的计划要求去做，以实现质量改进的目标。

C(检查)：对照计划要求，检查、验证执行的效果，及时发现改进过程中的经验及问题。

A(处置)：把成功的经验加以肯定，制订成标准、程序、制度(失败的教训也可纳入相应的标准、程序、制度)，巩固成绩，克服缺点。

2. PDCA 管理循环的八个步骤

第一步，找出问题：分析现状，找出存在的问题，包括产品(服务)质量问题及管理中存在的问题。尽可能用数据说明，并确定需要改进的主要问题。

第二步，分析原因：分析产生问题的各种影响因素，尽可能将这些因素都罗列出来。

注意：①要逐个问题、逐个因素详加分析。②切忌主观、笼统、粗枝大叶。

第三步，确定主因：找出影响质量的主要因素。注意：①影响质量的因素往往是多方面的,从大的方面看,可以有操作者(人)、机器设备(机)、原材料(料)、工艺方法或加工方法(法)、环境条件(环)以及检测工具和检测方法(检)等。即使是管理问题,其影响因素也是多方面的,例如管理者、被管理者、管理方法、使用的管理工具、人际关系等。②每项大的影响因素中又包含许多小的影响因素。例如对操作者来说,既有不同操作者的区别,又有同一操作者的心理状况、身体状况变化等影响因素,还有诸如质量意识、工作能力等多方面的因素。③在这些因素中,要全力找出影响质量的主要的、直接的因素,以便从主要因素入手解决存在的问题。④切忌"眉毛胡子一把抓",什么因素都去管,导致改进的失败,最后"丢了西瓜捡芝麻"。

第四步,制订措施:针对影响质量的主要因素制定措施,提出改进计划,并预计其效果。

请注意:①措施和活动计划要具体、明确,切忌空洞、模糊。②措施和活动计划应根据"5W1H"的内容。也就是说,要回答:为什么制订这一措施计划,预计达到什么目标,在哪里执行这一措施计划,由哪个单位或哪个人来执行,何时开始,何时完成,如何执行。以上四步是 P(计划)阶段的具体化。

第五步,执行计划:按既定的措施计划实施,也就是 D(执行)阶段。

注意:执行中若发现新的问题或情况发生变化(如人员变动),应及时修改措施计划。

第六步,检查效果:根据措施计划的要求,检查、验证实际执行的结果,看是否达到了预期的效果,也就是 C(检查)阶段。

注意:①检查效果要对照措施计划中规定的目标进行。②检查效果必须实事求是,不得夸大,也不得缩小,未完全达到目标也没有关系。

第七步,纳入标准:根据检查的结果进行总结,把成功的经验和失败的教训都纳入有关标准、规程、制度中,巩固已经取得的成绩。

注意:①这一步是非常重要的,需要下决心,否则质量改进就失去了意义。②在涉及更改制度、标准、程序时应慎重,必要时还需进行多次 PDCA 循环加以验证,且还要按 GB/T 19000—ISO9000 族标准的规定采取控制措施。③非书面的巩固措施有时也是必要的。

第八步,遗留问题:根据检查的结果提出这一循环尚未解决的问题,分析因质量改进造成的新问题,把它们转到下一次 PDCA 循环的第一步去。

注意:①对遗留问题应进行分析,一方面要充分看到成绩,不要因为遗留问题而打击对质量改进的积极性,影响士气;另一方面又不能盲目乐观,对遗留的问题视而不见。②质量改进之所以是持续的、不间断的,就在于任何质量改进都可能有遗留问题,需进一步改进质量的可能性总是存在的。第七、八两步是 A(处置)阶段的具体化。

说明:四个阶段必须遵循,不能跨越;八个步骤可增可减,视具体情况而定。

案例：增加 PIVAS 有效调配面积

(一) 问题聚焦

1. 随着《静脉用药集中调配质量管理规范》的执行，越来越多的医院正在建立静脉用药调配中心(PIVAS)。

2. 某院于 2012 年建立 PIVAS，调配全院所有临床科室静脉用药长期医嘱与临时医嘱。随着工作的开展，有效混合调配面积成为突出的问题，加之 PIVAS 高风险、高强度、高压力的工作性质。

3. 各个环节都直接或间接的影响着病人的用药安全。

4. 从接收用药医嘱到药师审核、打印标签、贴签核对、摆药、混合调配，再成品输液核对后进行复核包装、密封，送至临床。

5. 需要不断 PDCA 持续改进，才能确保调配工作的高效以及病人用药的及时性和安全性。

(二) 现状与原因

改善前，该院 PIVAS 占地面积 $800m^2$，调配间面积 $240m^2$，采用按科室按病人一药一筐调配工作模式。随着调配工作量从最初的每日 400 袋增加至每日 2000 袋，相应的问题也随之产生：

1. 液体筐　用量多且小，堆叠后易倾倒，占用面积较大。

2. 周转箱　体积大、数量多且无法叠放，占用混合调配间面积。

3. 治疗车　分为三层，占地面积为 $1.05m($长$)×0.37m($宽$)=0.39m^2$，体积小且矮、车身宽，车子两侧有类似"耳朵"的把手，无效面积为 $0.15m^2$，即占据治疗车 1/3，若每混合调配间内有 10 辆治疗车，因此无形中占据调配间 $1.5m^2$。加之治疗车上中下距离窄，车上物品拿取不方便，摆放位置不固定，使用空间局限(图 6-2-1)。

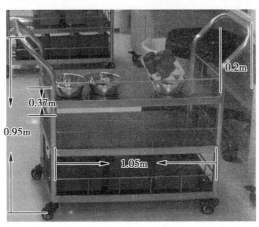

图 6-2-1　治疗车

4. 调配间内操作台　操作台内长是 1.59m,宽是 0.68m,调配时操作台过宽的边沿过度占据调配间空间,无效面积大。操作台台面较低,需采用坐式调配,降低调配效率。

5. 椅子　每把椅子占地面积为 $0.3m^2$;一个操作台需要混合调配人员及辅助人员 2 人,需要 2 把椅子,第一混合调配间共 12 个操作台,就需要 24 把椅子,该调配间仅椅子的占地面积就为 $8m^2$。

6. 调配用物　摆放混乱,没有定位定量放置,从而占据混合调配面积。

7. 垃圾桶　使用直径 45cm 的圆形垃圾桶,而每日盛放的垃圾体积仅占桶的 1/2;其放置在操作台下方,多余的部分不仅妨碍操作人员,也在无形中占据了混合调配间的面积(图 6-2-2)。

8. 管理　未采用定位放置管理,导致在混合调配过程中,人员来回走动,找药、找液体、挪椅子、搬筐子及移车子。

9. 结构布局　PIVAS 与药房一体,混合调配间面积小,流程不顺畅。

10. 其他　人员缺乏规范化、同质化培训,混合调配秩序混乱,从而导致同一工作时间内所完成的混合调配工作量低,最终致使工作人员劳动强度大、易疲劳,输液质量不能得到保证。因此,如何增大混合调配间有效空间成为迫在眉睫的问题。

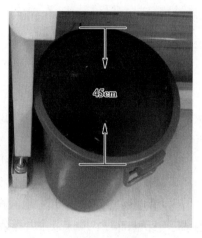

图 6-2-2　垃圾桶

将这些问题从人员、机器、物品、方法、环境这五方面进一步分析,提炼出问题所在的真正原因:

1. 人员因素

(1)操作不规范,培训不到位,导致无效动作增多,占用有效面积大;

(2)针剂药和溶媒未定位放置,随意走动,增加无效走动距离。

2. 机器因素

(1)操作台深度不合理,太深,内区过于靠前而无法使用;

(2)操作台少,人员过于拥挤。

3. 物品因素

(1)将过多的无菌、清洁物品摆放在调配间内;

(2)将过多的注射器、纱布、消毒棉签放在操作台上;

(3)将笔、砂轮、治疗碗放在操作台面上;

(4)凳子摆放在有效区域内,却未使用;

（5）调配间内空的箱筐盒未及时传出调配间；

（6）周转箱无法叠放，占用有效面积大；

（7）病区药品多，摆药盒小，不能叠放，导致摆药盒数量多，占用有效面积大；

（8）部分病区液体量少，导致占用多个液体箱；

（9）所有药品和溶媒一药一篓摆放，占用有效面积大；

（10）摆药盒未定位放置，占用有效面积大；

（11）垃圾桶体积大，数量多，占用有效面积大；

（12）调配车设计不合理，和周转箱不配套；

（13）调配车有"耳朵"占地方，导致车与车之间有较大空隙；

（14）调配车矮，车子层高不够，空间利用率低；

（15）调配车乱摆放，未定位放置，减少可移动空间；

（16）调配车数量多，未充分使用，占用有效面积大；

（17）已调配液体车多，调配好的成品输液未及时传出调配间，占用面积大。

4. 方法因素

（1）按科室按病人一药一筐摆药，导致使用摆药篓过多，占用有效面积大；

（2）按科室按病人一药一筐调配，导致操作台面使用率低，减少有效调配面积；

（3）按科室按病人一药一筐核对，导致核药桌使用率低，减少有效面积。

5. 环境因素

（1）调配间设计较小，人员和物品拥挤；

（2）调配量大，调配间内待调配液体量多，占用有效面积大；

（3）调配间数量，不能满足调配任务；

（4）药房与PIVAS一体，结构布局不合理。

（三）PDCA 循环

1. P（计划）　根据提炼的要因展开讨论与分析，在人员问题、机器因素、方法因素、环境因素及物品因素这几方面，分别拟定加强人员培训；改进操作台高度；完善工作流程；采用定位放置管理等措施，将混合调配间内的空间最大化利用。

2. D（执行）

（1）环境因素：将原药房窗口封闭，并与PIVAS合并，改造为阴凉库作为针剂区，原来的针剂区改造成调配间，增加了阴凉库房，将摆药区搬至阴凉库房。

（2）机器因素：原操作台低，只能坐立调配，工作效率低；边框粗大，台面可操作面积小，影响操作速度，因此更换第一调配间12台操作台，并在第四调配间增加操作台6台。新旧操作台占地面积基本一样，但新操作台长度略长，边框细窄，台面可操作面积较大，相应摆放的液体数量也比旧操作台多，经实践每个操作台比原来多摆放一袋液体,同一时间内 12 个操作台可增加调配量 12 袋,相当于又增加了一个操作台,如表 6-2-1,图 6-2-3。

表 6-2-1　操作台改造前后对比

项目	旧操作台	新操作台	项目	旧操作台面	新操作台面
高	1.30m	1.90m	长	1.59m	1.65m
长	1.75m	1.80m	宽	0.68m	0.68m
宽	0.72m	0.82m	可操作面积	1.08m^2	1.12m^2

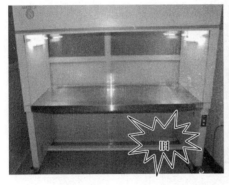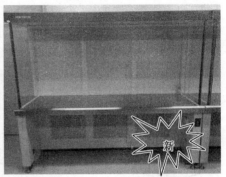

图 6-2-3　操作台改造前后对比

(3)人员因素:加强操作培训,采用定置管理,固定物品摆放位置,减少人员走动。同时根据人体力学原理(运用力学原理研究维持和掌握身体的平衡,以及人体从一种姿势变成另一种姿势时身体如何有效协调),将原操作台提高至合适高度,改坐式混合调配为站立式混合调配,从而节约椅子所占空间面积,另外站立操作更适合人体力学,减轻肩臂疲劳,并提高操作速度(图 6-2-4)。

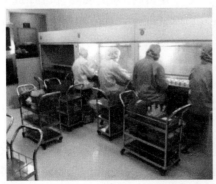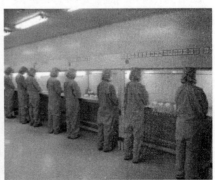

图 6-2-4　站立式混合调配

（4）方法因素：摒弃一筐一药的传统调配方法，采用按品种集中调配工作模式，同一品种集中摆药，从而减少摆药盒数量；按品种集中贴签核对，减少液体筐数量；并固定各调配间各操作台调配任务。在同等面积下，调配量从 2000 袋增加至 7000 袋，治疗车数量虽有相应增加，但摆放整齐有序，减少了无效面积，也提高了混合调配速度（图 6-2-5）。

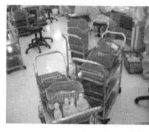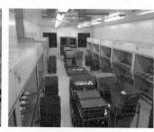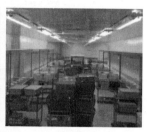

图 6-2-5　改善流程前后的混合调配间

（a. 调配量 2000 袋；b. 调配量 4000 袋；c. 调配量 7000 袋）

（5）物品因素：更换治疗车，选择占地面积小、利用率高的三层治疗车（图 6-2-6）；垃圾桶由原来的圆形更换为方形垃圾桶（图 6-2-7），可以完全放入操作台下方，减少占用空间，见表 6-2-2。

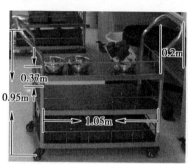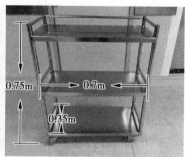

图 6-2-6　改善流程前后的治疗车

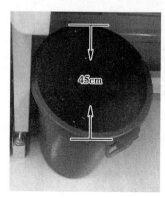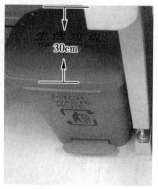

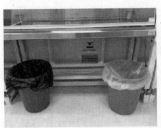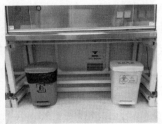

图 6-2-7 改善流程前后的垃圾桶

表 6-2-2 治疗车改造前后对比

项目	旧治疗车	新治疗车
长	1.05m	0.70m
宽	0.37m	0.35m
占地面积	0.39m²	0.25m²
使用面积	0.24m²	0.25m²

同时调配间内物品实行定置管理,例如治疗车的摆放位置、数量,摆药盒的摆放位置,未调配液体筐与已调配液体筐的摆放位置,一次性无菌注射器等无菌物品数量等都进行了严格的管理(图 6-2-8)。

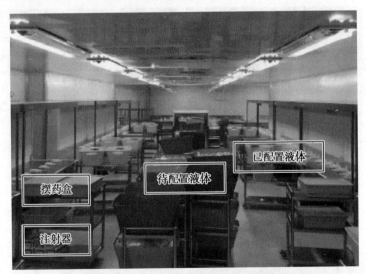

图 6-2-8 采用定置管理后的混合调配间

3. C(检查) 改善流程后,调配量虽然增加但调配间内秩序却在不断改善,通过数据统计以及长期的观察,对前期的质量改进进行评价,从第一、二、三调配间到新增的第四调配间的内部布局,见图 6-2-9~6-2-12。对改进数据进行统计,单位面积内的调配产出量,见表 6-2-3。

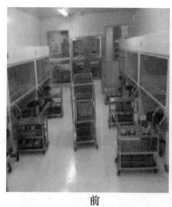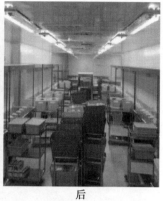

前　　　　　　　　　后

图 6-2-9　第一调配间布局

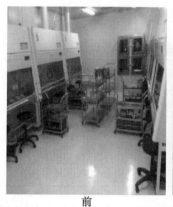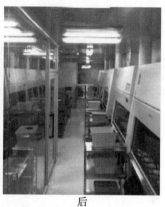

前　　　　　　　　　后

图 6-2-10　第二调配间布局

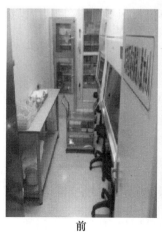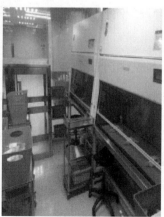

前　　　　　　　　　后

图 6-2-11　第三调配间布局

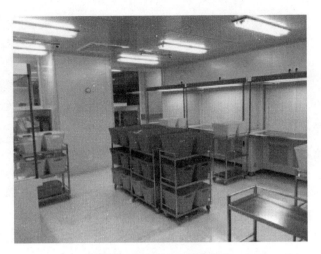

图 6-2-12　第四调配间布局

表 6-2-3　单位面积内的调配产出量

项目	单位面积下调配量(袋)
PDCA 前	6 袋 (调配量 2000 袋)
PDCA 后	18 袋 (调配量 7000 袋)

4. A(处置)　采取此方案后,制订了 PIVAS 的标准化工作流程,并固定人数、物品数量和摆放位置以及实施细则和注意事项等,包括摆药流程、贴签核对流程以及混合调配流程,并将持续关注单位面积下调配产出,待稳定后再进一步考察改进措施。

二、根本原因分析

根本原因分析(root cause analysis,RCA)是一项结构化的问题处理法,用以逐步找出问题的根本原因并加以解决,而不是仅仅关注问题的表征。该分析法的目的在于寻找那些一经解决即可降低问题再次出现概率的原因。该分析法假定系统存在缺陷比工作人员执行任务时存在缺陷,更容易导致问题出现。该分析法关注的重点是导致过失出现的原因,而非造成过失的人员,该法不会将过失归咎于该名人员。

为确定导致过失出现的根本原因,应分别提出以下两个问题:

1. 为什么出现了过失?

2. 为什么没有出现过失？

为合理地评估问题,应组成小组,采用献计献策的指导原则,对事故进行检查。献计献策的指导原则包括以下内容:尽可能多的提出观点;鼓励自由思维;不对任何建议提出批评;参与机会平等;对所有观点进行记录;由若干观点引申,刺激其他观点产生。见表6-2-4、表6-2-5。

案例:

表6-2-4 某医院PIVAS科室质量控制反馈改进记录表

事件名称	尤瑞克林错调配为二丁酰环磷腺苷钙	发生时间	2016年5月26日9:00
相关责任人	×××、×××、×××、×××	最终处置	药品追回,重新调配送入病房
具体经过	2016年5月26日9:00,混合调配人员及辅助人员整理物品时发现一个注射器上套有二丁酰环磷腺苷钙的空西林瓶,因该药品不是该操作台的调配任务,同时与该操作台上混合调配的尤瑞克林外观相似,判断刚混合调配的尤瑞克林错混合调配成了二丁酰环磷腺苷钙。辅助人员立即通知调配间外审方人员,审方人员对已调配好的成品输液及时追回(尤瑞克林),重新摆药、混合调配后送入病房,浪费药品已登记。经排查各环节原因,确定为审方人员在摆夜间医嘱药品时错将6支二丁酰环磷腺苷钙错归到混合调配尤瑞克林任务的操作台中,导致尤瑞克林错调配为二丁酰环磷腺苷钙。		
原因分析	1. 夜间医嘱并入正常调配顺序。 2. 对听似、看似药品无区分意识,给下一工作环节造成隐患。 3. 混合调配及辅助人员未严格执行查对制度,操作前中后未仔细核对药品信息。		
整改措施	1. 夜间医嘱最后入调配间进行混合调配,溶媒、药品不与正常批次的合并。 2. 摆药时对听似、看似药品区分放置并做好标识。 3. 各环节操作时严格执行查对制度。		
科室意见	1. 损失的药品已有责任人自行买回补齐库存。 2. 确定夜间医嘱最后入调配间进行混合调配,溶媒、药品不与正常批次的合并,以免打乱调配间内秩序。 3. 科室带教老师对责任人重新进行在岗培训,主要为高警示药品的学习,培训内容登记至责任人培训档案。		

表 6-2-5 某医院 PIVAS 科室质量控制反馈改进记录表

事件名称	生理盐水 500ml＋10%氯化钠 1 支错调配为 10%氯化钠 10 支	发生时间	2016 年 9 月 1 日 11：00
相关责任人	×××、×××、×××	最终处置	由审方人员病房取回,重新调配后送至病房并致歉
事件经过	2016 年 9 月 1 日 11：00,临床护士电话反馈调配好的 0.9%氯化钠 500ml＋10%氯化钠 10ml 成品输液的液体量与混合调配容量不符,审方人员接到反馈后,询问辅助与混合调配人员得知错混合调配为 10%氯化钠 100ml(10 支),审方人员及时至病房取回,重新调配后送至病房并致歉。		
原因分析	1. 10%氯化钠正常用量为 30～100ml,审方人员审核医嘱时未发现异常,造成下一环节的隐患。 2. 摆药人员也未审核出该组医嘱处方的 10%氯化钠用量为 10ml,按经验用药错误摆药为 100ml(10 支)。 3. 混合调配时也未做到逐一查对处方标签信息与用药信息是否一致。		
整改措施	1. 审方人员医嘱审核时,对非常见用量药品及时与临床沟通核实。 2. 与临床确定药品用量后,在处方标签上加以标示,以做提示,引起调配人员注意,并交接班。 3. 各环节需逐一查对处方标签信息与用药信息是否一致。		
科室意见	1. 确定审方人员对非常见用量药品及时与临床沟通核实。 2. 与临床确定药品用量后,在处方标签上加以标示,以做提示,引起混合调配人员注意,并交接班。 3. 责任人提出的整改措施科室予以采纳,免除经济罚款。		

第三节　与混合调配相关应急预案

　　应急预案是指针对具体设备、设施、场所和环境,在安全评价的基础上,为降低事故造成的人身、财产与环境损失,预先做出的科学而有效的计划和安排,它实际上是标准化的反应程序。应急预案明确在事故发生之前、发生过程中以及刚刚结束之后,负责做什么、何时做、怎么做以及相应的策略和资源准备等。其核心在于有章可循,以使应急救援活动能迅速有序地按照计划和最有效的步骤来进行。

　　PIVAS 是洁净密闭的空间,一旦发生突发安全事件,应立即采取应急处理措施,以最大化降低生命财产损失。为了规范安全突发事件应急预案的管理,完善应急预案体系,增强应急预案的科学性、针对性、实效性,在日常工作中做好应急管理尤为重要。

　　PIVAS 应急预案涉及各个环节,共计 18 项,本书只介绍与混合调配环节直接相关联的 10 项应急预案。

一、火灾应急预案

　　"快速反应、统一指挥、分级负责、科室自救与医院救援、社会救援相结合"是火灾应急救援基本原则。

　　1. 消防安全小组应急分工与职责

　　(1)临时指挥员:负责现场指挥。

　　(2)灭火行动组:负责现场一般初级火灾的扑救工作。

　　(3)疏散引导组:组织协调人员疏散,维持现场秩序。

　　(4)通信联络组:单位内部报警,通知主要领导和各小组成员,了解各区域火势和人员疏散情况,传达灭火和疏散指令。

　　(5)现场警戒组:负责警戒工作。

　　(6)安全救护组:携带急救箱等急救设施,在生命安全得到保证的前提下,负责火场现场人员与物资的抢救。

　　2. 操作流程　火灾应急预案操作流程,见表 6-3-1。

表 6-3-1　火灾应急预案操作流程

步骤	要点
发现火源	迅速通知所有工作人员进入应急状态;如果火情可以控制,要采取"先控制,后消灭"的原则,立即切断电源。
形成 灭火力量	1. 灭火行动组在 30 秒内立即形成第一灭火力量,就近取出灭火器进行灭火,其余人员形成第二灭火力量以包围的形式灭火。 2. 若火势已无法控制,应立即撤离,以免造成人员伤亡。 3. PIVAS 消防队员要分工明确,各负其责,密切配合院内及院外的消防队员的指挥。 4. 当火场有人员受困时,要坚持"先救人,后救火"的原则,确保人员生命安全。 5. 要服从临时指挥人员的现场指挥。
电话求救	同时通信联络员第一时间立即拨打 119,并电话通知院领导及相关处室,如院消防办、保卫处、行政值班室、电工组、管道组、网络信息中心和贵重仪器设备厂家在火场待命,确保应急供电和消防用水,注意保护贵重仪器设备,尽量防止破坏。
紧急组 织疏散	疏散引导人员立即打开消防通道,紧急疏散所有人员安全撤离,组织疏散时要以最近的安全出口为原则,且安全出口的利用要平均。 1. 如果混合调配间发生大火,混合调配间内的人员立即用逃生锤敲碎逃生门或逃生窗的玻璃进行逃生。 2. 若针剂库及液体库附近发生火灾时,灭火的同时现场警戒人员要将易燃物品,

步骤	要点
紧急组织疏散	如75%乙醇安全转移。 3. 在针剂库发生火灾时,在火势的威胁下危害药品可能会发生爆炸或散发毒气,疏散人员时要佩戴防毒面具或捂住口鼻加强保护(图6-3-1)。 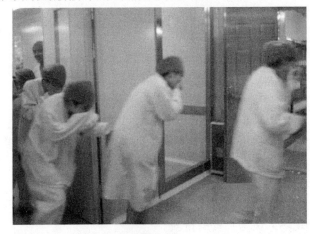 图 6-3-1
清点人数	待疏散完毕后,PIVAS消防队员清点人数,务必确保人员生命安全(图6-3-2)。 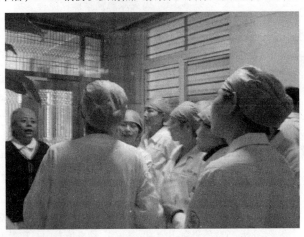 图 6-3-2
后期处置防范	1. 事故报告:保护事故现场,报告上级部门。 2. 事故统计:对事故过程所有损失做收集、统计、归纳整理形成文件,为进一步处理事故工作提供依据。 3. 事故分析总结:对应急预案在事故发生的全过程认真做出总结,完善预案中的不足和缺陷,为今后预案的制订提供经验和完善的依据。 4. 奖罚分明:制订合适的奖罚政策。

二、人力资源调配应急预案

PIVAS 的工作在空间、时间、知识方面与临床明显不同,特别是其时间的特点,要求"在单位时间调配完药品、在集中时间送至临床、在准确时间用药"。针对这一特点,PIVAS 打破传统的以天计算的排班模式,而是采用按小时计算的合理弹性排班模式。这样不仅可以统筹安排时间、合理分配时间,还可以应对突变情况,灵活进行人力资源应急调配。

PIVAS 人力资源的紧急调配主要集中在药品信息变更如调价,临时组织人员盘点药品;恶劣天气,无法正常时间到岗时;突有病休假、事假、重大节日、大型考试等几方面,下面则以考试、节假日为例介绍人力资源应急调配预案。

人力资源调配应急预案操作流程,见表 6-3-2。

表 6-3-2　人力资源调配应急预案操作流程

方法	要点
弹性 安排时间	1. 考试人员较少时,调整考试人员的休息时间。 2. 考试人员较多时,合理改变工作程序和工作时间,调整考试人员集中在同一调配间,调配完第一批次药物后休息。 3. 工作量变化异常、重大节日、大型考试等情况时,实行弹性排班,保证人力配比合理化。 不再将工作时间固定为 8 小时的制度时间,而是以有效时间,即工作任务占用时间为依据。测定各班次工作任务所需时间,各项工作任务所需时间之和,即为每天工作人员工作时间。
扩大 时间容量	1. 短期假日,依据实际工作量可优先安排本地人员休息。 2. 春节,工作量大幅减少可优先安排外地人员回家过节。本地工作人员可依据实际工作量临时排班。 3. 科学地安排时间,合理地分配时间,有效地利用时间,不但扩大了工作时间容量,而且扩大了业余时间容量。 4. 合理分配时间,可以将精力花费在主要矛盾上,并恰当地做到统筹兼顾。

三、信息系统故障应急预案

如果把 PIVAS 拟人化,其各环节流畅运行就好比人体的循环系统,应急系统就如同循环系统一主干血管堵塞时,快速打开的侧支循环,达到静脉用药系统依然能运作的目的。信息系统,毫无疑问就是 PIVAS 的"中枢神经系统",如同人的大脑,一旦出了问题必须尽快进行处理,不然将导致全院静脉用药系统的瘫痪。

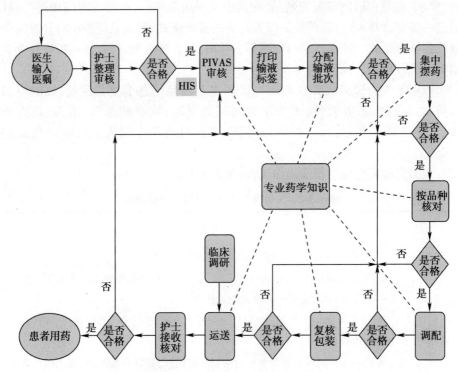

图 6-3-3　PIVAS 信息系统示意图

当 PIVAS 信息系统无法连接或运行缓慢无法正常工作时,说明 PIVAS 信息系统出现故障,需立即启动 PIVAS 信息系统故障应急预案。在应急处理中,首先非常重要的是对信息故障严重程度的评估,根据故障的时间长短,以判断不同的应急途径:是否在 PIVAS 调配? 还是在临床调配更安全和及时?

1. 事件分级

(1)1 级:信息系统不能正常使用>1 小时。

(2)2 级:信息系统不能正常使用≤1 小时。

2. 应急分工与职责

(1)现场指挥:由负责人在信息系统突发故障情况下的工作应急指挥。

(2)联络组:可以临时指定 2 名人员负责及时联络病区,说明情况。

(3)摆药组:由负责各病区的摆药人员承担应急摆药工作。

3. 操作流程　信息系统故障应急预案操作流程,见表 6-3-3。

表 6-3-3　信息系统故障应急预案操作流程

步骤	要点
汇报与初排	发生信息系统故障时,准确记录故障发生时间,若工作人员不能自行解决问题时,应立即汇报科室领导,并及时与信息科联系,了解故障的严重程度与可能持续时间。
联系临床科室	向临床说明情况,合理安排工作: 1. 如果故障排除时间>1 小时 (1)联系临床说明情况,通知接收领药单号或送药时间,需延后约 1 小时,具体时间等待通知; (2)有急需用药情况可随时到药房借用,待网络恢复后进行补领。 2. 如果故障排除时间≤1 小时 (1)联系临床说明情况,推迟送药时间。 (2)请临床科室在领药单上填写所用药品,由 PIVAS 相关人员进行手工摆药,药师核对后发送药品(领药单据和医嘱单均为 1 式 2 份,1 份中心留存,1 份病区留存,下同)。 (3)通知临床提供每名病人医嘱及输液签,由静脉用药调配中心负责配液,同时临床需填写领药单据本,以便系统恢复后进行录入计价。
PIVAS 人力资源调整	各班次工作人员相应推迟工作时间,科室只保留少量工作人员,以处理应急情况;其他人员休息待命,保存体力,在得到医院的确切信息后再继续工作。
处置防范	1. PIVAS 负责人、计算机室人员确认故障已经得到排除。 2. 联络组成员与各病区,告知计算机信息系统已恢复,可以正常发送医嘱到中心。 3. 将未录入的领药单据及时录入并确认。 4. 详细记录此次故障事件,内容包括:故障发生时间与恢复时间、故障发生原因、处理人员、处理过程、处理结果。

四、风机设备故障应急预案

当 PIVAS 温湿度压差指示表突然指示为零或压差忽高忽低,或调配间工作人员感觉不适时,说明 PIVAS 风机设备出现故障,需立即启动 PIVAS 风机设备故障应急预案。操作流程见表 6-3-4。

表 6-3-4　风机设备故障应急预案操作流程

步骤	要点
汇报与初排	汇报科室领导,根据经验初步排查原因。 故障原因排查: 1. 温湿度压差指示表损坏; 2. 风机皮带因超负荷故障; 3. 空调压缩机因外界气温过高出现故障; 4. 电源故障等。

步骤	要点
转移药品 及物品	待厂家维修人员确定原因后,询问是否能在短时间内修好,若持续时间较长,则将此调配间内需要混合调配的药品及相关物品,转移到其他调配间。
人力资源 调整	交接班通知相关人员,做人员的调整,以保证工作的正常进行。

五、调配过程中发现差错应急预案

PIVAS 工作流程由药师审核处方→打印输液标签→分配输液顺序→摆药→贴签核对→混合调配→复核包装→运送,其中混合调配是关键环节,其之前的环节都是前一天进行,而混合调配是当日在单位时间内高强度下完成,且混合调配不只该环节本身有问题发生,前面的环节还可能导致此环节发生问题,具有一定的高压力,最终体现高风险性。因此该环节特别建立应急处置流程,减轻工作人员应急处理压力,确保药品调配的安全合理。操作流程见表 6-3-5。

表 6-3-5　调配过程中发现差错应急预案操作流程

步骤	要点
汇报	1. 发现差错,停止该药品的调配并封存。 2. 立即逐级汇报组长和科室领导,并通知相关各岗位工作人员。
排查隐患	1. 立即排查所有已调配成品或未调配的药品。 2. 仔细查对贮药架的药品(药盒),以防有药品混淆。
重新调配	对已调配的成品输液要全部排查,排查出问题的要重新摆药调配,及时送至临床。
处置防范	1. 责任人登记浪费药品。 2. 当事人写出事件经过、整改结果并接受培训教育。 3. 对相关人员按绩效进行奖罚。 4. 及时交接班,通报差错全过程。 5. 定期组织安全教育,杜绝此类事件重复发生。

六、临床反馈成品输液质量问题的处理应急预案

成品输液是指按照医师处方或用药医嘱,经药师适宜性审核,通过无菌操作技术将一种或数种静脉用药品进行混合调配,可供临床直接静脉输注使用的药液为成品输液。当 PIVAS 工作人员接到临床护士反馈成品输液质量问题时,如调配错误、药品存在质量问题或药品送错科室等,应立即处理,不可延误。临床

反馈成品输液质量问题的处理应急预案操作流程,见表6-3-6。

表6-3-6　临床反馈成品输液质量问题的处理应急预案操作流程

步骤	要点
调研现场	1. 询问科室、床号、姓名、药品信息。 2. 派专人前往临床查看、确认。 3. 汇报科室领导。
与临床沟通	1. 调研人员确认为PIVAS成品输液质量问题,向临床致歉; 2. 若病人尚未使用该成品输液: (1)确认该病人剩余静脉滴注液体量。 (2)将问题成品输液带回PIVAS重新调配及时送至临床科室。 3. 若病人已使用该成品输液: (1)临床科室立即停止输注,更换液体与输液装置,通知医生,若发生启动药品不良反应,立即启动应急预案。 (2)调研人员立即汇报科室领导。 (3)对症对病人进行处理,遵医嘱用药。 (4)安抚病人与家属情绪,做好沟通与心理护理工作。
追溯排查隐患	1. 追溯该成品输液质量问题相关责任人; 2. 排查各环节隐患。
处置防范	1. 责任人登记报损药品。 2. 当事人写出事件经过、整改结果并接受培训教育。 3. 对相关人员按绩效进行奖罚。 4. 及时交接班,通报差错全过程。 5. 定期组织安全警示教育,杜绝此类事件重复发生。

七、危害药品的溢出应急预案

在日常工作中需要在药品脱包区、摆药准备区、贴签核对区、危害药品调配间、成品输液转运车、临床科室这6个地方常备溢出包,便于随时取用。

1. 分类　危害药品溢出分为:危害药品小量溢出、危害药品大量溢出、生物安全柜内危害药品溢出。

(1)危害药品小量溢出是指体积≤5ml,或剂量≤5mg药液的溢出。

(2)危害药品大量溢出是指体积>5ml,或剂量>5mg药液的溢出。

(3)生物安全柜内危害药品溢出是指危害药品在生物安全柜内发生的溢出。

2. 用物　溢出包用物包括个人防护用物和操作用物,见表6-3-7。

表 6-3-7　溢出包用物

物品名称(个人防护用物)	数量	物品名称(操作用物)	数量
1. 一次性帽子	1个	1. 无纺纱布	1包
2. 一次性口罩(N95)	2个	2. 清洁海绵	2块
3. 无粉灭菌手套	3副	3. 吸水垫或溢出控制小枕	各2块
4. 防护眼镜	1副	4. 隔离带或隔离标识	各1个
5. 防水隔离衣	1套	5. 清洁刷	1个
6. 一次性鞋套	1双	6. 小铲	1个
7. 面罩	1副	7. 黄色医疗垃圾袋	2个
		8. 利器盒	1个

3. 操作流程　危害药品的溢出应急预案操作流程,见表 6-3-8。

表 6-3-8　危害药品的溢出应急预案操作流程

步骤	要点
危害药品小量溢出	
评估	评估暴露在有溢出物环境中的每一个人。如果人员皮肤直接接触到药物,处理过程同"药品溅到皮肤或溅入眼睛应急预案"。
处理前准备	操作人员戴一次性帽子,更换防水隔离衣,戴一次性口罩(N95),佩戴防护眼镜,戴双层无粉灭菌手套。
溢出物处理	1. 溢出的药液应用无纺纱布吸附,粉末应用吸附性的清洁海绵轻轻擦拭。 2. 用小铲将玻璃碎片收起并放入利器盒中(图 6-3-4)。 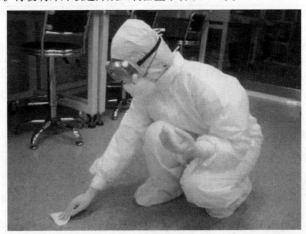 图 6-3-4

续表

步骤	要点
清洁消毒	1. 药物溢出的地方应用清洁剂反复清洗 3 遍,再用清水清洗。 2. 反复使用的物品用清洁剂清洗两遍,再用清水清洗、消毒。
污染物 处理	1. 所有用来处理溢出的物品统一放置在黄色医疗垃圾袋中。 2. 黄色医疗垃圾袋封口后,再放入另一个黄色医疗垃圾袋中,密封处理,以防污染室内空气,并标注警示标记。
记录	1. 药物名称,溢出量。 2. 处理溢出的过程。 3. 分析溢出发生的原因,以防再次发生。 4. 暴露于溢出环境中的员工及其他人员。

危害药品大量溢出

评估	1. 正确评估有溢出物的环境与人员,迅速疏散人员。 2. 当有大量药物溢出发生,应用隔离带或隔离标识隔离溢出地点,并有明显的标记提醒该处有危害药品溢出(图 6-3-5)。 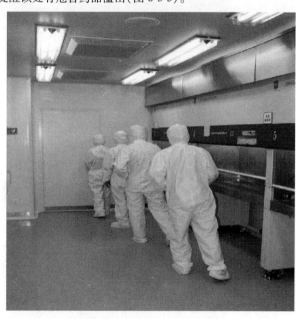 **图 6-3-5**
处理前准备	1. 操作人员戴一次性帽子,更换防水隔离衣,戴一次性鞋套,戴一次性口罩(N95),佩戴防护眼镜,戴双层无粉灭菌手套。 2. 如果是产生气雾或汽化的危害药品溢出,必须佩戴面罩。

步骤	要点
溢出物处理	1. 溢出的药液用吸水垫或溢出控制小枕吸附。 2. 溢出的粉末状药物用吸附性的清洁海绵或微湿的溢出控制小枕覆盖,将药物除去。 3. 用小铲收集玻璃碎片至利器盒中(图 6-3-6)。 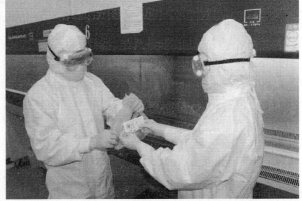 图 6-3-6
清洁消毒	1. 当药物完全被除去以后,被污染的地方必须先用清水冲洗,再用清洁剂清洗三遍,清洗范围应由小到大。 2. 清洁剂必须彻底用清水冲洗干净。 3. 若是吸附性强的危害药品(如阿霉素、米托蒽醌),应用 75% 乙醇再次擦拭。
污染物处理	同上,但要注意操作人员不得将个人防护器材穿戴出污染区域(图 6-3-7)。 图 6-3-7

续表

步骤	要点
生物安全柜内危害药品溢出	
溢出体积 ≤150ml	若生物安全柜内药物的溢出体积≤150ml,其清除过程同危害药品小量和大量的溢出处理。
溢出体积 >150ml	1. 若在生物安全柜内的药物溢出>150ml 时,用小铲收集玻璃碎片至生物安全柜内的利器盒中。 2. 生物安全柜的内表面,包括各种凹槽内,必须用清洁剂彻底的清洗。 3. 如果高效过滤器被溢出的药物污染,则整个安全柜都要封存,直到高效过滤器被更换。 4. 做好记录。 5. 在危害药品的调配过程中,所有药品均应小心轻拿轻放,按规程操作,尽量避免溅洒或溢出,但并不能够绝对避免意外的发生。因此,日常做好防范和应急处理的学习演练是必需的。

八、药品溅到皮肤或溅入眼睛应急预案

1. 应急预案用物　药品溅到皮肤或溅入眼睛应急预案用物,见表 6-3-9。

表 6-3-9　药品溅到皮肤或溅入眼睛应急预案用物

物品名称	数量
1. 洗眼器	1 套
2. 纱布	1 包

2. 操作流程　药品溅到皮肤或溅入眼睛应急预案操作流程,见表 6-3-10。

表 6-3-10　药品溅到皮肤或溅入眼睛应急预案操作流程

步骤	要点
转移	发生药品喷溅后,应迅速转移到配备急救箱的水池处。
洗眼	若药品溅入眼睛,手部清洁后翻开受污染眼睛的眼皮,暴露眼球,将眼杯贴于受污染的眼睛,轻挤洗眼瓶,尽可能彻底洗净眼睛。
冲肤	若药物溅在皮肤上,则使用冲肤洗眼装置反复冲洗皮肤污染区域。如果比较严重,紧急处理后必须立即就医。
记录	1. 药物名称,接触部位及接触面积与药液量。 2. 处理过程。 3. 分析溅出发生原因,以防再次发生。 4. 上报医院感染管理办公室及职工保健科。

步骤	要点
注意事项	在日常工作中,冲肤洗眼装置必须安装在距离事件易发生处,10秒内能够到达的范围内,便于紧急时使用。

九、锐器刺伤应急预案

在水池处常备急救药箱并张贴"意外划伤、刺伤处理办法"简易图示,以便处理时可供参照。

1. 应急预案用物　锐器刺伤应急预案用物,见表 6-3-11。

表 6-3-11　锐器刺伤应急预案用物

物品名称	数量	物品名称	数量
1. 洗手液	1瓶	6. 1ml/10ml 注射器	各1个
2. 灭菌注射用水	5支	7. 棉签	1包
3. 100ml 生理盐水	1袋	8. 无菌纱布	2包
4. 过氧化氢	2瓶	9. 创可贴	6贴
5. 消毒液	1瓶		

2. 操作流程　锐器刺伤应急预案操作流程,见表 6-3-12。

表 6-3-12　锐器刺伤应急预案操作流程

步骤	要点
转移	发生锐器刺伤,当事人与一协助人员应迅速转移到配备急救箱的水池处。
处理	1. 伤口向下倾斜,轻轻挤压伤口旁端,尽可能挤出损伤处的血液。 2. 用洗手液和流动水进行冲洗,注意禁止挤压伤口的局部。 3. 受伤部位的伤口冲洗后,应当用消毒液进行消毒,并包扎伤口。 4. 被暴露的黏膜,应当反复用生理盐水冲洗干净。伤口有污染,可用注射器抽吸双氧水冲洗。若伤口严重需及时就医治疗(图 6-3-8、图 6-3-9)。 图 6-3-8

步骤	要点
处理	 图 6-3-9
记录	1. 刺伤部位及伤口情况。 2. 处理过程。 3. 分析刺伤发生原因,以防再次发生。 4. 登记并上报医院感染管理办公室及职工保健科。
注意事项	1. 将急救药箱内的物品制作标识粘贴于急救箱上,便于定期检查、及时补充,确保均在有效期内。 2. 在日常工作中加强培训,熟练操作技能,避免锐器伤。

十、医疗废物泄漏应急预案

静脉用药集中调配中心(室)的所有医疗废物都必须放在专门的医疗垃圾袋中并封口,以防发生泄漏。当静脉用药集中调配中心(室)的医疗废物发生流失、泄漏、扩散等意外事故时,应立即采取医疗废物意外事故应急处理措施,防止事故范围进一步扩大。操作流程,见表 6-3-13。

表 6-3-13 医疗废物泄漏应急预案操作流程

步骤	要点
汇报	立即向所在科室和上级主管部门、医院感染管理科及领导汇报,并遵循医疗废物管理制度,限制医疗废物对环境的影响。
评估与疏散	1. 确定流失、泄漏、扩散的医疗废物的类型、数量、发生时间、影响范围及严重程度。 2. 疏散在场人员,尽量减少对病人、工作人员、其他现场人员及环境的影响。工作人员应当做好自身防护,并提供必要的医护措施。

步骤	要点
清洁与消毒	1. 尽快封锁污染区域。 2. 对发生医疗废物流失、泄漏、扩散的现场进行处理,防止污染范围进一步扩大。 3. 对污染性废物及污染区域进行消毒时,消毒工作应从污染最轻区向污染最重区域进行。 4. 对可能被污染的所有使用过的工具也应当进行消毒处理。
处置与防范	1. 发生事故的部门应协助做好调查,查清事故原因,妥善处理事故。 2. 事故处理结束后,发生事故的部门应说明事情经过,吸取经验教训,并制定有效的防范措施,防止类似事件再次发生。 3. 医院应在事故发生 48 小时向卫生计生行政部门报告。

第七章

PIVAS职业防护

    PIVAS 采用了生物安全柜,调配人员穿戴专门的手套、隔离衣、护目镜及口罩,从而加强了调配人员对危害药品的职业防护;但 PIVAS 的工作人员因承担大量的静脉用药的调配工作,常常较长时间地处于相对固定的站立姿势,每日累积时间 5~6 小时或更长;在混合调配时,连续掰开玻璃安瓿数百数千支,因此 PIVAS 工作人员很容易出现颈椎、脊柱损伤、下肢静脉曲张、手腕损伤、手指损伤等职业损伤。因此做好员工的职业防护也是安全调配的重要内容。

第一节　颈椎损伤的防护

    PIVAS 工作人员在药品调配过程中需全神贯注,身体保持前倾位,颈椎前屈20°~85°,长时间使肌肉肌腱处于过度拉伸或收缩状态,出现疲劳损伤,极易导致颈椎病的发生。

颈椎损伤的预防

    颈部矫形器,虽然能够维持颈椎生理和结构上的稳定,但也限制了颈椎的活动,不利于 PIVAS 工作人员配药工作的进行,所以对于颈椎的损伤,重点在于预防。

    1. 卧位可以减少颈椎负载,有利于椎间关节的炎症消退,缓解疼痛,所以PIVAS 工作人员在结束一天的工作后,应注意适当的卧床休息。卧床休息时要注意枕头的选择与颈部姿势。枕头应选择硬度适中、圆形或有坡度的方形枕头。仰卧位可将枕头高度调至 12~15cm,枕头放置于颈后,使头部保持略带后仰姿势;侧卧位将枕头调至与肩同高水平,以维持颈椎的生理曲度,以及使颈部和肩胛带的肌肉放松,解除颈肌的痉挛。

    2. 颈部活动徒手体操,见表 7-1-1、图 7-1-1 及图 7-1-2。

表 7-1-1　颈部活动徒手体操

	预备	动作
左顾右盼	两脚分开,与肩同宽,两臂自然下垂	头颈慢慢向一侧转动,直至看到肩部,保持 3~5 秒,还原,再转向对侧,重复 5~10 次。要求动作缓慢,幅度要大,使肌肉、韧带等组织受到充分牵拉,直至颈部有酸胀感。
单侧牵伸	预备姿势同前	头颈向一侧缓慢侧屈,同时对侧手臂伸直用力下压,保持 3~5 秒,这时对侧手臂可能感到舒松或感到手臂部有发麻感,重复 5~10 次。
夹脊牵颈	两脚分开,与肩同宽,双臂体侧叉腰	两臂用力向后,尽量使两肩胛骨靠近脊柱,同时挺胸、头稍低,后颈项上拔,静止用力,保持 10 秒左右,然后还原,重复 10 余次。要求做到肩胛部出现酸胀,颈项部感到舒适。
抗阻后伸	两脚分开,与肩同宽	双手托住颈枕部,用力向前向上挺拔,同时头颈用力对抗两手阻力向后靠,静止对抗 3~5 秒左右,还原,重复 10 次。要求做到颈项部感到发热、酸胀。
颈项环绕	两脚分开,与肩同宽,双手叉腰	头颈放松,呼吸自然,缓慢转动颈部,幅度要大,顺时针、逆时针旋颈交替进行,重复 10 次。

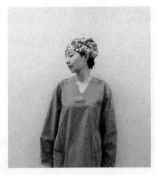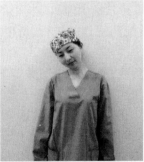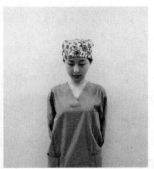

图 7-1-1　左顾右盼单侧牵伸夹脊牵颈

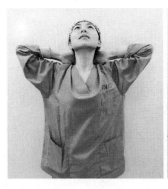
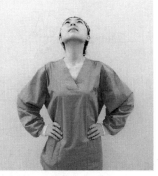

图 7-1-2　抗阻后伸颈项环绕

第二节　脊柱损伤的防护

脊柱是人体的主要支撑结构,它不只能让身体运动,还保护着脊髓及神经根,各椎体、关节、韧带及肌肉共同维持了脊柱的稳定性,不正确的姿势或用力,都可导致脊柱的损伤;此外,椎体亦常在低应力状态下受伤,即所谓的疲劳损伤。1992 年,曾有研究报道,约有 1/4 的护士因脊柱受伤不得不离职;也有研究证明长期站立会对人体健康产生有害影响。人在站立时,整个身体的体重会落到双侧下肢上,重力由脊柱传递到腰椎关节、双膝、双侧小腿,直至足底,骶髋、膝、踝各关节均要承受重力,为了保持稳定性,这些关节周围和肌肉群必须保持相应的紧张状态,持续过久,导致肌肉疲劳,使脊柱的稳定性下降,日积月累会导致腰椎间盘突出。PIVAS 工作人员在超时静立工作时,加之角度不正确的身体前倾前屈,使脊柱韧带肌肉承受重压或持续性疲劳而受损,出现下背酸痛,颈部酸痛等症状。

脊柱损伤预防

工作结束卧床休息时,可应用屈膝屈髋位,以减少椎间盘内压;亦可在站立工作时佩戴腰部保护器,以降低腰椎的负荷。加强腰椎旁肌肉的康复训练在预防腰痛方面有重要作用。进行适度的腰椎训练,能够有效预防脊柱损伤,正确的运动步骤如下。

1. 起身运动　上半身如图 7-2-1 位置,保持髋关节紧贴地面,同时保持下腰部及臀部放松。

2. 单膝牵伸　牵拉一侧膝关节直至感觉到下腰部及臀部适度的牵伸,另侧膝关节重复相同动作(图 7-2-2)。

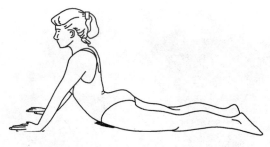

图 7-2-1　起身运动

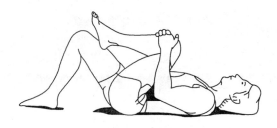

图 7-2-2　单膝牵伸

3. 中腰段牵伸　胸部朝地面,尽可能的前伸上体(图 7-2-3)。

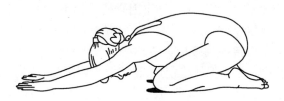

图 7-2-3　中腰段牵伸

4. 仰卧起坐　将足置于高位,手臂放于颈后或胸前,整个骨盆放平,抬高头部和肩关节(图 7-2-4)。

5. 后伸运动　手置于后背,使上半身离开床面,同时保持下巴收紧(图7-2-5)。

6. 俯卧髋关节后伸　保持膝关节锁紧,同时使下肢离开床面 8～10cm(图 7-2-6)。

7. 异侧肢体伸展　保持一侧膝关节锁紧,同时使下肢离开床面 8～10cm,同时另侧上肢抬高(图 7-2-7)。

8. 靠墙牵伸　一侧上肢支撑墙面,另侧上肢辅助髋关节缓慢向墙面运动(图 7-2-8)。

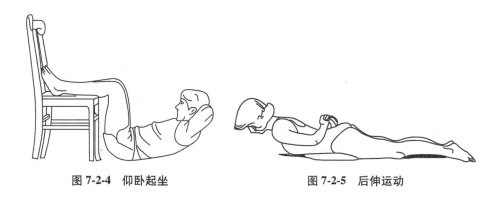

图 7-2-4　仰卧起坐　　　　　　　　　图 7-2-5　后伸运动

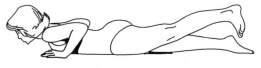

图 7-2-6　俯卧髋关节后伸

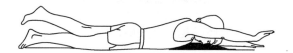

图 7-2-7　异侧肢体伸展

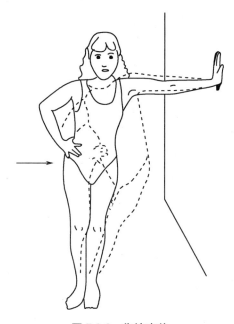

图 7-2-8　靠墙牵伸

9. 坐位下腰部牵伸　坐位膝关节分开,身体前弯,保持对下腰部舒适的牵伸(图 7-2-9)。

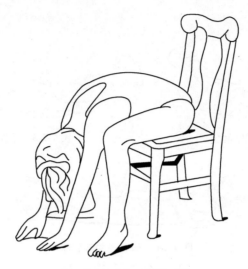

图 7-2-9　坐位下腰部牵伸

10. 下身躯干旋转　双膝并拢至于胸前,从身体一侧向另一侧活动,下落至床面(图 7-2-10)。

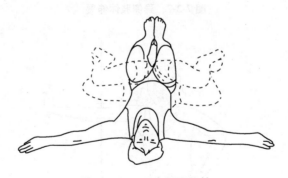

图 7-2- 10　下身躯干旋转

11. 股四头肌牵伸　使小腿靠近臀部,直至感到合适的牵伸在大腿前侧(图 7-2-11)。

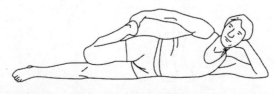

图 7-2-11　股四头肌牵伸

训练操每组动作做 10~15 次,每个动作维持 5~10 秒。

第三节　下肢静脉曲张的防护

PIVAS 工作人员因长时间相同姿势的站立,容易破坏下肢静脉瓣膜而产生静脉压过高,导致下肢静脉曲张,主要表现为下肢腿部皮肤出现红色或者蓝色血管,像蜘蛛网、蚯蚓样的扭曲或者像树瘤般的斑块结节,静脉发生异常肿胀和曲张。感到下肢沉重、发胀、酸痛、易疲劳;或发生下肢和足部肌肉痉挛,甚至皮肤溃疡等。

下肢静脉曲张的预防

站立工作时可佩戴梯度弹力袜,通过从脚踝部向上逐渐递减的压力,促进下肢静脉血液回流,减少血液滞留;可通过主动踝泵练习,促进下肢血液回流。具体做法:躺或者坐在床上,大腿放松,然后缓慢且尽最大可能地勾脚尖(向上勾脚,让脚尖朝向自己)之后再向下踩(让脚尖向下),但要在没有疼痛或者只有微微疼痛的限度之内进行,注意要在最大位置保持 10 秒左右,让肌肉能够持续收缩,这样反复地屈伸踝关节。

第四节　手指损伤的防护

PIVAS 工作人员每天要开启大量的安瓿药瓶,手指不仅时常有被划伤的危险,且长期用力易造成肌腱劳损、腱鞘炎等。据统计,PIVAS 工作人员被尖锐物划伤的事故中,绝大部分是源于开启安瓿药瓶所致,而这种职业暴露引起的对工作人员的伤害是显著和严重的。近几年来,保护医护人员的安全问题已经越来越受国家所重视。因此,为了减少 PIVAS 工作人员受到此类伤害,除要加强相关工作人员的职业安全教育,建议配药人员使用具有良好安全性的保护工具,如防护指套的使用。

一、防护指套的作用

护指套的作用从手指解剖力学来看,可有一定的关节支撑作用,减轻拇指及食指关节长时间屈曲引起的负担,缓解指间关节的劳累感;更重要的保护拇指和食指免受安瓿划伤及玻璃碎屑的扎伤。

二、护指套的制作及使用方法

选用透气性好、弹性好、厚度适宜的弹性绷带,长约 3.5cm,直径约 2cm,

以不限制拇指、食指的活动范围为宜,缠绕时不可过紧或过松,不影响手指的血液循环,自感压力适宜,手指舒适,掰安瓿时套于拇指和食指;用完后,用棉签清理干净护指套外附着的玻璃残渣,避免下次使用时扎伤,清洗、消毒后备用。

第五节　手腕损伤的防护

腕关节的运动损伤主要是腕关节周围的肌腱或韧带的扭伤,桡骨、尺骨、腕骨周围韧带的牵拉伤可以导致关节运动机制发生改变,甚至丧失关节稳定性。PIVAS 工作人员每天要调配大量的静脉输液,手腕是一重要的活动部位,所以极易出现劳累损伤,引起肌腱炎的概率很高。因此,我们要想办法保护好腕关节,降低腕部劳损的发生率,其中佩戴腕部护具是一个有效的方法。

一、腕部护具的作用

主要是利用辅助或改良设备,使关节结构改变和损害程度降低,或使关节所受应力最小,由此避免不必要的关节应力,从而更好地运用腕部关节完成我们每日的配药工作。腕部护具利用人体生物力学的原理,在一定程度上可限制腕关节的活动范围;具有一定的支撑力,可减轻手腕动作的负担;对腕部提供适宜的压力,减轻局部的肿胀。

二、腕部护具的选择

宜选用透气性好,质量轻,韧性大的材料,选用带子自己缠绕,可能会掌握不好力度。过紧,易造成血液循环不畅,过松,失去保护性作用。所以要选择较规范的,型号大小适合自己的护腕进行佩戴。如图 7-5-1 可做参考。

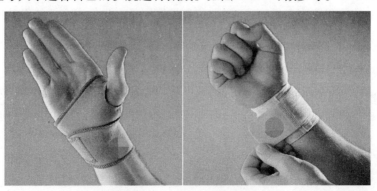

图 7-5-1　腕部护具的选择

第六节　职业听力损伤的防护

职业性听力损伤(occupational noise-induced hearing loss),是指作业者在工作过程中由于长期接触噪声刺激所引起的一种进行性的感音性听觉损伤。噪声超过 85~90dB 强度时,就会对耳蜗造成损害,其损害程度与噪声强度、噪声频谱特性、噪声类型、接触时间和方式及个体易感性有关。PIVAS 人员在药物调配时可能由于长期暴露于噪音中,极易引起听力损伤,所以做好此方面的防护是非常重要的,预防措施主要有以下几种。

一、控制噪音来源

这是最积极、最根本的办法。在安装机器时就应采用各种隔音、防震、吸声的措施。如墙壁和天花板装吸音材料;机器安装密度宜稀散些;机器与地基之间,金属表面与表面之间用适当的充填材料;管道噪声用包扎法防声;气流噪声可用消音器或扩大排气孔等,使噪声缩减到国家规定的防护标准(85~90dB)以内。

二、减少接触时间

如在隔音室里行工间休息,或减少每日、每周的接触噪声时间,也可降低发病率。还可根据实际情况轮换工种,亦可降低听力损害。

三、耳部隔音

戴用耳塞、耳罩、隔音帽等防声器材。一般在 80dB 噪声环境长期工作即应佩戴简便耳塞;90dB 以上时,必须使用防护工具。简便者可用棉花塞紧外耳道口,再涂抹凡士林,其隔音值可达 30dB。

四、卫生监护

就业前应检查听力,患有感音神经性耳聋和噪声敏感者,应避免在强噪声环境工作。对接触噪声者,应定期检查听力,及时发现早期的听力损伤,并给予妥善处理。

第七节　视力损伤的防护

PIVAS 工作以药学为主,每天要核对上万支的西林瓶、安瓿,并且要确保完全正确。操作性的动作过多,有异物溅入眼部的风险。若视力损伤,将会增加出错的机会,要保护眼睛,必须从以下几个方面做起。

1. 光线要充足舒适(光线太弱,字体看不清楚,容易导致近视)。

2. 工作完毕后,做眼保健操。

3. 注意防止眼外伤,佩戴防护眼镜,异物入眼要用正确的方法处理。

4. 不用手揉眼睛,不用脏手帕或脏毛巾擦眼睛,不与他人共用毛巾、脸盆等浴具。

5. 不长时间直视灯光或紫外线灯,建议配有防紫外线眼镜,防紫外线眼镜虽就是一种太阳镜,但它可以防紫外线,以免烧伤眼睛。

6. 患上眼疾要及时医治,同时注意不要将病原体传染给他人。

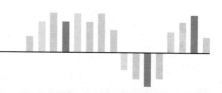

下 篇

概　述

　　静脉用药的加药混合调配是静脉用药调配中心（pharmacy intravenous admixture services，PIVAS）工作环节中非常重要的一个过程，这个操作过程的标准化、规范化以及同质化直接关系到输液的质量及安全，不同药物因其物理化学性质的不同，为了供临床使用被制成各种剂型，其溶解性、稳定性千差万别，所应用的包装材料及容器也不尽相同，在混合调配过程中应根据其特性采用不同的调配方法，如溶解及稀释操作就需根据容器及容器内的压力情况采用不同的操作步骤。我们归纳总结了在大多数 PIVAS 混合调配的，采用不同容器包装的药品溶解及稀释的方法，并具体针对 PIVAS 常用药品混合调配有关的信息进行了汇总，以期对 PIVAS 混合调配提供可实践的操作方法，保证混合调配操作标准化、规范化以及同质化，保障输液用药安全。

一、西林瓶无菌粉末型药品

【溶解】

　　1. 抽取溶媒　右手持注射器，食指固定针栓，左手拇指、食指固定溶媒管塞，将针尖斜面朝下垂直刺入溶媒中，左手持活塞柄轻拉活塞抽取溶媒 Xml，抽吸完毕，左手拇指、食指再次固定溶媒管塞，拔出针头（左手操作者相反）。

　　2. 注入溶媒　左手拇指、食指夹取西林瓶、固定西林瓶瓶口，右手持注射器，食指固定针栓，将针尖斜面朝下垂直刺入西林瓶内，左手中指固定针栓，无名指、小拇指、大小鱼际固定针筒，右手推动活塞，注入溶媒，拔出针头，轻轻摇匀，使其完全溶解（左手操作者相反）。

【稀释】

　　右手持注射器，食指固定针栓，左手持活塞柄轻拉活塞回抽空气 Xml，左手拇指、食指夹取西林瓶、固定西林瓶瓶口，将针尖斜面朝下垂直刺入西林瓶中，倒转西林瓶，使针尖斜面在液面下，左手中指固定针栓，无名指、小拇指、大小鱼际固定针筒，右手持活塞柄推动活塞，将空气注入西林瓶内，回拉活塞抽出药液，拔出针头。左手拇指、食指固定溶媒管塞，将针尖斜面朝下垂直刺入溶媒内，将药液注入溶媒中，拔出针头，充分混匀（左手操作者相反）。

二、西林瓶无菌粉末型（产泡沫）药品

【溶解】

1. 抽取溶媒　右手持注射器,食指固定针栓,左手拇指、食指固定溶媒管塞,将针尖斜面朝下垂直刺入溶媒中,左手持活塞柄轻拉活塞抽取溶媒 Xml,抽吸完毕,左手拇指、食指再次固定溶媒管塞,拔出针头(左手操作者相反)。

2. 注入溶媒　左手拇指、食指夹取西林瓶、固定西林瓶瓶口,右手持注射器,食指固定针栓,将针尖斜面朝下垂直刺入西林瓶内,左手中指固定针栓,无名指、小拇指、大小鱼际固定针筒,右手推动活塞,倾斜针头使溶媒沿瓶壁缓慢注入,拔出针头,轻轻摇匀,使其完全溶解(左手操作者相反)。

【稀释】

右手持注射器,食指固定针栓,左手持活塞柄轻拉活塞回抽空气 Xml,左手拇指、食指夹取西林瓶、固定西林瓶瓶口,将针尖斜面朝下垂直刺入西林瓶中,倒转西林瓶,使针尖斜面在液面下,左手中指固定针栓,无名指、小拇指、大小鱼际固定针筒,右手持活塞柄推动活塞,将空气注入西林瓶内,回拉活塞抽出药液,拔出针头。左手拇指、食指固定溶媒管塞,将针尖斜面朝下垂直刺入溶媒内,将药液注入溶媒中,拔出针头,充分混匀(左手操作者相反)。

三、西林瓶无菌粉末型（产气）药品

【溶解】

1. 抽取溶媒　右手持注射器,食指固定针栓,左手拇指、食指固定溶媒管塞,将针尖斜面朝下垂直刺入溶媒中,左手持活塞柄轻拉活塞抽取溶媒 Xml,抽吸完毕,左手拇指、食指再次固定溶媒管塞,拔出针头(左手操作者相反)。

2. 注入溶媒　左手拇指、食指夹取西林瓶、固定西林瓶瓶口,右手持注射器,食指固定针栓,将针尖斜面朝下垂直刺入西林瓶内,左手中指固定针栓,无名指、小拇指、大小鱼际固定针筒,右手推动活塞,注入溶媒,回抽空气纠正西林瓶内压力,拔出针头,轻轻摇匀,使其完全溶解(左手操作者相反)。

【稀释】

右手持注射器,食指固定针栓,左手持活塞柄轻拉活塞回抽空气 Xml,左手拇指、食指夹取西林瓶、固定西林瓶瓶口,将针尖斜面朝下垂直刺入西林瓶中,倒转西林瓶,使针尖斜面在液面下,左手中指固定针栓,无名指、小拇指、大小鱼际固定针筒,右手持活塞柄推动活塞将空气注入西林瓶内,回拉活塞抽出药液,拔出针头。左手拇指、食指固定溶媒管塞,将针尖斜面朝下垂直刺入溶媒内,将药液注入溶媒中,拔出针头,充分混匀(左手操作者相反)。

四、西林瓶无菌粉末型(有负压)药品

【溶解】

1. 抽取溶媒　右手持注射器,食指固定针栓,左手拇指、食指固定溶媒管塞,将针尖斜面朝下垂直刺入溶媒中,左手持活塞柄轻拉活塞抽取溶媒 Xml,抽吸完毕,左手拇指、食指再次固定溶媒管塞,拔出针头(左手操作者相反)。

2. 注入溶媒　右手持注射器,食指固定针栓,左手持活塞柄轻拉活塞回抽等量的空气,左手拇指、食指夹取西林瓶、固定西林瓶瓶口,将针尖斜面朝下垂直刺入西林瓶内,左手中指固定针栓,无名指、小拇指、大小鱼际固定针筒,右手推动活塞,注入溶媒及空气,纠正西林瓶内压力,拔出针头,轻轻摇匀,使其完全溶解(左手操作者相反)。

【稀释】

右手持注射器,食指固定针栓,左手持活塞柄轻拉活塞回抽空气 Xml,左手拇指、食指夹取西林瓶、固定西林瓶瓶口,将针尖斜面朝下垂直刺入西林瓶中,倒转西林瓶,使针尖斜面在液面下,左手中指固定针栓,无名指、小拇指、大小鱼际固定针筒,右手持活塞柄推动活塞,将空气注入西林瓶内,回拉活塞抽出药液,拔出针头。左手拇指、食指固定溶媒管塞,将针尖斜面朝下垂直刺入溶媒内,将药液注入溶媒中,拔出针头,充分混匀(左手操作者相反)。

五、西林瓶无菌粉末型(专用溶媒 10ml 及 10ml 以上)药品

【溶解】

1. 抽取溶媒

(1)左手持专用溶媒安瓿,右手将安瓿乳头部药液轻弹至体部,消毒颈部,然后用消毒砂轮切割颈部切割点,再次消毒颈部切割点,左手固定瓶体,使其拇指和食指靠近颈部,右手拇指、食指握住安瓿乳头,顺时针方向手腕外旋用力掰断安瓿(左手操作者相反)。

(2)左手拇指、食指持安瓿,右手持注射器,食指固定针栓,将针尖斜面放置于溶媒液面下,左手中指固定针栓,无名指、小拇指、大小鱼际固定针筒,右手持活塞柄轻拉活塞抽取溶媒 Xml(左手操作者相反)。

2. 注入溶媒　左手拇指、食指夹取西林瓶、固定西林瓶瓶口,右手持注射器,食指固定针栓,将针尖斜面朝下垂直刺入西林瓶内,左手中指固定针栓,无名指、小拇指、大小鱼际固定针筒,右手推动活塞,注入溶媒,拔出针头,轻轻摇匀,使其完全溶解(左手操作者相反)。

【稀释】

右手持注射器,食指固定针栓,左手持活塞柄轻拉活塞回抽空气 Xml,左手

拇指、食指夹取西林瓶、固定西林瓶瓶口,将针尖斜面朝下垂直刺入西林瓶中,倒转西林瓶,使针尖斜面在液面下,左手中指固定针栓,无名指、小拇指、大小鱼际固定针筒,右手持活塞柄推动活塞,将空气注入西林瓶内,回拉活塞抽出药液,拔出针头,左手拇指、食指固定溶媒管塞,将针尖斜面朝下垂直刺入溶媒内,将药液注入溶媒中,拔出针头,充分混匀(左手操作者相反)。

六、西林瓶无菌粉末型安瓿瓶(专用溶媒 10ml 以下)药品

【溶解】

1. 抽取溶媒

(1)左手持专用溶媒安瓿,右手将安瓿乳头部药液轻弹至体部,消毒颈部,然后用消毒砂轮切割颈部切割点,再次消毒颈部切割点,左手固定瓶体,使其拇指和食指靠近颈部,右手拇指、食指握住安瓿乳头,顺时针方向手腕外旋用力掰断安瓿(左手操作者相反)。

(2)左手食指、中指夹取安瓿,右手持注射器,食指固定针栓,将针尖斜面放置于溶媒液面下,左手无名指固定针栓,拇指、小拇指固定针筒,右手持活塞柄轻拉活塞抽取溶媒 Xml(左手操作者相反)。

2. 注入溶媒　左手拇指、食指夹取西林瓶、固定西林瓶瓶口,右手持注射器,食指固定针栓,将针尖斜面朝下垂直刺入西林瓶内,左手中指固定针栓,无名指、小拇指、大小鱼际固定针筒,右手推动活塞,注入溶媒,拔出针头,轻轻摇匀,使其完全溶解(左手操作者相反)。

【稀释】

右手持注射器,食指固定针栓,左手持活塞柄轻拉活塞回抽空气 Xml,左手拇指、食指夹取西林瓶、固定西林瓶瓶口,将针尖斜面朝下垂直刺入西林瓶中,倒转西林瓶,使针尖斜面在液面下,左手中指固定针栓,无名指、小拇指、大小鱼际固定针筒,右手持活塞柄推动活塞,将空气注入西林瓶内,回拉活塞抽出药液,拔出针头。左手拇指、食指固定溶媒管塞,将针尖斜面朝下垂直刺入溶媒内,将药液注入溶媒中,拔出针头,充分混匀(左手操作者相反)。

七、西林瓶无菌粉末型(西林瓶装专用溶媒 10ml 以下)药品

【溶解】

1. 抽取溶媒　右手持注射器,食指固定针栓,左手持活塞柄轻拉活塞回抽与药量相等的空气,左手拇指、食指夹取专用溶媒西林瓶、固定西林瓶瓶口,将针尖斜面朝下垂直刺入西林瓶中,倒转西林瓶,使针尖斜面在液面下,左手中指固定针栓,无名指、小拇指、大小鱼际固定针筒,右手持活塞柄推动活塞,将空气注入西林瓶内,回拉活塞抽出溶媒,拔出针头(左手操作者相反)。

2. 注入溶媒　左手拇指、食指夹取西林瓶、固定西林瓶瓶口,右手持注射器,食指固定针栓,将针尖斜面朝下垂直刺入西林瓶内,左手中指固定针栓,无名指、小拇指、大小鱼际固定针筒,右手推动活塞,注入溶媒,拔出针头,轻轻摇匀,使其完全溶解(左手操作者相反)。

【稀释】

右手持注射器,食指固定针栓,左手持活塞柄轻拉活塞回抽空气 Xml,左手拇指、食指夹取西林瓶、固定西林瓶瓶口,将针尖斜面朝下垂直刺入西林瓶中,倒转西林瓶,使针尖斜面在液面下,左手中指固定针栓,无名指、小拇指、大小鱼际固定针筒,右手持活塞柄推动活塞,将空气注入西林瓶内,回拉活塞抽出药液,拔出针头。左手拇指、食指固定溶媒管塞,将针尖斜面朝下垂直刺入溶媒内,将药液注入溶媒中,拔出针头,充分混匀(左手操作者相反)。

八、西林瓶水溶液型药品

【稀释】

右手持注射器,食指固定针栓,左手持活塞柄轻拉活塞回抽与药量相等的空气,左手拇指、食指夹取西林瓶、固定西林瓶瓶口,将针尖斜面朝下垂直刺入西林瓶中,倒转西林瓶,使针尖斜面在液面下,左手中指固定针栓,无名指、小拇指、大小鱼际固定针筒,右手持活塞柄推动活塞,将空气注入西林瓶内,回拉活塞抽出药液,拔出针头。左手拇指、食指固定溶媒管塞,将针尖斜面朝下垂直刺入溶媒内,将药液注入溶媒中,拔出针头,充分混匀(左手操作者相反)。

九、西林瓶油溶液型药品

【稀释】

选取针头稍粗的注射器,右手持注射器,食指固定针栓,左手持活塞柄轻拉活塞回抽与药量相等的空气,左手拇指、食指夹取西林瓶、固定西林瓶瓶口,将针尖斜面朝下垂直刺入西林瓶中,倒转西林瓶,使针尖斜面在液面下,左手中指固定针栓,无名指、小拇指、大小鱼际固定针筒,右手持活塞柄推动活塞,将空气注入西林瓶内,回拉活塞抽出药液,拔出针头。左手拇指、食指固定溶媒管塞,将针尖斜面朝下垂直刺入溶媒内,将药液注入溶媒中,拔出针头,充分混匀(左手操作者相反)。

十、西林瓶油溶液型(专用溶媒)药品

【溶解】

1. 抽取溶媒　选取针头稍粗的注射器,右手持注射器,食指固定针栓,左手持活塞柄轻拉活塞回抽与溶媒量相等的空气,左手拇指、食指夹取西林瓶、固定

西林瓶瓶口,将针尖斜面朝下垂直刺入西林瓶中,倒转西林瓶,使针尖斜面在液面下,左手中指固定针栓,无名指、小拇指、大小鱼际固定针筒,右手持活塞柄推动活塞,将空气注入西林瓶内,回拉活塞抽出溶媒,拔出针头(左手操作者相反)。

2. 注入溶媒　左手拇指、食指夹取西林瓶、固定西林瓶瓶口,右手持注射器,食指固定针栓,将针尖斜面朝下垂直刺入西林瓶内,左手中指固定针栓,无名指、小拇指、大小鱼际固定针筒,右手推动活塞,注入溶媒,拔出针头,使其完全混匀(左手操作者相反)。

【稀释】

右手持注射器,食指固定针栓,左手持活塞柄轻拉活塞回抽与药量相等的空气,左手拇指、食指夹取西林瓶、固定西林瓶瓶口,将针尖斜面朝下垂直刺入西林瓶中,倒转西林瓶,使针尖斜面在液面下,左手中指固定针栓,无名指、小拇指、大小鱼际固定针筒,右手持活塞柄推动活塞,将空气注入西林瓶内,回拉活塞抽出药液,拔出针头。左手拇指、食指固定溶媒管塞,将针尖斜面朝下垂直刺入溶媒内,将药液注入溶媒中,拔出针头,充分混匀(左手操作者相反)。

十一、安瓿水溶液型(10ml 及 10ml 以上)药品

【稀释】

1. 抽取溶媒　左手持安瓿,右手将安瓿乳头部药液轻弹至体部,消毒颈部,然后用消毒砂轮切割颈部切割点,再次消毒颈部切割点,左手固定瓶体,使其拇指和食指靠近颈部,右手拇指、食指握住安瓿乳头,顺时针方向手腕外旋用力掰断安瓿(左手操作者相反)。

2. 注入溶媒　左手拇指、食指持安瓿,右手持注射器,食指固定针栓,将针尖斜面放置于药液液面下,左手中指固定针栓,无名指、小拇指、大小鱼际固定针筒,右手持活塞柄轻拉活塞抽取药液 Xml。右手再次持注射器,食指固定针栓,将针尖斜面朝下垂直刺入溶媒内,将药液注入溶媒中,拔出针头,充分混匀(左手操作者相反)。

十二、安瓿水溶液型(10ml 以下)药品

【稀释】

1. 抽取溶媒　左手持安瓿,右手将安瓿乳头部药液轻弹至体部,消毒颈部,然后用消毒砂轮切割颈部切割点,再次消毒颈部切割点,左手固定瓶体,使其拇指和食指靠近颈部,右手拇指、食指握住安瓿乳头,顺时针方向手腕外旋用力掰断安瓿(左手操作者相反)。

2. 注入溶媒　左手食指、中指夹取安瓿,右手持注射器,食指固定针栓,将

针尖斜面放置于药液液面下,左手无名指固定针栓,拇指、小拇指固定针筒,右手持活塞柄轻拉活塞抽取药液 Xml。右手再次持注射器,食指固定针栓,将针尖斜面朝下垂直刺入溶媒内,将药液注入溶媒中,拔出针头,充分混匀(左手操作者相反)。

十三、药品预溶解

1. 用一次性使用连接器进行预溶

将西林瓶无菌粉末型药品(有负压)整齐摆放于西林瓶盘内,集中消毒,消毒后首先用连接器一端连接溶媒,左手食指、中指固定西林瓶瓶口,右手拇指、食指持另一端连接器针栓处,将针尖垂直刺入西林瓶内,使溶媒在负压的作用下吸入西林瓶内,按顺序依次操作,使其完全溶解(左手操作者相反)。

2. 用机械配液泵进行预溶解

(1)遵照机械配液泵标准操作流程进行调配前准备、校准。

(2)将西林瓶无菌粉末型药品整齐摆放于西林瓶盘内,集中消毒。

(3)机械配液泵一端连接溶媒,遵照机械配液泵标准操作流程设置输出溶媒体积 Xml、机械配液泵速度与机械配液泵运转间隔时间。

(4)左手拇指、食指固定西林瓶瓶口,右手拇指、食指持管路另一端针头的针栓处,将针尖垂直刺入西林瓶内,使溶媒在机械的作用下吸入西林瓶内,按顺序依次操作,使其完全溶解(左手操作者相反)。

十四、药品灌注

用机械配液泵灌注一次性使用输注装置(即一次性使用弹性输液泵)操作如下:

(1)遵照机械配液泵标准操作流程进行调配前准备、校准。

(2)检查一次性使用弹性输液泵外包装及型号、标称容量、标称流量、效期;撕开外包装,取出输液泵,核对泵的配件是否完全,管路及泵体是否有裂开等。

(3)机械配液泵一端连接溶媒,遵照机械配液泵标准操作流程设置输出溶媒体积 Xml、机械配液泵速度。

(4)除去输注泵加药口护帽,夹上止流夹,连接机械配液泵管路的出液口一端。

(5)使用机械配液泵灌注所需的溶媒 Xml。

(6)遵照机械配液泵标准操作流程设置输出每支药液体积 Xml、机械配液泵速度,必要时可设置机械配液泵运转间隔时间,灌注药品。

(7)药品灌注结束后(如泵体内有气体,需将泵倒置,通过三通阀体将气体排出泵外),将护帽盖上,由另一人复核灌注好的输注泵及药品。

第八章

抗感染药物

第一节　青　霉　素　类

1. 青霉素

【其他名称】青霉素钠。

【规格】0.48g(80万U)。

【特性】白色无菌粉末;pH 5~7。

【静滴用量】

(1)成人:200万~2000万U/d,分2~4次给药。

(2)小儿:按体重5万~20万U/(kg·d),分2~4次给药。

(3)新生儿(足月产):每次按体重5万U/kg,出生第一周每12小时1次,一周以上者每8小时1次,严重感染每6小时1次。

(4)早产儿:每次按体重3万U/kg,出生第一周每12小时1次,2~4周者每8小时1次;4周以上每6小时1次。

【溶解】

(1)溶媒:0.9%氯化钠。

(2)器具:20ml一次性使用无菌溶药注射器(斜面)。

(3)方法:按西林瓶无菌粉末型药品溶解方法(抽取溶媒,每支5ml)。

【稀释】

(1)溶媒:0.9%氯化钠。

(2)器具:20ml一次性使用无菌溶药注射器(斜面)。

(3)方法:按西林瓶无菌粉末型药品稀释方法(回抽空气5ml/支)。

【稀释液的稳定性】　本品水溶液在室温不稳定,20U/ml的青霉素溶液30℃放置24小时效价下降56%,青霉烯酸含量增加200倍,因此应用本品须新鲜调配。

【特别提示】

(1)有青霉素类药物过敏史或青霉素皮肤试验阳性患者禁用。

(2)本品遇酸碱或氧化剂即迅速失效,因此不应用0.9%氯化钠以外的溶液稀释。

2. 氟氯西林

【其他名称1】氟氯青霉素、奥佛林、世君宁等。

【规格】0.5g。

【特性】白色或类白色无菌粉末;pH 5~7;易产泡沫。

【静滴用量】

(1)成人:一次0.25~1g,一日4次。

(2)小儿参考量:2岁以下按成人剂量的1/4给药,2~10岁按成人剂量的1/2给药。

【溶解】

(1)溶媒:0.9%氯化钠/5%葡萄糖/10%葡萄糖。

(2)器具:20ml 一次性使用无菌溶药注射器(斜面)。

(3)方法:按西林瓶无菌粉末型(产泡沫)药品溶解方法(抽取溶媒5ml/支)。

【稀释】

(1)溶媒:0.9%氯化钠/5%葡萄糖/10%葡萄糖。

(2)器具:20ml 一次性使用无菌溶药注射器(斜面)。

(3)方法:按西林瓶无菌粉末型(产泡沫)药品稀释方法(回抽空气5ml/支)。

【稀释液的稳定性】本品稀释后的成品输液应在4小时内使用完。

【特别提示】

(1)用本品前进行青霉素皮试,呈阳性反应者禁用。

(2)交叉过敏:在使用β-内酰胺类抗生素时,已有报道可致严重的并且偶尔致命的过敏反应。这些反应更可能发生于有β-内酰胺类的过敏史的个体之中。对一种青霉素类药过敏者可能对其他青霉素类药过敏,也可能对青霉胺或头孢菌素类过敏,在使用氟氯西林治疗前,应对先前的对β-内酰胺类的过敏反应及过敏性疾病史做仔细地询问。

(3)2岁以下每次最大用量为0.25g;2~10岁每次最大用量为0.5g。

(4)若遇非整支用量,选择10ml注射器整倍稀释至0.5g/5ml,即0.1g/1ml,按需抽吸。

【其他名称2】氟氯青霉素、奥佛林、世君宁、伊芬。

【规格】1g。

【特性】白色或类白色结晶性粉末;pH5~7;易产泡沫。

【静滴用量】

(1)成人:一次 0.25~1g,一日 4 次。

(2)小儿参考量:2 岁以下按成人剂量的 1/4 给药,2~10 岁按成人剂量的 1/2 给药。

【溶解】

(1)溶媒:0.9%氯化钠/5%葡萄糖/10%葡萄糖 100~250ml 溶媒中。

(2)器具:20ml 一次性使用无菌溶药注射器(斜面)。

(3)方法:按西林瓶无菌粉末型(产泡沫)药品溶解方法(抽取溶媒 10ml/支)。

【稀释】

(1)溶媒:0.9%氯化钠/5%葡萄糖/10%葡萄糖。

(2)器具:20ml 一次性使用无菌溶药注射器(斜面)。

(3)方法:按西林瓶无菌粉末型(产泡沫)药品稀释方法(回抽空气 10ml/支)。

【稀释液的稳定性】本品稀释后的成品输液每次滴注持续时间 30~60 分钟,在 4 小时内使用完。

【特别提示】

(1)用本品前进行青霉素皮试,呈阳性反应者禁用。

(2)交叉过敏:在使用 β-内酰胺类抗生素时,已有报道可致严重的并且偶尔致命的过敏反应。这些反应更可能发生于有 β-内酰胺类的过敏史的个体之中。对一种青霉素类药过敏者可能对其他青霉素类药过敏,也可能对青霉胺或头孢菌素类过敏,在使用氟氯西林治疗前,应对先前的对 β-内酰胺类的过敏反应及过敏性疾病史作仔细地询问。

(3)2 岁以下婴幼儿每次最大用量为 0.25g;2~10 岁儿童每次最大用量为 0.5g。

第二节　头孢菌素类

1. 头孢唑林钠

【其他名称】先锋霉素Ⅴ号、西孢唑啉、凯复唑、赛福宁。

【规格】1.0g。

【特性】白色无菌粉末;pH 4.5~6.5。

【静滴用量】

(1)成人常用剂量:一次 0.5~1g,一日 2~4 次,严重感染可增加至 6g/d,分 2~4 次给予。

(2)儿童常用剂量:50~100mg/(kg·d),分 2~3 次静脉滴注。

【溶解】

(1)溶媒:0.9%氯化钠/5%葡萄糖。

(2)器具:20ml 一次性使用无菌溶药注射器(斜面)。

(3)方法:按西林瓶无菌粉末型药品溶解方法(抽取溶媒 5ml/支)。

【稀释】

(1)溶媒:0.9%氯化钠/5%葡萄糖。

(2)器具:20ml 一次性使用无菌溶药注射器(斜面)。

(3)方法:按西林瓶无菌粉末型药品稀释方法(回抽空气 5ml/支)。

【特别提示】

(1)对头孢菌素过敏者及有青霉素过敏性休克或即刻反应史者禁用本品。

(2)本品与强利尿药合用有增加肾毒性的可能,与氨基糖苷类抗生素合用可能增加后者的肾毒性。

(3)本品有刺激性,静脉注射可能发生血栓性静脉炎。

2. 头孢硫脒

【其他名称】吡脒头孢、硫脒头孢菌素、仙力素、灵流旷。

【规格】0.5g。

【特性】白色至微黄色结晶性粉末;几乎无臭,有引湿性。

【静滴用量】一次 2g,一日 2~4 次;小儿按体重 50~100mg/(kg·d),分 2~4 次给药。

【溶解】

(1)溶媒:灭菌注射用水/0.9%氯化钠。

(2)器具:20ml 一次性使用无菌溶药注射器(斜面)。

(3)方法:按西林瓶无菌粉末型药品溶解方法(抽取溶媒 10ml/支)。

【稀释】

(1)溶媒:5%葡萄糖/0.9%氯化钠 250ml 溶媒中。

(2)器具:20ml 一次性使用无菌溶药注射器(斜面)。

(3)方法:按西林瓶无菌粉末型药品稀释方法(回抽空气 10ml/支)。

【稀释液的稳定性】对头孢菌素类抗生素过敏者禁用。

3. 头孢呋辛

【其他名称1】头孢呋肟、达力新、伏乐新。

【规格】1.0g。

【特性】白色至微黄色无菌粉末。

【静滴用量】成人常用量：每次 0.75~1.5g，每 8 小时给药，疗程 5~10 天；重症感染或罕见敏感菌引起的感染，每 6 小时使用 1.5g。

【溶解】

(1)溶媒：灭菌注射用水。

(2)器具：20ml 一次性使用无菌溶药注射器(斜面)。

(3)方法：按西林瓶无菌粉末型药品溶解方法(抽取溶媒 8ml/支)。

【稀释】

(1)溶媒：0.9%氯化钠/5%葡萄糖。

(2)器具：20ml 一次性使用无菌溶药注射器(斜面)。

(3)方法：按西林瓶无菌粉末型药品稀释方法(回抽空气 8ml/支)。

【稀释液的稳定性】

(1)用灭菌注射用水溶解时，0.75g、1.5g 调配后的溶液在室温 24 小时，冰箱 5℃保存 48 小时可保持活性。

(2)用 50ml 或 100ml 5%葡萄糖注射液，0.9%氯化钠注射液稀释后在室温下放置不超过 24 小时，冷藏不超过 7 天。

【特别提示】对头孢菌素类药物过敏者禁用本品。

【其他名称 2】信立欣、头孢呋肟、伏乐新。

【规格】1.5g。

【特性】白色至微黄色无菌粉末；pH 6~8.5。

【静滴用量】成人常用量：每次 0.75~1.5g，每 8 小时给药，疗程 5~10 天；对于重症感染或罕见敏感菌引起的感染，每 6 小时使用 1.5g。

【溶解】

(1)溶媒：灭菌注射用水。

(2)器具：20ml 一次性使用无菌溶药注射器(斜面)

(3)方法：按西林瓶无菌粉末型药品溶解方法(抽取溶媒 12ml/支)。

【稀释】

(1)溶媒：0.9%氯化钠/5%葡萄糖。

(2)器具：20ml 一次性使用无菌溶药注射器(斜面)。

(3)方法：按西林瓶无菌粉末型药品稀释方法(回抽空气 12ml/支)。

【稀释液的稳定性】

(1)用灭菌注射用水混合调配时，0.75g、1.5g 调配后的溶液在室温 24 小时，冰箱 5℃保存 48 小时可保持活性。

(2)用 50ml 或 100ml 5%葡萄糖注射液，0.9%氯化钠注射液稀释后在室温下放置不超过 24 小时，冷藏不超过 7 天。

【特别提示】对头孢菌素类药物过敏者禁用本品。

4. 头孢替安

【其他名称】头孢噻四唑、头孢噻乙胺唑、海替舒、替他欣、泛司博林。

【规格】0.5g。

【特性】白色至淡黄色无菌粉末;pH 1.2~1.7;易产气(建议预先溶解)。

【静滴用量】

(1)成人:0.5~2g/d,分2~4次给药,本品可随年龄和症状的不同适当增减,对成年人败血症一日量可增至4g。

(2)小儿:40~80mg/(kg·d),分3~4次;对小儿败血症、脑脊膜炎等重症和难治性感染,可增至160mg/(kg·d)。

【溶解】

(1)溶媒:0.9%氯化钠。

(2)器具:30ml一次性使用无菌溶药注射器(斜面)/机械配液泵。

(3)方法:①按西林瓶无菌粉末型(产气)药品溶解方法(抽取溶媒3ml/支)。②按机械配液泵标准流程提前预溶解。

【稀释】

(1)溶媒:0.9%氯化钠/5%葡萄糖/10%葡萄糖。

(2)器具:20ml一次性使用无菌溶药注射器(斜面)。

(3)方法:按西林瓶无菌粉末型(产气)药品稀释方法(回抽空气3ml/支)。

【稀释液的稳定性】本品溶解后的药液应迅速使用,若必须贮存宜应在8小时内用完,药液颜色随时间的延长而加深。

【特别提示】

(1)本品混合调配时可发生接触性麻疹。混合调配时,如在手上发生肿、痒,腹痛、恶心、呕吐,以后应避免接触本品。

(2)本品含有无水碳酸钠,溶解时因产生CO_2,可将针头置液面以上回抽气体,减压处理。

(3)该药品溶解时易产气,建议预先溶解。

【特别提示】

(1)对本品有休克既往史者。

(2)对本品或对头孢类抗生素有过敏既往史者。

5. 头孢曲松钠

【其他名称】头孢三嗪、罗氏芬、菌必治、罗塞秦。

【规格】1.0g。

【特性】白色或类白色无菌粉末;pH 6.0~8.0。

279

【静滴用量】成人及 12 岁以上儿童,通常剂量是 1~2g,每日一次(每 24 小时)。危重病例或有中度敏感菌引起之感染,剂量可增至 4g,每日一次。

【溶解】

(1)溶媒:0.9%氯化钠/5%葡萄糖/10%葡萄糖。

(2)器具:20ml 一次性使用无菌溶药注射器(斜面)。

(3)方法:按西林瓶无菌粉末型药品溶解方法(抽取溶媒 10ml/支)。

【稀释】

(1)溶媒:0.9%氯化钠/5%葡萄糖/10%葡萄糖。

(2)器具:20ml 一次性使用无菌溶药注射器(斜面)。

(3)方法:按西林瓶无菌粉末型药品稀释方法(回抽空气 10ml/支)。

【稀释液的稳定性】本品稀释后的溶液室温下放置,不超过 6 小时,冷藏不超过 24 小时。

【特别提示】

(1)对头孢菌素类抗生素过敏者禁用。对青霉素过敏者也可能对头孢曲松钠过敏。

(2)本品不能加入哈特曼溶液以及乳酸林格注射液等含有钙的溶液中使用。

(3)本品与含钙剂或含钙产品合并用药有可能导致致死性结局的不良事件。

6. 头孢他啶

【其他名称】头孢羧甲噻肟、复达欣。

【规格】1.0g。

【特性】白色无菌粉末;pH 5.7~7.5;易产气(建议预先溶解)。

【静滴用量】成人:1~6g/d,每 8 小时或每 12 小时静脉滴注一次。

【溶解】

(1)溶媒:0.9%氯化钠/5%葡萄糖。

(2)器具:20ml 一次性使用无菌溶药注射器(斜面)。

(3)方法:按西林瓶无菌粉末型(产气)药品溶解方法(抽取溶媒 10ml/支)。

【稀释】

(1)溶媒:0.9%氯化钠/5%葡萄糖。

(2)器具:20ml 一次性使用无菌溶药注射器(斜面)。

(3)方法:按西林瓶无菌粉末型(产气)药品稀释方法(回抽空气 10ml/支)。

【稀释液的稳定性】最好使用新调配的溶液,如果不能实现,存放在 2~8℃ 冰箱内保存 24 小时可保持药效。

【特别提示】

(1)对头孢菌素类抗生素过敏者禁用。

(2)本品溶解时因产生 CO_2,可将针头置液面以上回抽气体,减压处理。

(3)本品不宜用灭菌注射用水溶解,因易产生低渗溶液。

7. 头孢唑肟钠

【其他名称】头孢唑肟钠、头孢去甲噻肟、益保世灵。

【规格】1.0g。

【特性】白色至淡黄色结晶性粉末。

【静滴用量】

(1)成人常用量:一次 1~2g,每 8~12 小时一次;严重感染者的剂量可增至一次 3~4g,每 8 小时一次。

(2)6 个月及以上的婴儿和儿童常用量:按体重一次 50mg/kg,每 6~8 小时一次。

【溶解】

(1)溶媒:灭菌注射用水/0.9%氯化钠/5%葡萄糖。

(2)器具:20ml 一次性使用无菌溶药注射器(斜面)。

(3)方法:按西林瓶无菌粉末型药品溶解方法(抽取溶媒 5ml/支)。

【稀释】

(1)溶媒:灭菌注射用水/0.9%氯化钠/5%葡萄糖。

(2)器具:20ml 一次性使用无菌溶药注射器(斜面)。

(3)方法:按西林瓶无菌粉末型药品稀释方法(回抽空气 5ml/支)。

【稀释液的稳定性】溶解后在室温下放置不宜超过 7 小时,冰箱中放置不宜超过 48 小时。

【特别提示】

(1)对本品及其他头孢菌素过敏者禁用。

(2)应静脉滴注 0.5~2 小时。

8. 头孢吡肟

【其他名称】马斯平。

【规格】0.5g。

【特性】白色至微黄色粉末,易溶于水。

【静滴用量】

(1)成人和 16 岁以上儿童或体重为 40kg 或 40kg 以上儿童患者,可根据病情,每次 1~2g,每 12 小时一次。

（2）2 月龄至 12 岁儿童:最大剂量不可超过成人剂量（即每次 2g 剂量），一般可每 40mg/kg,每 12 小时静脉滴注。

【溶解】

（1）溶媒:0.9%氯化钠/5%葡萄糖/10%葡萄糖。

（2）器具:30ml 一次性使用无菌溶药注射器（斜面）。

（3）方法:按西林瓶无菌粉末型药品溶解方法（抽取溶媒 5ml/支）。

【稀释】

（1）溶媒:0.9%氯化钠/5%葡萄糖/10%葡萄糖 50~100ml 溶媒中。

（2）器具:30ml 一次性使用无菌溶药注射器（斜面）。

（3）方法:按西林瓶无菌粉末型药品稀释方法（回抽空气 5ml/支）。

【特别提示】

（1）本品禁用于对头孢吡肟或 L-精氨酸,头孢菌素类药物,青霉素或其他 β-内酰胺类抗生素有即刻超敏反应的病人。

（2）静脉滴注药物浓度不应超过 40mg/ml,30 分钟滴注完毕。

第三节　氧头孢烯类

拉氧头孢钠

【其他名称】噻吗灵。

【规格】0.5g。

【特性】白色至淡黄色的粉末或块状物;无臭,有引湿性。

【静滴用量】

（1）成:1~2g/d,分 2 次。

（2）小儿:40~80mg/(kg·d),分 2~4 次,并依年龄、体重、症状适当增减。

（3）难治性或严重感染时,成人增加至 4g/d;小儿 1 天 150mg/(kg·d),分 2~4次给药。

【溶解】

（1）溶媒:灭菌注射用水/5%葡萄糖/0.9%氯化钠。

（2）器具:20ml 一次性使用无菌溶药注射器（斜面）。

（3）方法:按西林瓶无菌粉末型药品溶解方法（抽取溶媒 5ml/支）。

【稀释】

（1）溶媒:5%葡萄糖/0.9%氯化钠。

（2）器具:20ml 一次性使用无菌溶药注射器（斜面）。

（3）方法:按西林瓶无菌粉末型药品稀释方法（回抽空气 5ml/支）。

【稀释液的稳定性】溶解后在冰箱内可保存 72 小时,室温下保存 24 小时。

【特别提示】对本品及头孢菌素类有过敏反应史者禁用。

第四节 头霉素类

1. 头孢美唑

【其他名称】先锋美他醇、头孢甲氧氰唑、新泰宁。

【规格】0.5g。

【特性】白色至微黄色无菌粉末;pH 3.0~5.2。

【静滴用量】

(1)成人:1~2g/d,分 2 次静脉滴注。

(2)小儿:25~100mg/(kg·d),分 2~4 次静脉滴注。

(3)难治性或严重感染,可随症状将每日量成人增至 4g,小儿增至 150mg/kg,分 2~4 次给药。

【溶解】

(1)溶媒:灭菌注射用水/0.9%氯化钠/5%葡萄糖/10%葡萄糖。

(2)器具:30ml 一次性使用无菌溶药注射器(斜面)/机械配液泵。

(3)方法:①按西林瓶无菌粉末型药品溶解方法(抽取溶媒 3ml/支);②按机械配液泵标准流程提前预溶解。

【稀释】

(1)溶媒:0.9%氯化钠/5%葡萄糖/10%葡萄糖。

(2)器具:20ml 一次性使用无菌溶药注射器(斜面)。

(3)方法:按西林瓶无菌粉末型药品稀释方法(回抽空气 3ml/支)。

【特别提示】

(1)对本品成分有过敏性休克史的患者禁用。

(2)对本品所含成分或头孢类抗生素有过敏史的患者原则上不给药,不得不使用时应慎用。

(3)本品静脉内大量给药时,可能会引起血管刺激性痛,故应充分注意注射液的调配、注射部位及注射方法等,并尽量缓慢注入。

2. 头孢西丁钠

【其他名称】甲氧噻吩头孢菌素、甲氧头霉噻吩、先锋美吩、美福仙。

【规格】

(1)0.5g。

(2)1.0g。

【特性】白色或类白色的粉末,吸湿性强。

【静滴用量】

(1)成人常用量:1~2g/次,每6~8小时1次。

(2)3月龄以内婴儿:不宜使用。

(3)3月龄以上小儿:每次13.3~26.7mg/kg,每6小时1次或每次20~40mg/kg,每8小时1次。

【溶解】

(1)溶媒:0.9%氯化钠/5%葡萄糖/10%葡萄糖。

(2)器具:30ml一次性使用无菌溶药注射器(斜面)。

(3)方法:按西林瓶无菌粉末型药品溶解方法(抽取溶媒5ml/支)。

【稀释】

(1)溶媒:0.9%氯化钠/5%葡萄糖/10%葡萄糖50~100ml溶媒中。

(2)器具:30ml一次性使用无菌溶药注射器(斜面)

(3)方法:按西林瓶无菌粉末型药品稀释方法(回抽空气5ml/支)。

【特别提示】

(1)对本品及头孢菌素类抗生素过敏者禁用。

(2)避免用于有青霉素过敏性休克病史者。

第五节　β-内酰胺类-β-内酰胺酶抑制剂复方制剂

1. 阿莫西林克拉维酸钾

【其他名称】奥格门汀、强力阿莫仙。

【规格】1.2g。

【特性】白色无菌粉末;pH 8~10。

【静滴用量】

(1)成人:一次1.2g,一日3~4次。

(2)小儿:一次30mg/kg,一日3~4次(新生儿一日2~3次)。

【溶解】

(1)溶媒:0.9%氯化钠。

(2)器具:20ml一次性使用无菌溶药注射器(斜面)。

(3)方法:按西林瓶无菌粉末型药品溶解方法(抽取溶媒10ml/支)。

【稀释】

(1)溶媒:0.9%氯化钠。

(2)器具:20ml一次性使用无菌溶药注射器(斜面)。

(3)方法:按西林瓶无菌粉末型药品稀释方法(回抽空气10ml/支)。

【稀释液的稳定性】本品溶解后应立即给药,调配好的本品溶液不能冷冻保存。

【特别提示】

(1)用前需做青霉素钠的皮内敏感试验,呈阳性反应者禁用。

(2)本品稀释后静脉滴注30分钟。

(3)本品若遇非整支用量,选择20ml注射器整倍稀释至1.2g/12ml,即0.1g/ml,按需抽吸。

2. 哌拉西林钠-他唑巴坦钠

【其他名称1】邦达。

【规格】哌拉西林钠1.0g,他唑巴坦钠0.125g。

【特性】白色或类白色冻干粉;pH 5.0~7.0;有负压;难溶解(建议预先溶解)。

【静滴用量】成人及12岁以上儿童:一次3.375g,静脉滴注,每6小时一次;或一次4.5g,静脉滴注,每8小时一次。每日的用药总剂量根据感染的严重程度和部位增减,剂量范围可每6小时、8小时或12小时一次,一次2.25~4.50g。

【溶解】

(1)溶媒:灭菌注射用水。

(2)器具:20ml一次性使用无菌溶药注射器(单侧孔)/连接器/机械配液泵。

(3)方法:①按西林瓶无菌粉末型(有负压)药品溶解方法(抽取溶媒5ml/支)。②使用连接器提前预溶解。③按机械配液泵标准流程提前预溶解。

【稀释】

(1)溶媒:0.9%氯化钠/5%葡萄糖。

(2)器具:20ml一次性使用无菌溶药注射器(单侧孔)。

(3)方法:按西林瓶无菌粉末型(有负压)药品稀释方法(回抽空气5ml/支)。

【稀释液的稳定性】本品溶解后的药液应当立即使用,没有使用的部分在室温(20~25℃)下放置24小时后应当丢弃,或在冷藏(2~8℃)条件下保存48小时后丢弃。

【其他名称2】特治星、邦达。

【规格】哌拉西林钠4.0g,他唑巴坦钠0.5g。

【特性】白色或类白色疏松块状物或(和)粉末。

【静滴用量】

(1)肾功能正常的成人、12岁及12岁以上的青少年常用剂量为每8小时给予4.5g,每日的用药总剂量根据感染的严重程度和部位增减,剂量范围可每6小时、8小时或12小时一次,从一次2.25~4.5g。

(2)对于9月龄以上、体重不超过40kg、肾功能正常的患阑尾炎和(或)腹膜炎的儿童,推荐剂量为哌拉西林钠100mg+他唑巴坦钠12.5mg/kg,每8小时一次。对于在2~9个月的儿童患者,基于药代动力学模型,推荐剂量为哌拉西林钠80mg+他唑巴坦钠10mg/kg,每8小时一次。体重超过40kg肾功能正常的儿童患者应该接受成人剂量。

【溶解】

(1)溶媒:灭菌注射用水/0.9%氯化钠/5%葡萄糖。

(2)器具:30ml一次性使用无菌溶药注射器(斜面)。

(3)方法:按西林瓶无菌粉末型药品溶解方法(抽取溶媒20ml/支)。

【稀释】

(1)溶媒:0.9%氯化钠/5%葡萄糖50~150ml溶媒中。

(2)器具:30ml一次性使用无菌溶药注射器(斜面)。

(3)方法:按西林瓶无菌粉末型药品稀释方法(回抽空气20ml/支)。

【稀释液的稳定性】复溶后的药物应当立即使用,没有使用的部分在室温下(20~25℃)放置24小时后应当丢弃,或在冷藏保存(2~8℃)48小时后丢弃。复溶后的药物不能冷冻。

【特别提示】

(1)用药前须做青霉素皮肤试验,阳性者禁用。

(2)交叉过敏反应:对头孢菌素类、头霉素类、灰黄霉素或青霉胺过敏者,对本品也可过敏,对一种青霉素过敏者也可能对其他青霉素过敏,故有青霉素过敏史者应避免使用本品。

(3)静脉滴注给药时间至少为30分钟。

3. 哌拉西林钠-舒巴坦钠

【其他名称】百定。

【规格】2.5g。

【特性】白色或类白色疏松块状物或粉末或结晶性粉末。

【静滴用量】

(1)成人:每次2.5g或5g,每12小时一次。

(2)严重或难治性感染者:每次2.5g或5g,每8小时一次。

【溶解】

(1)溶媒:5%葡萄糖/0.9%氯化钠。

(2)器具:20ml一次性使用无菌溶药注射器(斜面)。

(3)方法:按西林瓶无菌粉末型药品溶解方法(抽取溶媒5ml/支)。

【稀释】

(1)溶媒:5%葡萄糖/0.9%氯化钠。

(2)器具:20ml一次性使用无菌溶药注射器(斜面)。

(3)方法:按西林瓶无菌粉末型药品稀释方法(回抽空气5ml/支)。

【特别提示】

(1)用药前须做青霉素皮肤试验。

(2)对青霉素类,头孢类或β-内酰胺酶抑制剂药物过敏或对上述药物有过敏史患者禁用。

4. 美洛西林钠-舒巴坦钠

【其他名称】凯韦可。

【规格】美洛西林钠1.0g,舒巴坦钠0.25g。

【特性】白色或类白色结晶性粉末;难溶解(建议预先溶解)。

【静滴用量】

(1)成人:每次2.5~5.0g,每8小时或12小时一次。

(2)儿童:1~14岁儿童及体重超过3kg的婴儿,每次给药75mg/kg,每日2~3次;体重不足3kg者,每次75mg/kg,每日2次。

【溶解】

(1)溶媒:灭菌注射用水/0.9%氯化钠。

(2)器具:20ml一次性使用无菌溶药注射器(斜面)。

(3)方法:按西林瓶无菌粉末型药品溶解方法(抽取溶媒10ml/支)。

【稀释】

(1)溶媒:5%葡萄糖/10%葡萄糖/0.9%氯化钠/5%葡糖糖氯化钠。

(2)器具:20ml一次性使用无菌溶药注射器(斜面)。

(3)方法:按西林瓶无菌粉末型药品稀释方法(回抽空气10ml/支)。

【稀释液的稳定性】调配后在4℃最多保存24小时。

【特别提示】

(1)对青霉素类药物或舒巴坦钠过敏者禁用。

(2)本品含美洛西林钠,其为青霉素类药品,使用本品前应进行青霉素钠皮内敏感试验,阳性反应者禁用。治疗中,若发生过敏反应,应立即停药,并给予适当处理,包括吸氧、静脉应用糖皮质激素等。

(3)本品与其他青霉素类药物和头孢菌素类药物之间存在交叉过敏性。

5. 亚胺培南-西司他丁钠

【其他名称】亚胺硫霉素-西拉司丁钠、泰能。

【规格】亚胺培南 500mg,西司他丁 500mg。

【特性】白色至类白色粉末;pH 6.5~8.5。

【静滴用量】

(1)对大多数感染的推荐剂量为一天 1~2g,分 3~4 次滴注。

(2)对中度感染可以用一次 1g,一天 2 次的方案。

(3)对不敏感病原菌引起的感染,本品静脉滴注的剂量最多可以增至 4g,或一天 50mg/kg,两者中选择较低剂量使用。

【溶解】

(1)溶媒:0.9%氯化钠/5%葡萄糖/10%葡萄糖/0.9%氯化钠 5%葡萄糖。

(2)器具:30ml 一次性使用无菌溶药注射器(斜面)。

(3)方法:按西林瓶无菌粉末型药品溶解方法(抽取溶媒 20ml/支)。

【稀释】

(1)溶媒:0.9%氯化钠/5%葡萄糖/10%葡萄糖/0.9%氯化钠 5%葡萄糖。

(2)器具:30ml 一次性使用无菌溶药注射器(斜面)。

(3)方法:按西林瓶无菌粉末型药品稀释方法(回抽空气 20ml/支)。

【稀释液的稳定性】本品稀释后的溶液室温 25℃ 下放置不超过 4 小时,4℃ 冷藏不超过 24 小时。

【特别提示】

(1)本品与其他 β-内酰胺类抗生素、青霉素类和头孢菌素类抗生素有部分交叉过敏反应。在使用本品前,应详细询问病人过去有无对 β-内酰胺抗生素的过敏史。

(2)静脉滴注用的本品输注液亚胺培南的稀释浓度应≤5mg/ml。

(3)当每次本品静脉滴注的剂量≤0.5g 时,静脉滴注时间应不少于 20~30 分钟,如剂量>0.5g 时,静脉滴注时间应不少于 40~60 分钟。

(4)本品因溶解度较低,所以单支粉针剂的溶媒用量应≥20ml。

6. 头孢哌酮钠-舒巴坦钠

【其他名称1】舒普深。

【规格】头孢哌酮钠 1.0g,舒巴坦钠 0.5g。

【特性】白色或类白色粉末;pH 3.5~6.5;难溶解(建议预先溶解)。

【静滴用量】成人用药每日推荐剂量如表 8-5-1:

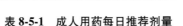

表 8-5-1　成人用药每日推荐剂量

比例	头孢哌酮/舒巴坦(g)	头孢哌酮(g)	舒巴坦(g)
2 : 1	1.5~3.0	1.0~2.0	0.5~1.0

上述剂量分等量,每12小时给药一次。在治疗严重感染或难治性感染,本品的一日剂量可增加到12g(2:1头孢哌酮钠/舒巴坦钠,即头孢哌酮钠与舒巴坦钠分别为8g及4g),舒巴坦钠每日推荐最大剂量为4g。

【溶解】

(1)溶媒:灭菌注射用水/0.9%氯化钠/5%葡萄糖。

(2)器具:20ml 一次性使用无菌溶药注射器(斜面)/机械配液泵。

(3)方法:①按西林瓶无菌粉末型药品溶解方法(抽取溶媒 5ml/支)。②按机械配液泵标准流程提前预溶解。

【稀释】

(1)溶媒:0.9%氯化钠/5%葡萄糖。

(2)器具:20ml 一次性使用无菌溶药注射器(斜面)。

(3)方法:按西林瓶无菌粉末型药品稀释方法(回抽空气 5ml/支)。

【特别提示】

(1)已知对青霉素类、舒巴坦钠、头孢哌酮钠及其他头孢菌素类抗生素过敏者禁用。

(2)尽管乳酸林格注射液可作为头孢哌酮钠-舒巴坦钠静脉注射液的溶媒,但不能用于本品最初的溶解过程,应采用两步稀释法:先用灭菌注射用水溶解,再用乳酸林格注射液稀释至舒巴坦钠的浓度为 5mg/ml 的溶液。

【其他名称2】安士杰。

【规格】头孢哌酮钠 0.5g,舒巴坦钠 0.5g。

【特性】白色或类白色粉末;pH 3.5~6.5;难溶解(建议预先溶解)。

【静滴用量】头孢哌酮钠-舒巴坦钠成人每日推荐剂量如表 8-5-2 所示:

表 8-5-2　成人每日推荐剂量

比例	头孢哌酮钠-舒巴坦钠(g)	头孢哌酮钠(g)	舒巴坦钠(g)
1 : 1	2.0~4.0	1.0~2.0	1.0~2.0

上述剂量分等量,每12小时给药一次。在严重感染或难治性感染时,头孢哌酮钠-舒巴坦钠的每日剂量可增加到8g(1:1头孢哌酮钠-舒巴坦钠,即头孢哌酮钠与舒巴坦钠各4g)。病情需要时,接受1:1头孢哌酮钠-舒巴坦钠治疗的患者可另外单独增加头孢哌酮钠的用量,所用剂量应等分,每12小时给药一次。

舒巴坦钠每日推荐最大剂量为 4g。

【溶解】

(1)溶媒:灭菌注射用水/0.9%氯化钠/5%葡萄糖。

(2)器具:20ml 一次性使用无菌溶药注射器(斜面)。

(3)方法:按西林瓶无菌粉末型药品溶解方法(抽取溶媒 10ml/支)。

【稀释】

(1)溶媒:0.9%氯化钠/5%葡萄糖。

(2)器具:20ml 一次性使用无菌溶药注射器(斜面)。

(3)方法:按西林瓶无菌粉末型药品稀释方法(回抽空气 10ml/支)。

【特别提示】

(1)已知对青霉素类、舒巴坦钠、头孢哌酮钠及其他头孢菌素类抗生素过敏者禁用。

(2)尽管乳酸林格注射液可作为头孢哌酮钠-舒巴坦钠静脉注射液的溶媒,但不能用于本品最初的溶解过程,应采用两步稀释法:先用灭菌注射用水溶解,再用乳酸林格注射液稀释至舒巴坦的浓度为 5mg/ml 的溶液。

7. 头孢哌酮钠-他唑巴坦钠

【规格】头孢哌酮钠 1.0g,他唑巴坦钠 1.0g。

【特性】白色或类白色结晶性粉末。

【静滴用量】成人每次 2g,每 8 小时或 12 小时静脉滴注一次。

【溶解】

(1)溶媒:灭菌注射用水/0.9%氯化钠。

(2)器具:20ml 一次性使用无菌溶药注射器(斜面)。

(3)方法:按西林瓶无菌粉末型药品溶解方法(抽取溶媒 10ml/支)。

【稀释】

(1)溶媒:0.9%氯化钠/5%葡萄糖 150~250ml 溶媒中。

(2)器具:20ml 一次性使用无菌溶药注射器(斜面)。

(3)方法:按西林瓶无菌粉末型药品稀释方法(回抽空气 10ml/支)。

【特别提示】

(1)对本品任何成分或其他 β-内酰胺类抗生素过敏者禁用。

(2)使用本品前,应详细询问患者对青霉素类、头孢菌素类及 β-内酰胺酶抑制剂类药物有无过敏史。

(3)对青霉素类抗生素过敏者慎用。

(4)滴注时间为 30~60 分钟,每次滴注时间不得少于 30 分钟。

第六节 碳青霉烯类

1. 美罗培南

【其他名称】倍能、美平、海正美特。

【规格】0.5g。

【特性】白色至微黄色粉末;微溶于水;pH 7.3~8.3。

【静滴用量】成人给药剂量和时间间隔应根据感染类型、严重程度及病人具体情况而定。每8小时给药一次,每次0.5~2g,静脉滴注。

【溶解】

(1)溶媒:0.9%氯化钠/5%葡萄糖/10%葡萄糖。

(2)器具:50ml 一次性使用无菌溶药注射器(斜面)/机械配液泵。

(3)方法:①按西林瓶无菌粉末型药品溶解方法(抽取溶媒 5ml/支)。②按机械配液泵标准流程提前预溶解。

【稀释】

(1)溶媒:0.9%氯化钠/5%葡萄糖/10%葡萄糖。

(2)器具:20ml 一次性使用无菌溶药注射器(斜面)。

(3)方法:按西林瓶无菌粉末型药品稀释方法(回抽空气 5ml/支)。

【稀释液的稳定性】美平说明书中描述:如有特殊情况需放置,用生理盐水溶解时,室温下应于6小时以内使用,5℃保存时应于24小时以内使用(本药溶液不可冷冻)。本药溶解时,溶液呈无色或微黄色透明状液体,颜色的浓淡不影响本药的效果。

【特别提示】

(1)对本品成分及其他碳青霉烯类抗生素过敏者禁用。

(2)使用丙戊酸的病人禁用。

(3)若遇非整支用量,选择 10ml 注射器整倍稀释至 0.5g/5ml,即 0.1g/1ml,按需抽吸。

2. 比阿培南

【其他名称】天册。

【规格】0.3g。

【特性】白色至微黄色结晶性粉末,无臭。

【静滴用量】成人:0.6g/d,分 2 次给药。

【溶解】

(1)溶媒:0.9%氯化钠/5%葡萄糖/10%葡萄糖。

(2)器具:20ml 一次性使用无菌溶药注射器(斜面)。

(3)方法:按西林瓶无菌粉末型药品溶解方法(抽取溶媒 5ml/支)。

【稀释】

(1)溶媒:0.9%氯化钠/5%葡萄糖/10%葡萄糖。

(2)器具:20ml 一次性使用无菌溶药注射器(斜面)。

(3)方法:按西林瓶无菌粉末型药品稀释方法(回抽空气 5ml/支)。

【特别提示】

(1)对本品过敏者禁用。

(2)正在服用丙戊酸钠类药物的患者禁用。

(3)每 0.3g 比阿培南溶于 100ml 稀释液。

(4)静滴时间 30~60 分钟。

(5)1 天最大给药量不得超过 1.2g。

第七节　单环 β-内酰胺类

氨曲南

【其他名称 1】噻肟单酰胺菌素、君刻单。

【规格】0.5g。

【特性】白色无菌粉末;pH 4.5~7.5。

【静滴用量】感染类型及用量,见表 8-7-1:

表 8-7-1　感染类型及用量

感染类型	剂量(g)	间隔时间(h)
尿路感染	0.5 或 1	8 或 12
中重度感染	1 或 2	8 或 12
危及生命或铜绿假单胞菌严重感染	2	6 或 8

病人单剂量大于 1g 或患败血症,其他全身严重感染或危及生命的感染应静脉给药,最高剂量 8g/d。

【溶解】

(1)溶媒:灭菌注射用水。

(2)器具:20ml 一次性使用无菌溶药注射器(斜面)。

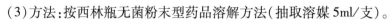

（3）方法：按西林瓶无菌粉末型药品溶解方法（抽取溶媒 5ml/支）。

【稀释】

（1）溶媒：0.9%氯化钠/5%葡萄糖/10%葡萄糖/乳酸林格注射液。

（2）器具：20ml 一次性使用无菌溶药注射器（斜面）。

（3）方法：按西林瓶无菌粉末型药品稀释方法（回抽空气 5ml/支）。

【特别提示】本品稀释后的溶液浓度不得超过 2%，滴注时间 20～60 分钟。

【其他名称2】噻肟单酰胺菌素、正广治、君刻单。

【规格】1.0g。

【特性】白色无菌粉末；pH 4.5～7.5。

【静滴用量】感染类型及用量见表 8-7-2：

表 8-7-2 感染类型及用量

感染类型	剂量（g）	间隔时间（h）
尿路感染	0.5 或 1	8 或 12
中重度感染	1 或 2	8 或 12
危及生命或铜绿假单胞菌严重感染	2	6 或 8

病人单剂量大于 1g 或患败血症，其他全身严重感染或危及生命的感染应静脉给药，最高剂量 8g/d。

【溶解】

（1）溶媒：灭菌注射用水。

（2）器具：20ml 一次性使用无菌溶药注射器（斜面）。

（3）方法：按西林瓶无菌粉末型药品溶解方法（抽取溶媒 5ml/支）。

【稀释】

（1）溶媒：0.9%氯化钠/葡萄糖/乳酸林格注射液。

（2）器具：20ml 一次性使用无菌溶药注射器（斜面）。

（3）方法：按西林瓶无菌粉末型药品稀释方法（回抽空气 5ml/支）。

【特别提示】本品稀释后的溶液浓度不得超过 2%，滴注时间 20～60 分钟。

第八节 氨基糖苷类抗生素

1. 庆大霉素

【规格】2ml（8 万 U）。

【特性】无色澄明液体;pH 3.5~6。

【静滴用量】

(1)成人:静脉滴注,一次 80mg(8 万 U),或按体重一次 1~1.7mg/kg,每 8 小时一次;或一次 5mg/kg,每 24 小时一次。

(2)小儿:静脉滴注,一次 2.5mg/kg,每 12 小时一次,或一次 1.7mg/kg,每 8 小时一次。疗程为 7~14 天。期间应尽可能监测血药浓度。

【稀释】

(1)溶媒:0.9%氯化钠/5%葡萄糖。

(2)器具:10ml 一次性使用无菌溶药注射器。

(3)方法:按安瓿水溶液型(10ml 以下)药品稀释方法进行。

【特别提示】

(1)本品静滴时将一次剂量加入 50~200ml 的 0.9%氯化钠注射液或 5%葡萄糖注射液中,每日 1 次静滴时加入的液体量应不少于 300ml,使药液浓度不超过 0.1%。

(2)该溶液应在 30~60 分钟内缓慢滴入,以免发生神经肌肉阻滞作用。

2. 阿米卡星

【其他名称】丁胺卡那霉素、阿米卡霉素。

【规格】2ml:0.2g。

【特性】无色澄明液体,pH 4.0~7.0。

【静滴用量】

(1)成人:单纯性尿路感染对常用抗菌药耐药者每 12 小时 0.2g;用于其他全身感染每 12 小时 7.5mg/kg 或每 24 小时 15mg/kg。成人一日不超过 1.5g,疗程不超过 10 天。

(2)小儿:静脉滴注首剂按体重 10mg/kg,继以每 12 小时 7.5mg/kg 或每 24 小时 15mg/kg。

(3)肾功能减退患者:肌酐清除率>50~90ml/min 者,每 12 小时给予正常剂量(7.5mg/kg)的 60%~90%;肌酐清除率 10~50ml/min 者每 24~48 小时用 7.5mg/kg 的 20%~30%。

【稀释】

(1)溶媒:0.9%氯化钠/5%葡萄糖。

(2)器具:10ml 一次性使用无菌溶药注射器。

(3)方法:按安瓿水溶液型(10ml 以下)药品稀释方法进行。

【特别提示】本品与其他氨基糖苷类合用,可能增加其产生耳毒性、肾毒性及神经肌肉阻滞作用的可能性。

3. 依替米星

【其他名称】硫酸依替米星、悉能、创成、爱大。

【规格】2ml:100mg。

【特性】无色澄明液体;pH 4.5~6。

【静滴用量】成人:每次 0.1~0.15g,一日 2 次(每 12 小时 1 次),或一次 0.2~0.3g,一日 1 次,依据患者的感染程度遵医嘱进行剂量的调整。

【稀释】

(1)溶媒:0.9%氯化钠/5%葡萄糖。

(2)器具:10ml 一次性使用无菌溶药注射器。

(3)方法:按安瓿水溶液型(10ml 以下)药品稀释方法进行。

【特别提示】本品稀释于 0.9%氯化钠注射液或 5%葡萄糖注射液 100ml 或 250ml 中静脉滴注,滴注时间不少于 1 小时;疗程为 5~10 天。

第九节　喹 诺 酮 类

左氧氟沙星

【其他名称】左克。

【规格】0.1g。

【特性】淡黄绿色或黄绿色澄明液体。

【静滴用量】成人:0.4g/d,分 2 次静脉滴注;重度感染患者或病原菌对本品的敏感性较差者(如铜绿色假单胞菌),每日最大剂量可增至 0.6g,分 2 次静脉滴注。

【稀释】

(1)溶媒:5%葡萄糖/0.9%氯化钠 250~500ml 溶媒中。

(2)器具:20ml 一次性使用无菌溶药注射器(斜面)。

(3)方法:按安瓿水溶液型(10ml 以下)药品稀释方法进行。

【特别提示】滴注时间每 250ml 不少于 2 小时,500ml 不少于 3 小时,静滴过快易引起静脉刺激症状或中枢神经系统反应。

第十节　甘氨酰环素类

替加环素

【其他名称】替吉环素。

【规格】50mg。

【特性】橙色冻干块状物或粉末。

【静滴用量】推荐的给药方案为首剂100mg,然后每12小时给药50mg;静脉滴注时间应为每12小时给药一次,每次30~60分钟。替加环素用于治疗复杂性皮肤软组织感染或复杂性腹腔内感染的推荐疗程为5~14天,治疗社区获得性细菌性肺炎的推荐疗程为7~14天。治疗疗程应该根据感染的严重程度及部位、患者的临床和细菌学进展情况而定。

【溶解】

(1)溶媒:0.9%氯化钠/5%葡萄糖/乳酸林格注射液。

(2)器具:20ml 一次性使用无菌溶药注射器(斜面)。

(3)方法:按西林瓶无菌粉末型药品溶解方法(抽取溶媒5ml/支)。

【稀释】

(1)溶媒:0.9%氯化钠/5%葡萄糖/乳酸林格注射液。

(2)器具:20ml 一次性使用无菌溶药注射器(斜面)。

(3)方法:按西林瓶无菌粉末型药品稀释方法(回抽空气5ml/支)。

【稀释液的稳定性】本品复溶后可在室温(不超过25℃)下贮藏达24小时(若复溶后在室温下以输液瓶或静脉输液袋贮藏瓶,则可达6小时)。一旦复溶后贮藏温度超过25℃,替加环素应立即被使用。相应地本品复溶后,应立即与0.9%氯化钠注射液或5%葡萄糖注射液混合,在2~8℃冷藏条件下可贮藏48小时。

【特别提示】

(1)本品适用于18岁以上患者由特定细菌的敏感菌株所致感染的治疗。

(2)对四环素类抗生素过敏的患者可能对替加环素过敏。

(3)调配的溶液颜色应呈黄色至橙色,如果不是,应将此溶液丢弃。

第十一节　大环内酯类

阿奇霉素

【其他名称】希舒美。

【规格】0.5g。

【特性】白色至类白色块状粉末。

【静滴用量】成人常用剂量:500mg/d,一日一次。

【溶解】

(1)溶媒:灭菌注射用水。

(2)器具:20ml 一次性使用无菌溶药注射器(斜面)。

(3)方法:按西林瓶无菌粉末型药品溶解方法(抽取溶媒 5ml/支)。

【稀释】

(1)溶媒:0.9%氯化钠/5%葡萄糖/乳酸钠林格溶液 250~500ml 溶媒中。

(2)器具:20ml 一次性使用无菌溶药注射器(斜面)。

(3)方法:按西林瓶无菌粉末型药品稀释方法(回抽空气 5ml/支)。

【稀释液的稳定性】30℃(或 86℉)以下可保存 24 小时。

【特别提示】本品不能静脉推注或肌内注射,稀释液的量应适当,制备成 1.0~2.0mg/ml 的阿奇霉素溶液。建议 500mg 本品稀释后的滴注时间不少于 60 分钟。

第十二节　林可酰胺类

克林霉素

【其他名称】氯洁霉素、氯林霉素、博乐、克林美。

【规格】0.3g。

【特性】白色冻干粉;pH 3.0~5.5,有负压(建议预先溶解)。

【静滴用量】根据感染的程度选择用量。

(1)成人 0.6~2.7g/d,分 2~3 次给药。

(2)儿童按体重 15~40mg/(kg·d),分 3~4 次给药。

【溶解】

(1)溶媒:0.9%氯化钠/5%葡萄糖。

(2)器具:20ml 一次性使用无菌溶药注射器(斜面)。

(3)方法:按西林瓶无菌粉末型(有负压)药品溶解方法(抽取溶媒 5ml/支)。

【稀释】

(1)溶媒:0.9%氯化钠/5%葡萄糖。

(2)器具:20ml 一次性使用无菌溶药注射器(斜面)。

(3)方法:按西林瓶无菌粉末型(有负压)药品稀释方法(回抽空气 5ml/支)。

【特别提示】

(1)静脉滴注需将本品 0.6g 用 100~200ml 0.9%氯化钠或 5%葡萄糖液稀释成≤6mg/ml 的浓度的药液,每 100ml 滴注时间不低于 30 分钟。

(2)本品静脉滴注可引起静脉炎。

第十三节　利福霉素类

利福平

【其他名称】甲哌利福霉素、维夫欣。

【规格】0.45g。

【特性】暗红色疏松块状物和粉末。

【静滴用量】

(1)结核病成人:一次 10mg/kg,一日一次,一日剂量不超过 0.6g。

(2)结核病儿童:一次 10~20mg/kg,一日一次,一日剂量不超过 0.6g。

(3)其他感染的成人:建议一日剂量为 0.6g~1.2g,分 2~4 次给药。

【溶解】

(1)溶媒:灭菌注射用水。

(2)器具:30ml 一次性使用无菌溶药注射器(斜面)。

(3)方法:按西林瓶无菌粉末型药品溶解方法(抽取溶媒 20ml/支)。

【稀释】

(1)溶媒:0.9%氯化钠/5%葡萄糖 500ml 溶媒中。

(2)器具:30ml 一次性使用无菌溶药注射器(斜面)。

(3)方法:按西林瓶无菌粉末型药品稀释方法(回抽空气 20ml/支)。

【稀释液的稳定性】复溶后的药物应当立即使用,没有使用的部分在室温下(20~25℃)放置 24 小时后应当丢弃,或在冷藏保存(2~8℃)48 小时后丢弃。复溶后的药物不能冷冻。

【特别提示】输液应在 2~3 小时内完成,应现配现用。

第十四节　糖　肽　类

1. 去甲万古霉素

【其他名称】万迅。

【规格】0.4g(40 万 U)。

【特性】白色至淡棕色粉末或冻干块状物;pH 2.8~4.5。

【静滴用量】

(1)成人:0.8~1.6g/d,分 2~3 次静滴。

(2)小儿:一日按体重 16~24mg/(kg·d),分 2 次静脉滴注。

【溶解】

(1)溶媒:灭菌注射用水。

(2)器具:20ml 一次性使用无菌溶药注射器(单侧孔)。

(3)方法:按西林瓶无菌粉末型药品溶解方法(抽取溶媒 5ml/支)。

【稀释】

(1)溶媒:0.9%氯化钠/5%葡萄糖。

（2）器具:20ml 一次性使用无菌溶药注射器(单侧孔)。

（3）方法:按西林瓶无菌粉末型药品稀释方法(回抽空气 5ml/支)。

【特别提示】本品稀释后滴注速度不宜过快,每次剂量 0.4~0.8g,应至少用 200ml 液体稀释,滴注时间在 60 分钟以上。

2. 万古霉素

【其他名称】盐酸万古霉素、稳可信、万君雅、来可信、方刻林。

【规格】500mg。

【特性】白色或类白色冻干粉;pH 2.4~4.5。

【静滴用量】

可分为每 6 小时 500mg 或每 12 小时 1g,每次静脉滴注在 60 分钟以上,可根据年龄、体重、症状适量增减。

（1）老年人:每 12 小时 500mg 或每 24 小时 1g,每次静滴在 60 分钟以上。

（2）儿童、婴幼儿:每天 40mg/kg,分 2~4 静滴,每次静滴在 60 分钟以上。

（3）新生儿:每次给药量 10~15mg/kg,出生 1 周内的新生儿每 12 小时给药一次;出生 1 周至 1 个月的新生儿每 8 小时给药一次,每次静脉滴注在 60 分钟以上。

【溶解】

（1）溶媒:灭菌注射用水。

（2）器具:20ml 一次性使用无菌溶药注射器(单侧孔)。

（3）方法:按西林瓶无菌粉末型药品溶解方法(抽取溶媒 10ml/支)。

【稀释】

（1）溶媒:0.9%氯化钠/5%葡萄糖至少 100ml 的溶媒中。

（2）器具:20ml 一次性使用无菌溶药注射器(单侧孔)。

（3）方法:按西林瓶无菌粉末型药品稀释方法(回抽空气 10ml/支)。

【稀释液的稳定性】本品稀释后的溶液尽早使用,若必须保存,则可保存于冰箱,室温内 24 小时内使用。

【特别提示】

（1）本品稀释后滴注速度不宜过快,每次剂量 0.5g 应至少用 100ml 液体溶解,滴注时间在 1 小时以上。

（2）本品因可引起血栓性静脉炎,所以应十分注意药液的浓度和静滴的速度,再次静滴时应更换静滴部位。

（3）药液渗漏于血管外可引起组织坏死,所以在给药时应慎重,不要渗漏于血管外。

3. 替考拉宁

【其他名称1】他格适。

【规格】200mg。

【特性】类白色冻干块状粉物和粉末,易产泡沫。

【静滴用量】每次400mg,每日一次,但第一天可以给药两次。

【溶解】

(1)溶媒:专用溶媒(灭菌注射用水)。

(2)器具:10ml一次性使用无菌溶药注射器(单侧孔)。

(3)方法:按西林瓶无菌粉末型(专用溶媒10ml以下、产泡沫)药品溶解方法(抽取溶媒3ml/支)。

【稀释】

(1)溶媒:0.9%氯化钠/5%葡萄糖/乳酸林格注射液。

(2)器具:10ml一次性使用无菌溶药注射器(单侧孔)。

(3)方法:按西林瓶无菌粉末型(专用溶媒10ml以下、产泡沫)药品稀释方法(回抽空气3ml/支)。

【稀释液的稳定性】本品稀释后的溶液,贮存于25℃以下应立即使用,未用完部分丢弃。如需冷藏4℃条件下保存,不超过24小时。

【特别提示】

(1)替考拉宁注射液溶解后浓度应为100mg/1.5ml,振摇会产生泡沫,以至不能获得足够的药液,然而如果替考拉宁完全溶解,泡沫不会改变100mg/1.5ml的药液浓度。

(2)如产生泡沫,可静置15分钟,待其消泡。

【其他名称2】加立信。

【规格】0.2g。

【特性】类白色冻干块状和粉末;pH 7.5,易产泡沫。

【静滴用量】每次200~400mg,每日一次,但第一天可以给药两次。

【溶解】

(1)溶媒:灭菌注射用水。

(2)器具:20ml一次性使用无菌溶药注射器(单侧孔)。

(3)方法:按西林瓶无菌粉末型(产泡沫)药品溶解方法(抽取溶媒5ml/支)。

【稀释】

(1)溶媒:0.9%氯化钠/5%葡萄糖/5%葡萄糖0.9%氯化钠。

(2)器具:20ml一次性使用无菌溶药注射器(单侧孔)。

(3)方法:按西林瓶无菌粉末型(产泡沫)药品稀释方法(回抽空气5ml/支)。

【稀释液的稳定性】本品用灭菌注射用水溶解后的溶液稀释后静滴,需现配现用或 4℃冰箱保存,不超过 24 小时。

【特别提示】

(1)本品在未开启前置于 10℃ 以下保存,因此在调配前应先放置至室温再使用。

(2)本品振摇会产生泡沫,溶解时应轻轻转动小瓶,直至药粉完全溶解。如产生泡沫,可静止 15 分钟,待其消泡。

第十五节 抗分枝杆菌药

1. 异烟肼

【其他名称】雷米封。

【规格】2ml:100mg。

【特性】无色至微黄色澄明液体;pH 6~8。

【静滴用量】

(1)成人:0.3~0.4g/d 或 5~10mg/(kg·d)。

(2)儿童:每日按体重 10~15mg/kg,一日不超过 0.3g。

(3)急性粟粒型肺结核或肺结核型脑膜炎患者,成人 10~15mg/(kg·d),每日不超过 0.9g。采用间歇疗法时,成人每次 0.6~0.8g,每周 2~3 次。

【稀释】

(1)溶媒:0.9%氯化钠/5%葡萄糖。

(2)器具:10ml 一次性使用无菌溶药注射器(斜面)。

(3)方法:按安瓿水溶液型(10ml 以下)药品稀释方法进行。

【特别提示】异烟肼为维生素 B_6 的拮抗剂,可增加维生素 B_6 经肾排出量,易致周围神经炎的发生,同时服用维生素 B_6 者,需酌情增加用量。

2. 对氨基水杨酸钠

【其他名称】对氨柳酸钠。

【规格】2g。

【特性】白色或类白色的结晶或结晶性粉末。

【静滴用量】

(1)成人:4~12g/d。

(2)小儿:0.2~0.3g/(kg·d)。

【溶解】

(1)溶媒:灭菌注射用水。

301

（2）器具：20ml 一次性使用无菌溶药注射器（斜面）。

（3）方法：按西林瓶无菌粉末型药品溶解方法（抽取溶媒 5ml/支）。

【稀释】

（1）溶媒：5%葡萄糖 500ml 溶媒中。

（2）器具：20ml 一次性使用无菌溶药注射器（斜面）。

（3）方法：按西林瓶无菌粉末型药品稀释方法（回抽空气 5ml/支）。

【特别提示】

（1）交叉过敏反应，对其他水杨酸类包括水杨酸甲酯（冬青油）或其他含对氨基苯基团（如某些磺胺药或染料）过敏的患者对本品亦可产生过敏反应。

（2）静脉滴注的溶液需新配，滴注时应避光，溶液变色即不得使用，静脉滴注太久易致静脉炎。

第十六节　抗 真 菌 药

1. 伏立康唑

【其他名称】活力康唑、威凡。

【规格】

（1）50mg。

（2）200mg。

【特性】白色或类白色冻干粉；难溶解；有负压。

【静滴用量】成人静脉滴注剂量，见下表 8-16-1：

表 8-16-1　成人静脉滴注剂量

静脉滴注	
负荷剂量（适用于第 1 个 24 小时）	每 12 小时给药 1 次，每次 6mg/kg
维持剂量（开始用药 24 小时以后）	每日给药 2 次，每次 4mg/kg

静脉给药：如果患者不耐受每日 2 次，每次 4mg/kg，可减为每日 2 次，每次 3mg/kg。疗程视患者用药后的临床和微生物学反应而定。静脉用药的疗程不宜超过 6 个月。

【溶解】

（1）溶媒：灭菌注射用水。

（2）器具：30ml 一次性使用无菌溶药注射器（单侧孔）。

（3）方法：按西林瓶无菌粉末型（有负压）药品溶解方法（抽取溶媒

20ml/支)。

【稀释】

(1)溶媒:0.9%氯化钠/5%葡萄糖/5%葡萄糖 0.9%氯化钠。

(2)器具:30ml 一次性使用无菌溶药注射器(单侧孔)。

(3)方法:按西林瓶无菌粉末型(有负压)药品稀释方法(回抽空气20ml/支)。

【稀释液的稳定性】本品为密闭的无菌粉末,稀释后必须立即使用。如果不立即静脉滴注,除非在无菌环境下稀释,否则需保存在 2~8℃的温度下,保存时间不超过 24 小时。2~8℃时,24 小时内本品的化学和物理性质保持稳定。

【特别提示】

(1)本品稀释后的溶液浓度为 2~5mg/ml,滴注速度最快不超过 3mg/kg,每瓶滴注时间须 1~2 小时。

(2)伏立康唑可能引起视觉改变,包括视力模糊和畏光,因此使用伏立康唑期间应避免从事有危险的工作,例如驾驶或操作机器。

2. 卡泊芬净

【其他名称】科赛斯。

【规格】

(1)50mg。

(2)70mg。

【特性】白色或类白色冻干粉;易产泡沫。

【静滴用量】成人:一般建议第一天单次 70mg 负荷剂量,随后每天单次 50mg。

【溶解】

(1)溶媒:灭菌注射用水/0.9%氯化钠。

(2)器具:20ml 一次性使用无菌溶药注射器(斜面)。

(3)方法:首先将冷藏的本品药瓶恢复至室温,按西林瓶无菌粉末型(产泡沫)药品溶解方法(抽取溶媒 10ml/支)。

【稀释】

(1)溶媒:0.9%氯化钠/乳酸林格注射液 100ml 以上的溶媒中。

(2)器具:20ml 一次性使用无菌溶药注射器(斜面)。

(3)方法:按西林瓶无菌粉末型(产泡沫)药品稀释方法(回抽空气 10ml/支)。

【稀释液的稳定性】本品稀释后的溶液,贮存于 25℃ 以下不超过 24 小时,2~8℃条件下保存,不超过 48 小时。

【特别提示】

(1)本品每瓶均含有人为过量灌装的药物,规格为 50mg/瓶和 70mg/瓶的实际装量分别为 54.6mg 和 75.6mg,加入的溶媒体积应为 10.8ml,得到溶解后的浓度分别为 5mg/ml 和 7mg/ml,应按需准确抽吸。

(2)本品不得使用任何含有葡萄糖的溶剂溶解或稀释,稀释后的溶液浓度不超过 0.5mg/ml,输注液需大约 1 小时的时间经静脉缓慢地输注。

3. 米卡芬净

【其他名称】米卡芬净钠、米开民。

【规格】50mg。

【特性】白色块状物;易产泡沫。

【静滴用量】

(1)曲霉病:成人一般每日单次剂量为 50~150mg,每日一次;严重或者难治性曲霉病患者,可增加至 300mg/d。

(2)念珠菌病:成人一般每日单次剂量为 50mg,每日一次。根据病人情况剂量可增加至 300mg/d。

(3)体重为 50kg 或以下的患者,剂量不应超过 6mg/(kg·d)。

【溶解】

(1)溶媒:5%葡萄糖/0.9%氯化钠。

(2)器具:20ml 一次性使用无菌溶药注射器(斜面)。

(3)方法:按西林瓶无菌粉末型(产泡沫)药品溶解方法(抽取溶媒10ml/支)。

【稀释】

(1)溶媒:5%葡萄糖/0.9%氯化钠。

(2)器具:20ml 一次性使用无菌溶药注射器(斜面)。

(3)方法:按西林瓶无菌粉末型(产泡沫)药品稀释方法(回抽空气10ml/支)。

【稀释液的稳定性】本品在光线下可慢慢分解,应避免阳光直射;如果从调配到输液结束需时超过六小时,应将输液袋遮光(不必将输液管遮光)。

【特别提示】

(1)切勿使用注射用水溶解本品。

(2)溶解本品时切勿用力摇晃输液袋,因本品容易起泡且泡沫不易消失。

第十七节　抗 病 毒 药

1. 利巴韦林

【其他名称】三氮唑核苷、病毒唑。

【规格】2ml:0.1g。

【特性】无色澄明液体;pH 4~6。

【静滴用量】

(1)成人一次 0.5g,一日 2 次。

(2)小儿:按体重给药,10~15mg/(kg·d),分 2 次给药,疗程 3~7 天。

【稀释】

(1)溶媒:0.9%氯化钠/5%葡萄糖。

(2)器具:20ml 一次性使用无菌溶药注射器(斜面)。

(3)方法:按安瓿水溶液型(10ml 以下)药品稀释方法进行。

【稀释液的稳定性】室温 6 小时内利巴韦林注射液与葡萄糖注射液、氯化钠注射液和复方葡萄糖氯化钠注射液的配伍稳定。

【特别提示】本品稀释后的溶液浓度不得超过 1mg/ml,每次滴注 20 分钟以上。

2. 更昔洛韦

【其他名称】丙氧鸟苷、丽科伟、赛美维。

【规格】50mg。

【特性】白色冻干粉;pH 11.0;有负压。

【静滴用量】按体重一次 5mg/kg。每 12 小时 1 次,每次静滴 1 小时以上。

【溶解】

(1)溶媒:灭菌注射用水/0.9%氯化钠。

(2)器具:20ml 一次性使用无菌溶药注射器(单侧孔)。

(3)方法:按西林瓶无菌粉末型(有负压)药品溶解方法(抽取溶媒5ml/支)。

【稀释】

(1)溶媒:0.9%氯化钠/5%葡萄糖。

(2)器具:20ml 一次性使用无菌溶药注射器(单侧孔)。

(3)方法:按西林瓶无菌粉末型(有负压)药品稀释方法(回抽空气5ml/支)。

【稀释液的稳定性】25℃下注射用更昔洛韦与临床常用的 5%葡萄糖氯化钠注射液、10%葡萄糖注射液、乳酸钠林格注射液、果糖注射液配伍后 6 小时内的稳定。

【特别提示】

(1)本品稀释后的溶液浓度不得超过 10mg/ml,一次最大剂量为 6mg/kg。

(2)本品溶液呈强碱性(pH=11),滴注时间不得少于 1 小时,并注意避免药液与皮肤或黏膜接触或吸入,如不慎溅入,应立即用肥皂和清水冲洗,眼睛应用清水冲洗,避免药液渗漏到血管外组织。

3. 阿昔洛韦

【其他名称】无环鸟苷、克毒星、丽科欣。

【规格】0.25g。

【特性】白色冻干粉；pH 10.5~11.6；有负压。

【静滴用量】成人一日最高剂量按体重为 30mg/kg，或按体表面积 1.5g/m²，一日 3 次。

【溶解】

(1)溶媒：灭菌注射用水/0.9%氯化钠。

(2)器具：20ml 一次性使用无菌溶药注射器（单侧孔）。

(3)方法：按西林瓶无菌粉末型（有负压）药品溶解方法（抽取溶媒 10ml/支）。

【稀释】

(1)溶媒：0.9%氯化钠/5%葡萄糖至少 100ml 的溶媒中。

(2)器具：20ml 一次性使用无菌溶药注射器（单侧孔）。

(3)方法：按西林瓶无菌粉末型（有负压）药品稀释方法（回抽空气 10ml/支）。

【特别提示】

(1)本品稀释后的溶液浓度不得超过 7mg/ml，否则易引起静脉炎。

(2)本品静脉滴注时宜缓慢，否则可发生肾小管内药物结晶沉淀，引起肾功能损害的病例可达 10%，并勿使之漏至血管外，以免引起疼痛及静脉炎。

(3)本品静脉滴注后 2 小时，尿药浓度最高，此时应给病人充足的水，防止药物沉积于肾小管内。

第九章

神经系统疾病用药

第一节　脑循环与促智药

1. 奥拉西坦

【其他名称】脑复智、欧兰同、倍清星。

【规格】5ml:1g。

【特性】几乎无色或微黄色澄明液体。

【静滴用量】每日一次,每次 4~6g。可酌情增减用量,用药疗程为 2~3 周。

【稀释】

(1)溶媒:0.9%氯化钠/5%葡萄糖 100~250ml 溶媒中。

(2)器具:20ml 一次性使用无菌溶药注射器(斜面)。

(3)方法:按安瓿水溶液型(10ml 以下)药品稀释方法进行。

【稀释液的稳定性】

室温条件下,注射用奥拉西坦与 10%葡萄糖注射液配伍 6 小时内稳定;5%葡萄糖注射液、0.9%氯化钠注射液和 5%葡萄糖氯化钠注射液配伍 8 小时内稳定。

2. 脑苷肌肽

【其他名称】欧迪美。

【规格】2ml。

【特性】无色或微黄色澄明液体。

【静滴用量】

(1)成人:一次 5~20ml,一日 1 次,两周为一疗程或遵医嘱。

(2)儿童:按体重一次 0.1~0.4ml/kg,一日 1 次,两周为一疗程或遵医嘱。

【稀释】

(1)溶媒:0.9%氯化钠/5%葡萄糖 250ml 溶媒中。

（2）器具：20ml 一次性使用无菌溶药注射器（斜面）。

（3）方法：按安瓿水溶液型（10ml 以下）药品稀释方法进行。

3. 脑蛋白水解物

【其他名称 1】舒瑞泰。

【规格】游离氨基酸 175.55mg 与总氮 30.50mg。

【特性】浅黄色疏松块状物或粉末；有负压。

【静滴用量】常用量为一次 2~6 支，一日一次，可连续使用 10~14 天为一个疗程，或遵医嘱。

【溶解】

（1）溶媒：0.9%氯化钠。

（2）器具：20ml 一次性使用无菌溶药注射器（单侧孔）。

（3）方法：按西林瓶无菌粉末型（有负压）药品溶解方法（抽取溶媒5ml/支）。

【稀释】

（1）溶媒：0.9%氯化钠 250ml 溶媒中。

（2）器具：20ml 一次性使用无菌溶药注射器（单侧孔）。

（3）方法：按西林瓶无菌粉末型（有负压）药品稀释方法（回抽空气5ml/支）。

【其他名称 2】注射用脑蛋白水解物。

【规格】30mg。

【特性】类白色或微黄色疏松块状物或粉末。

【静滴用量】一般使用 60~180mg 稀释于 250ml 0.9%氯化钠中缓慢滴注，每日一次。约 60~120 分钟滴完，可连续使用 10~14 天为一疗程。

【溶解】

（1）溶媒：0.9%氯化钠。

（2）器具：20ml 一次性使用无菌溶药注射器（单侧孔）。

（3）方法：按西林瓶无菌粉末型药品溶解方法（抽取溶媒5ml/支）。

【稀释】

（1）溶媒：0.9%氯化钠 250ml 溶媒中。

（2）器具：20ml 一次性使用无菌溶药注射器（单侧孔）。

（3）方法：按西林瓶无菌粉末型药品稀释方法（回抽空气 5ml/支）。

【特别提示】本品不能与氨基酸注射液同一瓶中输注。

【其他名称 3】曲奥。

【规格】60mg。

【特性】白色或浅黄色冻干块状物或粉末，易溶于水。

【静滴用量】一般使用 60~180mg（以总氮计）稀释于 250ml0.9%氯化钠中

缓慢滴注,每日一次,约 60~120 分钟滴完,可连续使用 10~14 天为一疗程。

【溶解】

（1）溶媒:0.9%氯化钠。

（2）器具:20ml 一次性使用无菌溶药注射器（单侧孔）。

（3）方法:按西林瓶无菌粉末型药品溶解方法（抽取溶媒5ml/支）。

【稀释】

（1）溶媒:0.9%氯化钠 250ml 溶媒中。

（2）器具:20ml 一次性使用无菌溶药注射器（单侧孔）。

（3）方法:按西林瓶无菌粉末型药品稀释方法（回抽空气 5ml/支）。

【特别提示】本品不能与氨基酸注射液同一瓶中输注。

4. 依达拉奉

【其他名称 1】必存。

【规格】5ml:10mg。

【特性】无色或几乎无色的澄明液体。

【静滴用量】一次 30mg,每日 2 次,一个疗程为 14 天以内,尽可能在发病后 24 小时内开始给药。

【稀释】

（1）溶媒:0.9%氯化钠。

（2）器具:20ml 一次性使用无菌溶药注射器（斜面）。

（3）方法:按安瓿水溶液型（10ml 以下）药品稀释方法进行。

【稀释液的稳定性】

达拉奉注射液分别与 0.9%氯化钠注射液、葡萄糖氯化钠注射液、5%葡萄糖注射液、10%葡萄糖注射液于 20℃ 下配伍,绝不能在 1 小时外使用,1 小时内使用时临床上也需谨慎观察。

【特别提示】

（1）与各种含有糖分的输液混合时,可使依达拉奉的浓度降低。

（2）稀释液 30 分钟内滴完。

【其他名称 2】易达生、爱达拉酮。

【规格】10ml:15mg。

【特性】无色的澄明液体。

【静滴用量】一次 30mg,30 分钟内滴完。每日 2 次,14 天为一个疗程。

【稀释】

（1）溶媒:0.9%氯化钠/5%葡萄糖。

（2）器具:20ml 一次性使用无菌溶药注射器（斜面）。

（3）方法：按安瓿水溶液型（10ml及10ml以上）药品稀释方法进行。

【特别提示】

（1）不可和高能量输液、氨基酸制剂混合或由同一通道静脉滴注（混合后可致依达拉奉浓度降低）。

（2）勿与抗癫痫药（地西泮、苯妥英钠等）混合（产生混浊）。

（3）勿与坎利酸钾混合（产生混浊）。

【其他名称3】易达生、爱达拉酮。

【规格】20ml：30mg。

【特性】无色澄明液体。

【静滴用量】一次30mg，每日2次，14天为一个疗程，尽可能在发病后24小时内开始给药。

【稀释】

（1）溶媒：0.9%氯化钠。

（2）器具：30ml一次性使用无菌溶药注射器（斜面）。

（3）方法：按安瓿水溶液型（10ml及10ml以上）药品稀释方法进行。

【特别提示】

本品必须用0.9%氯化钠稀释（与各种含有糖分的输液混合时，可使依达拉奉的浓度降低）；稀释液30分钟内滴完。

5. 乙酰谷酰胺

【其他名称1】忆备舒。

【规格】0.2g。

【特性】白色或类白色的疏松块状物或粉末；pH 4.5~7.0；有负压（建议预先溶解）。

【静滴用量】

（1）成人：每次100~600mg，一天1次。

（2）儿童：剂量酌减。

【溶解】

（1）溶媒：5%葡萄糖/10%葡萄糖。

（2）器具：20ml一次性使用无菌溶药注射器（单侧孔）/连接器/机械配液泵。

（3）方法：①按西林瓶无菌粉末型（有负压）药品溶解方法（抽取溶媒5ml/支）。②使用连接器提前预溶解。③按机械配液泵标准流程提前预溶解。

【稀释】

（1）溶媒：5%葡萄糖/10%葡萄糖250ml溶媒中。

（2）器具：20ml一次性使用无菌溶药注射器（单侧孔）。

(3)方法:按西林瓶无菌粉末型(有负压)药品稀释方法(回抽空气5ml/支)。

【特别提示】

(1)本品用连接器预溶时应遵循无菌操作技术操作原则;操作时应控制好节奏,保持匀速,避免溶媒吸入过多或过少。

(2)本品静滴时可能引起血压下降,使用时应注意。

【其他名称2】胜迪。

【规格】0.5g。

【特性】白色疏松块状物;pH 4.5~7.0;有负压(建议预先溶解)。

【静滴用量】

(1)成人:每次 100~600mg。

(2)儿童:剂量酌减。

【溶解】

(1)溶媒:5%葡萄糖/10%葡萄糖。

(2)器具:20ml 一次性使用无菌溶药注射器(单侧孔)/连接器/机械配液泵。

(3)方法:①按西林瓶无菌粉末型(有负压)药品溶解方法(抽取溶媒5ml/支)。②使用连接器提前预溶解。③按机械配液泵标准流程提前预溶解。

【稀释】

(1)溶媒:5%葡萄糖/10%葡萄糖 250ml 溶媒中。

(2)器具:20ml 一次性使用无菌溶药注射器(单侧孔)。

(3)方法:按西林瓶无菌粉末型(有负压)药品稀释方法(回抽空气5ml/支)。

【特别提示】

(1)用连接器预溶时应遵循无菌技术操作原则;操作时应控制好节奏,保持匀速,避免溶媒吸入过多或过少。

(2)本品静滴时可能引起血压下降,使用时应注意平卧、缓慢滴注。

【其他名称3】注射用乙酰谷酰胺。

【规格】0.3g。

【特性】白色疏松块状物或粉末。

【静滴用量】

(1)成人:每次 100~600mg,一日 1 次,用5%或10%葡萄糖溶液 250ml 稀释后缓慢滴注。

(2)小儿:剂量酌减。

【溶解】

(1)溶媒:5%葡萄糖/10%葡萄糖。

(2)器具:20ml 一次性使用无菌溶药注射器(斜面)。

(3)方法:按西林瓶无菌粉末型药品溶解方法(抽取溶媒 5ml/支)。

【稀释】

(1)溶媒:5%葡萄糖/10%葡萄糖 250ml 溶媒中。

(2)器具:20ml 一次性使用无菌溶药注射器(斜面)。

(3)方法:按西林瓶无菌粉末型药品稀释方法(回抽空气 5ml/支)。

【特别提示】静滴时可能引起血压下降,使用时应注意缓慢滴注。

【其他名称 4】诺依。

【规格】0.1g。

【特性】白色或类白色冻干块状物。

【静滴用量】每次 100mg~600mg,用 5%或 10%葡萄糖溶液或 0.9%氯化钠溶液 250ml 稀释后,缓慢滴注。

【溶解】

(1)溶媒:5%葡萄糖/10%葡萄糖/0.9%氯化钠。

(2)器具:20ml 一次性使用无菌溶药注射器(斜面)。

(3)方法:按西林瓶无菌粉末型药品溶解方法(抽取溶媒 5ml/支)。

【稀释】

(1)溶媒:5%葡萄糖/10%葡萄糖/0.9%氯化钠 250ml 溶媒中。

(2)器具:20ml 一次性使用无菌溶药注射器(斜面)。

(3)方法:按西林瓶无菌粉末型药品稀释方法(回抽空气 5ml/支)。

【特别提示】静滴时可能引起血压下降,使用时应注意缓慢滴注。

6. 小牛血去蛋白提取物

【其他名称】爱维治、奥德金、迪艾洛维。

【规格】10ml:0.4g。

【特性】微黄色澄明液体。

【静滴用量】脑缺血发作:本品 20~50ml(2~5 支)加入 200~300ml 溶液中每天或每周数次滴注,连续 2~3 周。

【稀释】

(1)溶媒:0.9%氯化钠/5%葡萄糖 200~300ml 溶媒中。

(2)器具:30ml 一次性使用无菌溶药注射器(斜面)。

(3)方法:按安瓿水溶液型(10ml 及 10ml 以上)药品稀释方法进行。

7. 长春西汀

【其他名称 1】卡兰、阿朴长春胺酸乙酯、长春乙酯、润坦。

【规格】2ml:10mg。

【特性】无色的澄明液体。

【静滴用量】静脉滴注,开始剂量每天 20mg,以后根据病情可增至每天 30mg,或遵医嘱。

【稀释】

(1)溶媒:0.9%氯化钠/5%葡萄糖 500ml 溶媒中。

(2)器具:20ml 一次性使用无菌溶药注射器(斜面)。

(3)方法:按安瓿水溶液型(10ml 以下)药品稀释方法进行。

【稀释液的稳定性】调配好的输液须在 3 小时内使用。

【特别提示】与肝素不相容,故建议两者不要在同一注射器中混合,但可以同时进行抗凝治疗。

【其他名称 2】元妥。

【规格】10mg。

【特性】白色疏松状物或粉末。

【静滴用量】开始剂量每天 20mg,加入到适量溶媒中缓慢静滴,以后可根据病情增加至每天 30mg。

【溶解】

(1)溶媒:0.9%氯化钠/5%葡萄糖。

(2)器具:20ml 一次性使用无菌溶药注射器(斜面)。

(3)方法:按西林瓶无菌粉末型药品溶解方法(抽取溶媒 5ml/支)。

【稀释】

(1)溶媒:0.9%氯化钠/5%葡萄糖。

(2)器具:20ml 一次性使用无菌溶药注射器(斜面)。

(3)方法:按西林瓶无菌粉末型药品稀释方法(回抽空气 5ml/支)。

【特别提示】本品不可静脉推注或肌注。

8. 赖氨酸

【其他名称】倍援。

【规格】1.5g。

【特性】白色或类白色疏松干块状物。

【静滴用量】成人:一次 3.0g(以盐酸赖氨酸计),一日 1 次,20 次为一个疗程,或遵医嘱。

【溶解】

(1)溶媒:0.9%氯化钠/5%葡萄糖。

(2)器具:20ml 一次性使用无菌溶药注射器(斜面)。

(3)方法:按西林瓶无菌粉末型药品溶解方法(抽取溶媒 5ml/支)。

【稀释】

(1)溶媒:0.9%氯化钠/5%葡萄糖250ml溶媒中。

(2)器具:20ml一次性使用无菌溶药注射器(斜面)。

(3)方法:按西林瓶无菌粉末型药品稀释方法(回抽空气5ml/支)。

第二节　抗癫痫药及抗惊厥药

1. 丙戊酸钠

【其他名称1】德巴金、二丙乙酸钠、a-丙基戊酸钠、敌百痉。

【规格】400mg。

【特性】白色粉末或冻干块状物。

【静滴用量】

用于临时替代时(例如等待手术时):按照之前接受的治疗剂量(通常平均剂量20~30mg/(kg·d)),末次口服给药4~6小时后静脉给药;然后以1mg/(kg·h)的速度静滴,使血浆丙戊酸浓度达到75mg/L,并根据临床情况调整静滴速度。

【溶解】

(1)溶媒:专用溶媒(灭菌注射用水4ml)。

(2)器具:20ml一次性使用无菌溶药注射器(斜面)。

(3)方法:按西林瓶无菌粉末型(专用溶媒10ml以下)药品溶解方法(抽取溶媒5ml/支)。

【稀释】

(1)溶媒:0.9%氯化钠。

(2)器具:20ml一次性使用无菌溶药注射器(斜面)。

(3)方法:按西林瓶无菌粉末型(专用溶媒10ml以下)药品稀释方法(回抽空气5ml/支)。

【特别提示】一旦停止静滴,需要立刻口服给药,以补充有效成分。

【其他名称2】汉非。

【规格】400mg。

【特性】白色疏松块状物或粉末。

【静滴用量】

(1)用于临时替代时(例如等待手术时):按照之前接受的治疗剂量(通常平均剂量20~30mg/(kg·d)),末次口服给药4~6小时后静脉给药。

(2)需要快速达到有效血药浓度并维持时:以15mg/kg剂量缓慢静脉推注,超过5分钟;然后以1mg/(kg·h)的速度静滴,使血浆丙戊酸浓度达到75mg/L,

并根据临床情况调整静滴速度。

【溶解】

（1）溶媒:0.9%氯化钠/5%葡萄糖/0.9%氯化钠 5%葡萄糖。

（2）器具:20ml 一次性使用无菌溶药注射器（斜面）。

（3）方法:按西林瓶无菌粉末型药品溶解方法（抽取溶媒 5ml/支）。

【稀释】

（1）溶媒:0.9%氯化钠。

（2）器具:20ml 一次性使用无菌溶药注射器（斜面）。

（3）方法:按西林瓶无菌粉末型药品稀释方法（回抽空气 5ml/支）。

【特别提示】一旦停止静滴,需要立刻口服给药,以补充有效成分。

2. 硫酸镁

【规格】10ml:2.5g。

【特性】无色澄明液体;pH 5.0~7.0。

【静滴用量】

（1）治疗中重度妊娠高血压征、先兆子痫和子痫首次剂量为 2.5~4g,用 25%葡萄糖注射液 20ml 稀释后,5 分钟内缓慢静脉注射,以后每小时 1~2g静脉滴注维持。24 小时总量为 30g,根据膝腱反射、呼吸次数和尿量监测。

（2）治疗早产与治疗妊娠高血压用药剂量和方法相似,首次负荷量为 4g,用 25%葡萄糖注射液 20ml 稀释后 5 分钟内缓慢静脉注射。以后用 25%硫酸镁注射液 60ml,加于 5%葡萄糖注射液 1000ml 中静脉滴注,速度为每小时 2g,直到宫缩停止后 2 小时,以后口服 β 肾上腺受体激动药维持。

（3）治疗小儿惊厥肌注或静脉用药:每次 0.1~0.15g/kg,以 5%~10%葡萄糖注射液将本品稀释成 1%溶液,静脉滴注或稀释成 5%溶液,缓慢静注。

【稀释】

（1）溶媒:5%葡萄糖。

（2）器具:10ml/20ml 一次性使用无菌溶药注射器（斜面）。

（3）方法:按安瓿水溶液型（10ml 及 10ml 以上）药品稀释方法进行。

第三节　兴奋大脑皮层药

甲氯芬酯

【其他名称】夫通。

【规格】0.2g。

【特性】白色或类白色疏松块状物或粉末;有负压(建议预先溶解)。

【静滴用量】

(1)成人:一次0.1~0.25g,一日3次。

(2)小儿:一次60~100mg,一日2次。

【溶解】

(1)溶媒:灭菌注射用水/5%葡萄糖。

(2)器具:20ml一次性使用无菌溶药注射器(斜面)。

(3)方法:按西林瓶无菌粉末型(有负压)药品溶解方法(抽取溶媒5ml/支)。

【稀释】

(1)溶媒:5%葡萄糖稀释成5%~10%溶液。

(2)器具:20ml一次性使用无菌溶药注射器(斜面)。

(3)方法:按西林瓶无菌粉末型(有负压)药品稀释方法(回抽空气5ml/支)。

第四节　其他神经系统药

1. 胞磷胆碱

【其他名称】胞二磷胆碱、二磷胞嘧啶胆碱、尼可林。

【规格】2ml:0.25g。

【特性】无色澄明液体;pH 5.4。

【静滴用量】一日0.25~0.5g,一日一次,5~10天为一疗程。

【稀释】

(1)溶媒:5%葡萄糖/10%葡萄糖。

(2)器具:10ml一次性使用无菌溶药注射器(斜面)。

(3)方法:按安瓿水溶液型(10ml以下)药品稀释方法进行。

【稀释液的稳定性】室温下,胞磷胆碱与10%葡萄糖注射液、5%葡萄糖氯化钠注射液、0.9%氯化钠注射液配伍,6小时内稳定。

2. 单唾液酸四己糖神经节苷酯

【其他名称】施捷因、申捷、博司捷。

【规格】2ml:20mg。

【特性】无色或淡黄色澄明液体。

【静滴用量】

(1)常用剂量:20~40mg/d,缓慢静脉滴注。

(2)病变急性期:100mg/d,静脉滴注;2~3周后改为维持量,20~40mg/d,一般6周。

(3)帕金森病:首剂量500~1000mg,静脉滴注。

【稀释】

(1)溶媒:0.9%氯化钠。

(2)器具:20ml 一次性使用无菌溶药注射器(斜面)。

(3)方法:按安瓿水溶液型(10ml以下)药品稀释方法进行。

【稀释液的稳定性】室温下,单唾液酸四己糖神经节苷脂钠注射液与葡萄糖注射液配伍8小时内稳定。

3. 硫辛酸

【其他名称1】哈森为舒。

【规格】20ml:0.6g。

【特性】黄绿色澄明液体。

【静滴用量】每次一支。

【稀释】

(1)溶媒:0.9%氯化钠100~250ml溶媒中。

(2)器具:30ml 一次性使用无菌溶药注射器(斜面)。

(3)方法:按安瓿水溶液型(10ml及10ml以上)药品稀释方法进行。

【稀释液的稳定性】本品稀释后的溶液,用铝箔纸包裹避光,6小时内稳定,输注时应用避光输液器。

【特别提示】

(1)本品不能与葡萄糖溶液,乳酸林格注射液及所有可能与硫基或二硫键起反应的溶液配伍使用。

(2)不可与含重金属离子药物配伍(如铂类)避免螯合。

(3)活性成分对光敏感,遮光贮存,在使用前才将安瓿从盒内取出。

【其他名称2】亚宝力舒、凡可佳。

【规格】6ml:0.15g。

【特性】黄绿色澄明液体。

【静滴用量】250~500mg的硫辛酸即相当于10~20ml注射液加入100~250ml0.9%氯化钠中,静脉滴注时间约30分钟。除非有特别医嘱,对严重的糖尿病周围神经病变引起的感觉异常患者,可用静脉滴注给药,:300~600mg/d,即相当于本品12~24ml。2~4周为一疗程。

【稀释】

(1)溶媒:0.9%氯化钠100~250ml溶媒中。

(2)器具:30ml 一次性使用无菌溶药注射器(斜面)。

(3)方法:按安瓿水溶液型(10ml 以下)药品稀释方法进行。

【稀释液的稳定性】配好的输液用铝箔包裹避光,6 小时内可保持稳定。

【特别提示】

(1)本品不能与葡萄糖溶液,乳酸林格注射液及所有可能与硫基或二硫键起反应的溶液配伍使用。

(2)不可与含重金属离子药物配伍(如铂类)避免螯合。

(3)活性成分对光敏感,遮光贮存,在使用前才将安瓿从盒内取出。

4. 曲克芦丁脑蛋白水解物

【其他名称】源之久。

【规格】2ml。

【特性】黄色至浅棕黄色澄明液体。

【静滴用量】一次 10ml,一日 1 次。20 日为一个疗程,可用 1~3 个疗程,每疗程间隔 3~7 天。

【稀释】

(1)溶媒:0.9%氯化钠/5%葡萄糖 250~500ml 溶媒中。

(2)器具:20ml 一次性使用无菌溶药注射器(斜面)。

(3)方法:按安瓿水溶液型(10ml 以下)药品稀释方法进行。

【特别提示】

(1)肾功能不全者禁用。

(2)癫痫持续状态或癫痫大发作患者禁用。

5. 三磷酸胞苷二钠

【其他名称 1】纽枢通。

【规格】2ml:20mg。

【特性】无色或几乎无色的澄明液体。

【静滴用量】20mg 加入 250ml 溶媒中或 40mg 加入 500ml 溶媒中缓慢滴注。

【稀释】

(1)溶媒:0.9%氯化钠/5%葡萄糖。

(2)器具:20ml 一次性使用无菌溶药注射器(斜面)。

(3)方法:按安瓿水溶液型(10ml 以下)药品稀释方法进行。

【特别提示】严禁静脉推注。

【其他名称 2】佳元。

【规格】40mg。

【特性】白色冻干块状物或粉末;有引湿性;易溶入水。

【静滴用量】20mg 加入 250ml 溶媒中或 40mg 加入 500ml 溶媒中缓慢滴注。

【溶解】

(1)溶媒:0.9%氯化钠/5%葡萄糖。

(2)器具:20ml 一次性使用无菌溶药注射器(斜面)。

(3)方法:按西林瓶无菌粉末型药品溶解方法(抽取溶媒2ml/支)。

【稀释】

(1)溶媒:0.9%氯化钠/5%葡萄糖。

(2)器具:20ml 一次性使用无菌溶药注射器(斜面)。

(3)方法:按西林瓶无菌粉末型药品稀释方法(回抽空气2ml/支)。

【特别提示】

(1)严禁静脉推注。

(2)静滴时滴速不可过快。

第十章

镇 痛 药

帕瑞昔布

【其他名称】帕瑞考昔、特耐。

【规格】40mg。

【特性】白色或类白色冻干块状物。

【静滴用量】推荐剂量为40mg,随后视需要间隔6~12小时给予20mg或40mg,每天总剂量不超过80mg。

【溶解】

(1)溶媒:0.9%氯化钠/5%葡萄糖/5%葡萄糖0.9%氯化钠。

(2)器具:20ml一次性使用无菌溶药注射器(斜面)。

(3)方法:按西林瓶无菌粉末型药品溶解方法(抽取溶媒5ml/支)。

【稀释】

(1)溶媒:0.9%氯化钠/5%葡萄糖/5%葡萄糖0.9%氯化钠。

(2)器具:20ml一次性使用无菌溶药注射器(斜面)。

(3)方法:按西林瓶无菌粉末型药品稀释方法(回抽空气5ml/支)。

【稀释液的稳定性】在严格控制的、并经过验证的无菌环境中进行调配,在25℃条件下,调配后药液(不得冷藏或冷冻)的物理、化学稳定性最长可保持24小时。一般来说,在25℃条件下保存不应超过12小时。

【特别提示】

(1)本品不应与阿片类药物混合于同一注射器内给药。

(2)帕瑞昔布钠溶液不应注入任何其他药物的静脉通路。

(3)帕瑞昔布钠溶液注射前后应用相容溶液充分冲洗静脉通路。

(4)由于应用帕瑞昔布超过三天的临床证据不足,建议临床连续使用不超过三天。

第十一章

心血管系统药

第一节 强 心 药

左西孟旦

【规格】5ml:12.5g。

【特性】黄色或橙黄色澄明液体。

【静滴用量】治疗的初始负荷剂量为 6~12μg/kg,时间应大于 10 分钟,之后应持续输注 0.1μg/(kg·min)。

【稀释】

(1)溶媒:5%葡萄糖注射液。

(2)器具:20ml 一次性使用无菌溶药注射器(斜面)。

(3)方法:按安瓿水溶液型(10ml 以下)药品稀释方法进行。

【稀释液的稳定性】调配后 24 小时内使用。

第二节 抗心律失常药

1. 胺碘酮

【其他名称】可达龙、安律酮。

【规格】3ml:0.15g。

【特性】淡黄色的澄明液体。

【静滴用量】静脉滴注:负荷量按体重 3mg/kg,然后以 1~1.5mg/min 维持,6 小时后减至 0.5~1mg/min,一日总量 1200mg。以后逐渐减量,静脉滴注胺碘酮最好不超过 3~4 天。

【稀释】

(1)溶媒:5%葡萄糖。

(2)器具:20ml 一次性使用无菌溶药注射器(斜面)。

(3)方法:按安瓿水溶液型(10ml 以下)药品稀释方法进行。

【稀释液的稳定性】室温下,与 5%葡萄糖注射液、10%葡萄糖注射液、葡萄糖氯化钠注射液及 0.9%氯化钠注射液配伍,6 小时内稳定。

【特别提示】炎症反应,通过直接外周静脉途径给药时出现的浅表静脉炎、注射部位反应,例如疼痛、红斑、水肿、坏死、渗出、浸润、炎症、硬化、静脉炎、血栓静脉炎、感染、色素沉淀以及蜂窝织炎。

2. 艾司洛尔

【其他名称】爱络。

【规格】2ml:200mg。

【特性】无色或带黄色的澄明液体。

【静滴用量】

(1)控制心房颤动、心房扑动时心室率:成人先静脉注射负荷量:0.5mg/kg,注射时长约 1 分钟;随后静脉点滴维持量:自 0.05mg/(kg·min)开始,4 分钟后若疗效理想则继续维持,若疗效不佳可重复给予负荷量并将维持量以 0.05mg/(kg·min)的幅度递增。维持量最大可加至 0.3mg/(kg·min),但 0.2mg/(kg·min)以上的剂量没有证据表明能带来更明显的益处。

(2)围手术期高血压或心动过速:①即刻控制剂量为:1mg/kg,30 秒内静脉注射;继续予 0.15mg/(kg·min),静脉滴注,最大维持量为 0.3mg/(kg·min);②逐渐控制剂量同室上性心动过速治疗;③治疗高血压的用量通常较治疗心律失常用量大。

【稀释】

(1)溶媒:0.9%氯化钠/5%葡萄糖。

(2)器具:10ml 一次性使用无菌溶药注射器(斜面)。

(3)方法:按安瓿水溶液型(10ml 以下)药品稀释方法进行。

3. 利多卡因

【其他名称】赛罗卡因。

【规格】5ml:0.1g。

【特性】无色的澄明液体。

【静滴用量】

(1)抗心律失常,静脉滴注一般以 5%葡萄糖注射液配成 1~4mg/ml 药液滴注或用输液泵给药。在用负荷量后可继续以每分钟 1～4mg 速度静滴维持,或以每分钟 0.015～0.03mg/kg 体重速度静脉滴注。

(2)老年人、心力衰竭、心源性休克、肝血流量减少、肝或肾功能障碍时应减少用量,以每分钟 0.5～1mg 静滴,即可用本品 0.1%溶液静脉滴注,每小时不超过 100mg。

【稀释】

(1)溶媒:0.9%氯化钠/5%葡萄糖。

(2)器具:20ml 一次性使用无菌溶药注射器(斜面)。

(3)方法:按安瓿水溶液型(10ml 以下)药品稀释方法进行。

【特别提示】静脉滴注一般以 5%葡萄糖。

第三节　降　压　药

1. 地尔硫䓬

【其他名称】合贝爽。

【规格】10mg。

【特性】白色块状固体或多孔性固体,无味,本品在水中易溶。

【静滴用量】

(1)室上性心动过速、高血压急症,通常对成人以 5～15μg/(kg·min)速度静脉点滴盐酸地尔硫䓬。当血压降至目标值以后,边监测血压边调节点滴速度。

(2)不稳定型心绞痛,通常成人以 1～5μg/(kg·min)速度静脉点滴盐酸地尔硫䓬,应先从小剂量开始,然后可根据病情适当增减,最大用量为 5μg/kg/分。

【溶解】

(1)溶媒:0.9%氯化钠/5%葡萄糖。

(2)器具:20ml 一次性使用无菌溶药注射器(斜面)。

(3)方法:按西林瓶无菌粉末型药品溶解方法(抽取溶媒5ml/支)。

【稀释】

(1)溶媒:0.9%氯化钠/5%葡萄糖。

(2)器具:20ml 一次性使用无菌溶药注射器(斜面)。

(3)方法:按西林瓶无菌粉末型药品稀释方法(回抽空气 5ml/支)。

【特别提示】易导致眩晕,低血压。

2. 硝普钠

【其他名称】注射用硝普钠。

【规格】50mg。

【特性】粉红色结晶性粉末。水溶液放置不稳定,光照下加速分解。

【静滴用量】

(1)成人常用量:静脉滴注,开始每分钟按体重0.5μg/kg。根据治疗反应以每分钟0.5μg/kg递增,逐渐调整剂量,常用剂量为每分钟按体重3μg/kg,极量为每分钟按体重10μg/kg。

(2)小儿常用量:静脉滴注,每分钟按体重1.4μg/kg,按效应逐渐调整用量。

【溶解】

(1)溶媒:5%葡萄糖。

(2)器具:20ml一次性使用无菌溶药注射器(斜面)。

(3)方法:按西林瓶无菌粉末型药品溶解方法(抽取溶媒5ml/支)。

【稀释】

(1)溶媒:5%葡萄糖250ml~1000ml溶媒中。

(2)器具:20ml一次性使用无菌溶药注射器(斜面)。

(3)方法:按西林瓶无菌粉末型药品稀释方法(回抽空气5ml/支)。

【稀释液的稳定性】本品对光敏感,溶液稳定性较差,滴注溶液应新鲜调配并注意避光。新配溶液为淡棕色,如变为暗棕色、橙色或蓝色,应弃去。溶液的保存与应用不应超过24小时。溶液内不宜加入其他药品。

【特别提示】

(1)血压降低过快过剧,出现眩晕、肌肉抽搐。

(2)硫氰酸盐中毒或超量时,可出现运动失调、视力模糊、谵妄、眩晕。意识丧失、昏迷。

3. 酚妥拉明

【其他名称】甲苄胺唑啉、瑞支亭、利其丁。

【规格】10mg。

【特性】白色疏松块状物或粉末。

【静滴用量】

成人常用量:

(1)防止皮肤坏死:在每1000ml含去甲肾上腺素溶液中加入本品10mg静脉滴注,作为预防之用。

(2)心力衰竭时减轻心脏负荷:静脉滴注0.17~0.4mg/min。

【溶解】

(1)溶媒:0.9%氯化钠/5%葡萄糖。

(2)器具:20ml一次性使用无菌溶药注射器(斜面)。

（3）方法：按西林瓶无菌粉末型药品溶解方法（抽取溶媒 5ml/支）。

【稀释】

（1）溶媒：0.9%氯化钠/5%葡萄糖。

（2）器具：20ml 一次性使用无菌溶药注射器（斜面）。

（3）方法：按西林瓶无菌粉末型药品稀释方法（回抽空气 5ml/支）。

第四节　抗心绞痛药

1. 单硝酸异山梨酯

【其他名称】欣康。

【规格】5ml：20mg。

【特性】无色澄明溶液；pH 6.0～7.5。

【静滴用量】

从 1～2mg/h 开始静滴；可根据病人的反应调整剂量，最大剂量为 8～10mg/h，用药期间须密切观察患者的心率及血压。

【稀释】

（1）溶媒：5%葡萄糖/0.9%氯化钠。

（2）器具：10ml 一次性使用无菌溶药注射器（斜面）。

（3）方法：按安瓿水溶液型（10ml 以下）药品稀释方法进行。

【特别提示】本品使用时宜保持卧位，站起时应缓慢，以防突发体位性低血压。

2. 硝酸异山梨酯

【其他名称 1】爱倍。

【规格】5ml：5mg。

【特性】无色澄明溶液；pH 4.5～6.5。

【静滴用量】

药物剂量可根据病人的反应调整，静脉滴注开始剂量 30μg/min，观察 30～60 分钟，如无不良反应可加倍，一日 1 次，10 天为 1 疗程。

【稀释】

（1）溶媒：0.9%氯化钠/5%葡萄糖。

（2）器具：20ml 一次性使用无菌溶药注射器（斜面）。

（3）方法：按安瓿水溶液型（10ml 以下）药品稀释方法进行。

【稀释液的稳定性】与 5%葡萄糖注射液和 0.9%氯化钠注射液配伍，10 小时内稳定。

【特别提示】本品使用时宜保持卧位,站起时应缓慢,以防突发体位性低血压。

【其他名称2】异舒吉。

【规格】10ml:10mg。

【特性】无色的澄明溶液。

【静滴用量】剂量必须根据病情需要和临床反应进行调整,并要监测血流动力学参数。初始剂量可以从每小时1~2mg开始,然后根据病人个体需要进行调整,最大剂量通常不超过每小时8~10mg。但当病人患有心力衰竭时,可能需要加大剂量,达到每小时10mg,个别病例甚至可高达每小时50mg。

【稀释】

(1)溶媒:0.9%氯化钠/5%葡萄糖。

(2)器具:20ml一次性使用无菌溶药注射器(斜面)。

(3)方法:按安瓿水溶液型(10ml及10ml以上)药品稀释方法进行。

【特别提示】本品使用时宜保持卧位,站起时应缓慢,以防突发体位性低血压。

3. 硝酸甘油

【其他名称】硝酸甘油注射液。

【规格】1ml:5mg。

【特性】无色的澄明液体。

【静滴用量】开始剂量为$5\mu g/min$,最好用输液泵恒速输入。用于降低血压或治疗心力衰竭,可每3~5分钟增加$5\mu g/min$,如在$20\mu g/min$时无效可以$10\mu g/min$递增,以后可$20\mu g/min$。

【稀释】

(1)溶媒:0.9%氯化钠/5%葡萄糖。

(2)器具:5ml一次性使用无菌溶药注射器(斜面)。

(3)方法:按安瓿水溶液型(10ml以下)药品稀释方法进行。

【稀释液的稳定性】药物配制后推荐的容器中置室温下放置24小时稳定。

【特别提示】

(1)由于许多塑料输液器可吸附硝酸甘油,因此应采用非吸附本品的输液装置,如玻璃输液瓶等。

(2)静脉使用本品时须采用避光措施。

第五节　抗休克血管活性药

1. 多巴胺

【其他名称】3-羟酪胺、多巴胺注射液。

【规格】2ml:20mg。

【特性】无色的澄明液体;pH 3.0~4.0。

【静滴用量】

(1)慢性顽固性心力衰竭,静滴开始时,每分钟按体重 0.5~2μg/kg 逐渐递增。多数病人按 1~3μg/(kg·min)/分给予即可生效。

(2)闭塞性血管病变患者,开始时,静脉滴注按 1μg/(kg·min),逐增至 5~10μg/(kg·min),直到 20μg/(kg·min),以达到最满意效应;如危重病例,先按 5μg/(kg·min)滴注,然后以 5~10μg/(kg·min)递增至 20~50μg/(kg·min),以达到满意效应;或本品 20mg 加入 5% 葡萄糖注射液 200~300ml 中,静脉滴注,开始时按 75~100μg/min 滴入,以后根据血压情况,可加快速度和加大浓度,但最大剂量不超过 500μg/min。

【稀释】

(1)溶媒:5% 葡萄糖。

(2)器具:10ml 一次性使用无菌溶药注射器(斜面)。

(3)方法:按安瓿水溶液型(10ml 以下)药品稀释方法进行。

【特别提示】

(1)本品在滴注前必须稀释,稀释液的浓度取决于剂量及个体需要的液量;若不需要扩容,可用 0.8mg/ml 溶液,如有液体潴留,可用 1.6~3.2mg/ml 溶液。

(2)选用粗大的静脉作静注或静滴,以防药液外溢,及产生组织坏死。

(3)静滴时应控制每分钟滴速。

2. 多巴酚丁胺

【其他名称】多巴酚丁胺注射液。

【规格】2ml:20mg。

【特性】无色澄明液体;pH 2.5~5.0。

【静滴用量】成人常用量:将多巴酚丁胺加于 5% 葡萄糖液或 0.9% 氯化钠注射液中稀释后,以 2.5~10μg/(kg·min)滴速给予,在 15μg/(kg·min)以下的剂量时,心率和外周血管阻力基本无变化;虽可偶用 15μg/(kg·min),但需注意过大剂量仍可能造成心动过速甚至产生心律失常。

【稀释】

(1)溶媒:5% 葡萄糖/0.9% 氯化钠。

(2)器具:10ml 一次性使用无菌溶药注射器(斜面)。

(3)方法:按安瓿水溶液型(10ml 以下)药品稀释方法进行。

【稀释液的稳定性】调配好的静脉输注液必须在 24 小时内使用。

第六节　周围血管扩张药

1. 马来酸桂哌齐特

【其他名称】克林澳。

【规格】2ml:80mg。

【特性】无色澄明液体。

【静滴用量】一次 2~4 支,一日 1 次。

【稀释】

(1)溶媒:0.9%氯化钠/10%葡萄糖。

(2)器具:5ml/10ml 一次性使用无菌溶药注射器(斜面)。

(3)方法:按安瓿水溶液型(10ml 以下)药品稀释方法进行。

【稀释液的稳定性】室温(25℃)下,与 0.9%氯化钠注射液、5%葡萄糖注射液、10%葡萄糖注射液、葡萄糖氯化钠注射液配伍后 6 小时内配伍稳定。

【特别提示】本品 2 支稀释于 250ml 溶媒中;4 支需稀释于 500ml 溶媒中。

2. 法舒地尔

【其他名称】普疏。

【规格】2ml:30mg。

【特性】无色澄明液体。

【静滴用量】成人每次 30mg,一日 2~3 次。

【稀释】

(1)溶媒:0.9%氯化钠/葡萄糖 50~100ml 溶媒中。

(2)器具:5ml 一次性使用无菌溶药注射器(斜面)。

(3)方法:按安瓿水溶液型(10ml 以下)药品稀释方法进行。

【稀释液的稳定性】室温(25℃)下,法舒地尔分别与 0.9%氯化钠注射液、5%葡萄糖注射液、10%葡萄糖注射液、葡萄糖氯化钠注射液、乳酸林格注射液、木糖醇注射液配伍,6 小时内配伍稳定。

【特别提示】使用本品需防跌倒。

3. 乌拉地尔

【其他名称】亚宁定、优匹敌。

【规格】25mg:5ml。

【特性】无色澄明液体。

【静滴用量】输入速度根据病人的血压酌情调整,初始输入速度可达 2mg/min,维持给药的速度为 9mg/h。治疗时间一般不超过 7 天。

【稀释】

(1)溶媒:0.9%氯化钠/5%葡萄糖/10%葡萄糖。

(2)器具:30ml 一次性使用无菌溶药注射器(斜面)。

(3)方法:按安瓿水溶液型(10ml 以下)药品稀释方法进行。

【稀释液的稳定性】配制好的溶液化学和物理稳定性为 15~25℃ 时,可维持 50 小时。

【特别提示】

(1)静脉输液的最大药物浓度为 4mg/L。

(2)静脉给药时患者应取卧位。

(3)本品不能与碱性液体混合,因其酸性性质可能引起溶液混浊或絮状物形成。

第七节　其他心血管系统药

1. 三磷酸腺苷

【其他名称】ATP。

【规格】2ml:20mg。

【特性】无色至微黄色的澄明液体。

【静滴用量】一次 10~20mg,10~40mg/d。

【稀释】

(1)溶媒:0.9%氯化钠/5%葡萄糖。

(2)器具:5ml 一次性使用无菌溶药注射器(斜面)。

(3)方法:按安瓿水溶液型(10ml 以下)药品稀释方法进行。

【稀释液的稳定性】24 小时内室温避光条件下 ATP 与全静脉营养液的配伍稳定。

2. 川芎嗪

【其他名称】川青。

【规格】80mg。

【特性】白色疏松块状物或粉末。

【静滴用量】一次 80mg,每日一次。

【溶解】

(1)溶媒:0.9%氯化钠/5%葡萄糖。

(2)器具:10ml 一次性使用无菌溶药注射器(斜面)。

(3)方法:按西林瓶无菌粉末型药品溶解方法(抽取溶媒 2ml/支)。

【稀释】

(1)溶媒:0.9%氯化钠/5%葡萄糖。

(2)器具:10ml 一次性使用无菌溶药注射器(斜面)。

(3)方法:按西林瓶无菌粉末型药品稀释方法(回抽空气 2ml/支)。

【特别提示】本品不得与碱性药物配伍静注使用。

3. 尤瑞克林

【其他名称】凯力康。

【规格】0.15PNA 单位。

【特性】白色或类白色无菌粉末。

【静滴用量】应在起病 48 小时内开始用药,每次 0.15PNA 单位。

【溶解】

(1)溶媒:0.9%氯化钠。

(2)器具:5ml/10ml 一次性使用无菌溶药注射器(单侧孔)。

(3)方法:按西林瓶无菌粉末型药品溶解方法(抽取溶媒 2ml/支)。

【稀释】

(1)溶媒:0.9%氯化钠 50~100ml 溶媒中。

(2)器具:5ml/10ml 一次性使用无菌溶药注射器(单侧孔)。

(3)方法:按西林瓶无菌粉末型药品稀释方法(回抽空气 2ml/支)。

【特别提示】

(1)本品在开始滴注的前 15 分钟应缓慢,但整个滴注应在 30 分钟内完成。

(2)使用本品需密切观察血压变化。

(3)使用本品需防跌倒。

4. 阿魏酸

【规格】0.1g。

【特性】白色或类白色结晶性粉末,或微黄色、类白色疏松块状物。

【静滴用量】一次 0.1~0.3g,一日 1 次。

【溶解】

(1)溶媒:0.9%氯化钠/5%葡萄糖/5%葡萄糖 0.9%氯化钠。

（2）器具:20ml 一次性使用无菌溶药注射器(斜面)。

（3）方法:按西林瓶无菌粉末型药品溶解方法(抽取溶媒 3ml/支)。

【稀释】

（1）溶媒:0.9%氯化钠/5%葡萄糖/5%葡萄糖 0.9%氯化钠 100～500ml 溶媒中。

（2）器具:20ml 一次性使用无菌溶药注射器(斜面)。

（3）方法:按西林瓶无菌粉末型药品稀释方法(回抽空气 3ml/支)。

【稀释液的稳定性】将阿魏酸钠注射液按临床最大使用浓度 0.9%氯化钠注射液、5%葡萄糖注射液、10%葡萄糖注射液、葡萄糖氯化钠注射液室温(25℃)下放置 8 小时,性质保持稳定。

5. 磷酸肌酸

【其他名称1】杜玛。

【规格】0.5g。

【特性】白色粉末或结晶性粉末。

【静滴用量】一次 1g,一日 1～2 次。

【溶解】

（1）溶媒:0.9%氯化钠/5%葡萄糖。

（2）器具:20ml 一次性使用无菌溶药注射器(斜面)/机械配液泵。

（3）方法:①按西林瓶无菌粉末型药品溶解方法(抽取溶媒 3ml/支)。②按机械配液泵标准流程提前预溶解。

【稀释】

（1）溶媒:0.9%氯化钠/5%葡萄糖。

（2）器具:20ml 一次性使用无菌溶药注射器(斜面)。

（3）方法:按西林瓶无菌粉末型药品稀释方法(回抽空气 3ml/支)。

【特别提示】本品稀释液需在 30～45 分钟内静脉滴注完毕。

【其他名称2】莱博通。

【规格】1.0g。

【特性】白色粉末或结晶性粉末。

【静滴用量】一次 1g,一日 1～2 次。

【溶解】

（1）溶媒:0.9%氯化钠/5%葡萄糖。

（2）器具:20ml 一次性使用无菌溶药注射器(斜面)/机械配液泵。

（3）方法:①按西林瓶无菌粉末型药品溶解方法(抽取溶媒 3ml/支);②按机械配液泵标准流程提前预溶解。

【稀释】

(1)溶媒:0.9%氯化钠/5%葡萄糖。

(2)器具:20ml 一次性使用无菌溶药注射器(斜面)。

(3)方法:按西林瓶无菌粉末型药品稀释方法(回抽空气 3ml/支)。

【特别提示】本品稀释后在 30~40 分钟内静脉滴注。

【其他名称3】里尔统。

【规格】1.0g。

【特性】白色结晶性粉末。

【静滴用量】每次 1.0g,每日 1~2 次。

【溶解】

(1)溶媒:0.9%氯化钠/5%葡萄糖。

(2)器具:20ml 一次性使用无菌溶药注射器(斜面)。

(3)方法:按西林瓶无菌粉末型药品溶解方法(抽取溶媒 10ml/支)。

【稀释】

(1)溶媒:0.9%氯化钠/5%葡萄糖。

(2)器具:20ml 一次性使用无菌溶药注射器(斜面)。

(3)方法:按西林瓶无菌粉末型药品稀释方法(回抽空气 10ml/支)。

【特别提示】

(1)在 30~45 分钟内静脉滴注。

(2)心脏手术时加入心脏停搏液中保护心肌,心脏停搏液中的浓度为 10mmol/L。

6. 冻干重组人脑利钠肽

【其他名称】新活素。

【规格】0.5mg/支。

【特性】白色粉末或块状物。

【静滴用量】本品首先以 1.5μg/kg 静脉冲击后,以 0.0075μg/(kg·min)的速度连续静脉滴注。

【溶解】

(1)溶媒:0.9%氯化钠/5%葡萄糖/5%葡萄糖 0.45%氯化钠/5%葡萄糖 0.2%氯化钠。

(2)器具:10ml 一次性使用无菌溶药注射器(斜面)。

(3)方法:按西林瓶无菌粉末型药品溶解方法(抽取溶媒 2ml/支)。

【稀释】

(1)溶媒:0.9%氯化钠/5%葡萄糖/5%葡萄糖 0.45%氯化钠/5%葡萄糖

0.2%氯化钠。

(2)器具:10ml 一次性使用无菌溶药注射器(斜面)。

(3)方法:按西林瓶无菌粉末型药品稀释方法(回抽空气 2ml/支)。

【稀释液的稳定性】由于药物中不含防腐剂,必须在 24 小时内使用溶解后的药液。

【特别提示】溶解后的本品,无论在室温(25℃)或在冷藏(2~8℃)条件下的最长放置时间均不得超过 24 小时。

7. 二丁酰环磷腺苷钙

【其他名称】注射用二丁酰环磷腺苷钙。

【规格】20mg。

【特性】淡黄色块状物或粉末。

【静滴用量】一次 40mg(2 支),一日一次。

【溶解】

(1)溶媒:5%葡萄糖。

(2)器具:20ml 一次性使用无菌溶药注射器(斜面)。

(3)方法:按西林瓶无菌粉末型药品溶解方法(抽取溶媒 2ml/支)。

【稀释】

(1)溶媒:5%葡萄糖。

(2)器具:20ml 一次性使用无菌溶药注射器(斜面)。

(3)方法:西林瓶无菌粉末型药品稀释方法(回抽空气 2ml/支)。

8. 环磷腺苷葡胺

【其他名称 1】希麦舒。

【规格】60mg。

【特性】白色或类白色疏松块状物;pH 5.0~7.0。

【静滴用量】一日一次,一次 60~180mg。

【溶解】

(1)溶媒:5%葡萄糖。

(2)器具:20ml 一次性使用无菌溶药注射器(斜面)。

(3)方法:按西林瓶无菌粉末型药品溶解方法(抽取溶媒 2ml/支)。

【稀释】

(1)溶媒:5%葡萄糖 200~500ml 溶媒中。

(2)器具:20ml 一次性使用无菌溶药注射器(斜面)。

(3)方法:西林瓶无菌粉末型药品稀释方法(回抽空气 2ml/支)。

【特别提示】

本品滴注不应太快,用量在 150mg 以上应在 90 分钟以上滴完。

【其他名称 2】环磷腺苷葡胺注射液。

【规格】2ml:30mg。

【特性】无色或几乎无色澄明液体;pH 5.0~7.0。

【静滴用量】一次 60~180mg,一日 1 次。

【稀释】

(1)溶媒:5% 葡萄糖 200~500ml 溶媒中。

(2)器具:20ml 一次性使用无菌溶药注射器(斜面)。

(3)方法:按安瓿水溶液型(10ml 以下)药品稀释方法进行。

【特别提示】本品滴注不应太快,用量在 150mg 以上应在 90 分钟以上滴完。

9. 果糖二磷酸钠

【其他名称】佛迪。

【规格】10g/瓶。

【特性】白色或类白色结晶性粉末;微有特臭,微咸;pH 5.55。

【静滴用量】

(1)成人:建议剂量为 5~10g/d,治疗低磷酸血症的剂量,应根据磷酸缺乏的程度,以免磷酸超负荷。

(2)较大剂量建议每天分两次给药。

(3)儿童:应根据体重(70~160mg/kg),不要超过建议剂量。

【溶解、稀释】

(1)溶媒:灭菌注射用水 100ml。

(2)器具:连接器/机械配液泵。

(3)方法:①使用连接器溶解;②按机械配液泵标准流程溶解。

【稀释液的稳定性】本品室温下保存、避热;溶解后室温下 12 小时稳定,可冷藏保存,但不宜冷冻。

【特别提示】

(1)静脉输入速度(大约 10ml/min),超过 10ml/min 时,病人可出现脸红、心悸、手足蚁感。混匀后的溶液必须单次给药,如没有输完,余量不再使用。

(2)本品不能与在 pH 3.5~5.8 之间不溶解的药物共用,也不能与高钙盐的碱性溶液共用。

第十二章

呼吸系统药

第一节　平　喘　药

1. 二羟丙茶碱

【其他名称】喘定、甘油茶碱。

【规格】2ml:0.25g。

【特性】无色澄明液体。

【静滴用量】根据患者的症状及反应进行调整。一次 0.25 ~ 0.75g(1 ~ 3 支),一日 1 次。

【稀释】

(1)溶媒:5%葡萄糖/10%葡萄糖。

(2)器具:10ml 一次性使用无菌溶药注射器(斜面)。

(3)方法:按安瓿水溶液型(10ml 以下)药品稀释方法进行。

【特别提示】本品静脉注射时,注射速度不能太快,以免引起一过性低血压或周围循环衰竭,因而该给药方式应慎用。

2. 多索茶碱

【其他名称】安赛玛、枢维新。

【规格】10ml:0.1g。

【特性】无色澄明液体。

【静滴用量】本品 300mg 加入 5%葡萄糖注射液,或 0.9%氯化钠注射液 100ml 中,缓慢静脉滴注,每日一次。

【稀释】

(1)溶媒:0.9%氯化钠/5%葡萄糖。

(2)器具:20ml 一次性使用无菌溶药注射器(斜面)。

(3)方法:按安瓿水溶液型(10ml 及 10ml 以上)药品稀释方法进行。

【稀释液的稳定性】在室温条件下 6 小时内,多索茶碱注射液可与 5%葡萄糖注射液、0.9%氯化钠注射液、葡萄糖氯化钠注射液及复方氯化钠注射液配伍使用。

【特别提示】

(1)本品在低温放置时会有析出现象,使用前应仔细检查。

(2)本品静脉滴注速度不宜过快,一般应在 45 分钟以上。

3. 氨茶碱

【其他名称】茶碱乙烯双胺。

【规格】10ml:0.25g。

【特性】无色至微黄色澄明液体。

【静滴用量】成人:一次 0.25~0.5g,0.5~1g/d。

【稀释】

(1)溶媒:5%葡萄糖/10%葡萄糖。

(2)器具:20ml 一次性使用无菌溶药注射器(斜面)。

(3)方法:按安瓿水溶液型(10ml 及 10ml 以上)药品稀释方法进行。

【稀释液的稳定性】氨茶碱注射液与 0.9%氯化钠注射液、5%葡萄糖注射液、10%葡萄糖注射液、葡萄糖氯化钠注射液、复方氯化钠注射液配伍在室温(25℃)下 24 小时内稳定。

4. 特布他林

【其他名称】苏顺。

【规格】1ml:0.25mg。

【特性】无色或几乎无色澄明液体。

【静滴用量】0.25mg 加入 0.9%氯化钠 100ml 中,以 0.0025mg/min 的速度缓慢静脉滴注,成人 0.5~0.75mg/d,分 2~3 次给药。

【稀释】

(1)溶媒:0.9%氯化钠。

(2)器具:5ml 一次性使用无菌溶药注射器(斜面)。

(3)方法:按安瓿水溶液型(10ml 以下)药品稀释方法进行。

【特别提示】

(1)糖尿病患者使用本品时,应特别注意控制血糖。

(2)不推荐 12 岁以下的儿童使用;不推荐 60 岁以上的老年人使用。

第二节　祛　痰　药

1. 氨溴索

【其他名称1】开顺。

【规格】30mg。

【特性】白色冻干块状物或粉末;pH5.0;有负压(建议预先溶解)。

【静滴用量】

(1)成人及 12 岁以上儿童:一日 2~3 次,每次 15mg;严重病例可增至 30mg。

(2)预防性治疗:①6~12 岁儿童:每天 2~3 次,每次 15mg;②2~6 岁儿童:每天 3 次,每次 7.5mg;③2 岁以下婴幼儿:每天 2 次,每次 7.5mg。

【溶解】

(1)溶媒:灭菌注射用水。

(2)器具:20ml 一次性使用无菌溶药注射器(单侧孔)/连接器/机械配液泵。

(3)方法:①按西林瓶无菌粉末型(有负压)药品溶解方法(抽取溶媒3ml/支)。②使用连接器提前预溶解。③按机械配液泵标准流程提前预溶解。

【稀释】

(1)溶媒:0.9%氯化钠/5%葡萄糖/10%葡萄糖。

(2)器具:20ml 一次性使用无菌溶药注射器(单侧孔)。

(3)方法:按西林瓶无菌粉末型(有负压)药品稀释方法(回抽空气3ml/支)。

【稀释液的稳定性】

(1)本品用无菌注射用水溶解后 pH 为 5.0,不能与 pH>6.3 的其他溶液混合。因为 pH 增加会导致产生氨溴索游离碱沉淀(说明书中描述)。

(2)室温下 8 小时内,盐酸氨溴索注射液与 0.9%氯化钠注射液、5%葡萄糖注射液、5%葡萄糖氯化钠注射液、复方氯化钠注射液、乳酸林格注射液配伍稳定。

【其他名称2】沐舒坦,安布索。

【规格】2ml:15mg。

【特性】无色澄明液体;pH 5.0。

【静滴用量】

(1)成人及 12 岁以上儿童:每天 2~3 次,每次 1 安瓿。

(2)6~12 岁儿童:每天 2~3 次,每次 15mg。

(3)2~6 岁儿童:每天 3 次,每次 7.5mg。

(4)2 岁以下婴幼儿:每天 2 次,每次 7.5mg。

【稀释】

(1)溶媒:0.9%氯化钠/5%葡萄糖/10%葡萄糖。

(2)器具:5ml/10ml 一次性使用无菌溶药注射器(斜面)。

(3)方法:按安瓿水溶液型(10ml 以下)药品稀释方法进行。

【稀释液的稳定性】

禁止与 pH 大于 6.3 的其他偏碱性溶液混合,因为 pH 增加会导致产生本品的游离碱沉淀。

2. 溴己新

【规格】4mg。

【特性】白色疏松块状物或粉末。

【静滴用量】一次 4mg(1 支),一日 8~12mg(2~3 支)。

【溶解】

(1)溶媒:灭菌注射用水。

(2)器具:20ml 一次性使用无菌溶药注射器(斜面)。

(3)方法:按西林瓶无菌粉末型药品溶解方法(抽取溶媒 2ml/支)。

【稀释】

(1)溶媒:0.9%氯化钠/5%葡萄糖。

(2)器具:20ml 一次性使用无菌溶药注射器(斜面)。

(3)方法:按西林瓶无菌粉末型药品稀释方法(回抽空气 2ml/支)。

第三节　其他呼吸系统药

细辛脑

【其他名称1】晴世格。

【规格】8mg。

【特性】白色或类白色疏松块状物或粉末;易产泡沫(建议预先溶解)。

【静滴用量】

(1)成人:一次 16~24mg。

(2)6 岁以上儿童:一次 0.5mg/kg,一日 2 次。

【溶解】

(1)溶媒:5%葡萄糖/10%葡萄糖。

(2)器具:20ml 一次性使用无菌溶药注射器(单侧孔)。

(3)方法:按西林瓶无菌粉末型(产泡沫)药品溶解方法(抽取溶媒5ml/支)。

【稀释】

(1)溶媒:5%葡萄糖/10%葡萄糖。

(2)器具:20ml 一次性使用无菌溶药注射器(单侧孔)。

(3)方法:按西林瓶无菌粉末型(产泡沫)药品稀释方法(回抽空气5ml/支)。

【稀释液的稳定性】细辛脑注射液适宜用 5%葡萄糖注射液调配为低、中质量浓度(0.10g/L、0.16g/L)的成品输液,也可用 0.9%氯化钠注射液或葡萄糖氯化钠调配为低质量浓度(0.10g/L)的成品输液,室温(25℃)、自然光条件下 4 小时内物理和化学性质稳定。

【特别提示】

(1)孕妇慎用;6 岁以下儿童禁用。

(2)6 岁以上儿童使用前,稀释液的浓度应为 0.01%~0.02%。

【其他名称 2】培美他尼。

【规格】8mg:2ml。

【特性】无色至淡黄色的澄明液体。

【静滴用量】

(1)成人:一次 16~24mg。

(2)儿童:按每次 0.5~1mg/kg,用 5%或 10%葡萄糖注射液稀释成 0.01%~0.02%的溶液静脉滴注,一日 2 次。

【稀释】

(1)溶媒:5%葡萄糖/10%葡萄糖。

(2)器具:20ml 一次性使用无菌溶药注射器(斜面)。

(3)方法:按安瓿水溶液型(10ml 以下)药品稀释方法进行。

【特别提示】本品含苯甲醇,禁止用于儿童肌内注射。

第十三章

消化系统药

第一节　抑制胃酸分泌药

一、质子泵抑制药

1. 奥美拉唑

【其他名称1】奥西康、沃必唑。

【规格】40mg(以奥美拉唑计)。

【特性】白色或类白色疏松块状物或粉末;专用溶剂为无色的澄明液体;有负压。

【静滴用量】静脉滴注,一次40mg,每日1~2次。

【溶解】

(1)溶媒:专用溶媒。

(2)器具:20ml一次性使用无菌溶药注射器(单侧孔)。

(3)方法:按西林瓶无菌粉末型(专用溶媒10ml及10ml以上、有负压)药品溶解方法(抽取溶媒10ml/支)。

【稀释】

(1)溶媒:0.9%氯化钠/5%葡萄糖。

(2)器具:20ml一次性使用无菌溶药注射器(单侧孔)。

(3)方法:按西林瓶无菌粉末型(专用溶媒10ml及10ml以上)药品稀释方法(回抽空气10ml/支)。

【稀释液的稳定性】本品溶解和稀释后滴注时间不得少于20分钟,必须在4小时内用完。

【特别提示】本品用100ml以下溶媒稀释。

【其他名称2】洛赛克。

【规格】40mg。

【特性】白色或类白色疏松块状物或粉末。

【静滴用量】一次 40mg,应在 20~30 分钟或更长时间内静脉滴注,每日 1~2 次。

【溶解】

(1)溶媒:0.9%氯化钠/5%葡萄糖。

(2)器具:20ml 一次性使用无菌溶药注射器(斜面)。

(3)方法:按西林瓶无菌粉末型药品溶解方法(抽取溶媒5ml/支)。

【稀释】

(1)溶媒:0.9%氯化钠/5%葡萄糖。

(2)器具:20ml 一次性使用无菌溶药注射器(斜面)。

(3)方法:按西林瓶无菌粉末型药品稀释方法(回抽空气5ml/支)。

【稀释液的稳定性】本品溶于 5%葡萄糖后 6 小时内使用,溶于 0.9%氯化钠后可在 12 小时内使用。

【特别提示】本品用 100ml 以下溶媒稀释,禁止用其他溶剂或其他药物溶解和稀释。

2. 埃索美拉唑

【其他名称】耐信。

【规格】40mg。

【特性】白色或类白色的冻干块状物或粉末。

【静滴用量】每次 20~40mg,每日 1~2 次;2 次时,每 12 小时一次,用药 5~7 天。

【溶解】

(1)溶媒:0.9%氯化钠。

(2)器具:20ml 一次性使用无菌溶药注射器(斜面)。

(3)方法:按西林瓶无菌粉末型药品溶解方法(抽取溶媒5ml/支)。

【稀释】

(1)溶媒:0.9%氯化钠。

(2)器具:20ml 一次性使用无菌溶药注射器(斜面)。

(3)方法:按西林瓶无菌粉末型药品稀释方法(回抽空气5ml/支)。

【稀释液的稳定性】本品溶解和稀释后 12 小时内用完。

【特别提示】本品用 100ml 以下溶媒稀释。

3. 兰索拉唑

【其他名称】奥维加、兰川。

【规格】30mg。

【特性】白色或类白色疏松块状物或粉末;有负压。

【静滴用量】成人:一次 30mg,一日 2 次,推荐静脉滴注时间为 30 分钟,疗程不超过 7 天。

【溶解】

(1)溶媒:灭菌注射用水。

(2)器具:20ml 一次性使用无菌溶药注射器(斜面)/连接器/机械配液泵。

(3)方法:按西林瓶无菌粉末型(有负压)药品溶解方法(抽取溶媒3ml/支)。

【稀释】

(1)溶媒:0.9%氯化钠。

(2)器具:20ml 一次性使用无菌溶药注射器(斜面)。

(3)方法:按西林瓶无菌粉末型(有负压)药品稀释方法(回抽空气3ml/支)。

【稀释液的稳定性】本品溶解后应尽快使用,勿保存。

【特别提示】

(1)本品用 100ml 以下溶媒稀释,避免与 0.9%氯化钠注射液以外的液体和其他药物混合静滴。

(2)用连接器预溶时应遵循无菌技术操作原则。操作时应控制好节奏,保持匀速,避免溶媒吸入过多或过少。

(3)本品静滴使用时应配有孔径为 1.2μm 的过滤器,以便去除输液过程中可能产生的沉淀物,这些沉淀物有可能引起小血管栓塞而产生严重后果。

4. 泮托拉唑

【其他名称1】泮立苏、潘妥洛克、韦迪。

【规格】40mg。

【特性】白色或类白色疏松块状物或(和)粉末;泮立苏有负压。

【静滴用量】一次 40~80mg,每日 1~2 次。

对于有负压的泮立苏:

【溶解】

(1)溶媒:0.9%氯化钠。

(2)器具:20ml 一次性使用无菌溶药注射器(单侧孔)。

(3)方法:按西林瓶无菌粉末型(有负压)药品溶解方法(抽取溶媒5ml/支)。

【稀释】

(1)溶媒:0.9%氯化钠 100~250ml 溶媒中。

（2）器具：20ml 一次性使用无菌溶药注射器（单侧孔）。

（3）方法：按西林瓶无菌粉末型（有负压）药品稀释方法（回抽空气5ml/支）。

对于无负压的韦迪和潘妥洛克：

【溶解】

（1）溶媒：0.9%氯化钠。

（2）器具：20ml 一次性使用无菌溶药注射器（单侧孔）。

（3）方法：按西林瓶无菌粉末型药品溶解方法（抽取溶媒5ml/支）。

【稀释】

（1）溶媒：0.9%氯化钠。

（2）器具：20ml 一次性使用无菌溶药注射器（单侧孔）。

（3）方法：按西林瓶无菌粉末型药品稀释方法（回抽空气5ml/支）。

【稀释液的稳定性】本品溶解和稀释后必须在 4 小时内用完。

【特别提示】

（1）本品禁止用其他溶剂或其他药物溶解和稀释。

（2）韦迪用 100ml 以下溶煤稀释，其调配液的 pH 应不小于 9。

（3）用连接器预溶时，应遵循无菌技术操作原则；操作时，应控制好节奏，保持匀速，避免溶媒吸入过多或过少。

【其他名称2】诺可。

【规格】60mg。

【特性】白色或类白色疏松状物或（和）粉末。

【静滴用量】静脉滴注。一次 40~80mg，每日 1~2 次。要求 15~30 分钟内滴完。

【溶解】

（1）溶媒：0.9%氯化钠。

（2）器具：20ml 一次性使用无菌溶药注射器（斜面）。

（3）方法：按西林瓶无菌粉末型药品溶解方法（抽取溶媒 5ml/支）。

【稀释】

（1）溶媒：0.9%氯化钠。

（2）器具：20ml 一次性使用无菌溶药注射器（斜面）。

（3）方法：按西林瓶无菌粉末型药品稀释方法（回抽空气5ml/支）。

【稀释液的稳定性】本品溶解和稀释后必须在 3 小时内用完。

【特别提示】

（1）禁止用其他溶剂或其他药物溶解和稀释。

（2）将溶解后的药液加入 0.9%氯化钠注射液 100~250ml。

（3）未稀释前避光、密闭，在阴凉处保存，不超过 20℃。

二、H₂ 受体阻滞药

西咪替丁

【其他名称 1】甲氰咪胍

【规格】0.4g。

【特性】白色或类白色冻干块状物或粉末。

【静滴用量】每次 0.2 ~ 0.4g，每日 0.6 ~ 1.6g。滴速为每小时 1 ~ 4mg/kg。

【溶解】

(1)溶媒:5%葡萄糖/0.9%氯化钠/5%葡萄糖 0.9%氯化钠。

(2)器具:20ml 一次性使用无菌溶药注射器(斜面)。

(3)方法:按西林瓶无菌粉末型药品溶解方法(抽取溶媒 10ml/支)。

【稀释】

(1)溶媒:5%葡萄糖/0.9%氯化钠/5%葡萄糖 0.9%氯化钠。

(2)器具:20ml 一次性使用无菌溶药注射器(斜面)。

(3)方法:按西林瓶无菌粉末型药品稀释方法(回抽空气 10ml/支)。

【特别提示】本品 0.2g 用 5%葡萄糖注射液或 0.9%氯化钠注射液或葡萄糖氯化钠注射液 250~500ml 稀释后静脉滴注。

【其他名称 2】甲氰咪胍、泰胃美。

【规格】2ml:0.2g。

【特性】无色澄明液体。

【静滴用量】每次 0.2~0.6g,滴速为每小时 1~4mg/kg。

【稀释】

(1)溶媒:5%葡萄糖/0.9%氯化钠/5%葡萄糖 0.9%氯化钠。

(2)器具:10ml 一次性使用无菌溶药注射器(斜面)。

(3)方法:按安瓿水溶液型(10ml 以下)药品稀释方法进行。

【特别提示】本品 0.2g 用 5%葡萄糖注射液或 0.9%氯化钠注射液或葡萄糖氯化钠注射液 250~500ml 稀释后静脉滴注。

第二节　胃肠解痉药

阿托品

【规格】1ml:0.5mg;1ml:1mg;1ml:5mg;5ml:25mg。

【特性】无色澄明液体,pH 3.0~6.5。

【静滴用量】(静滴少见,说明书中只提到抗休克改善循环时可静滴)皮下、肌肉或静脉注射,抗休克改善循环时,成人一般按 0.02~0.05mg/kg,用葡萄糖水稀释后静脉滴注。

【稀释】

(1)溶媒:5%葡萄糖。

(2)器具:5ml/10ml 一次性使用无菌溶药注射器。

(3)方法:按安瓿水溶液型(10ml 以下)药品稀释方法进行。

【特别提示】极量每次为 2mg。最低致死剂量成人约为 80~130mg,儿童为 10mg。

第三节　肝病辅助药

1. 门冬氨酸鸟氨酸

【其他名称 1】雅博司。

【规格】10ml:5g。

【特性】淡黄色澄明液体。

【静滴用量】

(1)急性肝炎:每天 1~2 安瓿,静脉滴注。

(2)慢性肝炎或肝硬化:每天 2~4 安瓿,静脉滴注。(病情严重者可酌量增加,但根据目前的临床经验,每天不超过 20 安瓿为宜)。

(3)对于其他情况除非医嘱特殊说明,每天用量为至少 4 安瓿。

(4)对于肝昏迷早期或肝昏迷期出现意识模糊状态的患者,应该根据病情的严重程度,在 24 小时内给予至少 8 安瓿该药物。

【稀释】

(1)溶媒:5%葡萄糖/0.9%氯化钠。

(2)器具:30ml 一次性使用无菌溶药注射器(斜面)。

(3)方法:按安瓿水溶液型(10ml 及 10ml 以上)药品稀释方法进行。

【特别提示】

(1)本品可以和常用的各种注射用溶液混合而不发生任何问题。

(2)由于静脉耐受方面的原因,每 500ml 溶液中不要溶解超过 6 安瓿该药物。

(3)输入速度最大不要超过每小时 5g 门冬氨酸鸟氨酸(相当于 1 安瓿该药物)。如果患者的肝功能已经完全受损,输液速度必须根据患者的个体情况来调整,以免出现恶心和呕吐等症状。

【其他名称2】瑞甘。

【规格】2.5g。

【特性】白色或类白色的疏松状物,难溶解(建议预先溶解)。

【静滴用量】

(1)急性肝炎:每天5~10g静脉滴注。

(2)慢性肝炎或肝硬化:每天10~20g静脉滴注(病情严重者可酌量增加,但根据目前的临床经验,每天不超过40g为宜)。

(3)肝昏迷治疗可以参考以下方案:第一天的第一个6小时内用20g,第二个6小时内分两次给药,每次10g,静脉滴注。

【溶解】

(1)溶媒:0.9%氯化钠/5%葡萄糖/10%葡萄糖。

(2)器具:30ml一次性使用无菌溶药注射器(斜面)。

(3)方法:按西林瓶无菌粉末型药品溶解方法(抽取溶媒10ml/支)。

【稀释】

(1)溶媒:0.9%氯化钠/5%葡萄糖/10%葡萄糖。

(2)器具:30ml一次性使用无菌溶药注射器(斜面)。

(3)方法:按西林瓶无菌粉末型药品稀释方法(回抽空气10ml/支)。

【特别提示】最终门冬氨酸鸟氨酸的浓度不超过2%,缓慢静脉滴注。

2. 精氨酸

【其他名称】盐酸精氨酸。

【规格】20ml:5g。

【特性】无色澄明液体。

【静滴用量】一次15~20g(3~4支)。

【稀释】

(1)溶媒:5%葡萄糖。

(2)器具:30ml一次性使用无菌溶药注射器(斜面)。

(3)方法:按安瓿水溶液型(10ml及10ml以上)药品稀释方法进行。

【特别提示】每支精氨酸需用250ml溶媒稀释,于4小时内滴完。

3. 脱氧核苷酸

【规格】2ml:50mg。

【特性】无色至淡黄色澄明液体。

【静滴用量】静脉滴注:一次50~150mg(1~3支),一日1次,30天为一疗程。

【稀释】

(1)溶媒:5%葡萄糖250ml溶媒中。

(2)器具:10ml/20ml一次性使用无菌溶药注射器(斜面)。

(3)方法:按安瓿水溶液型(10ml以下)药品稀释方法进行。

【特别提示】

(1)本品加入到250ml的5%葡萄糖注射液中的最大剂量为150mg(3支),且应缓慢滴注(每分钟2ml)。

(2)不要与其他注射液混用。

(3)未稀释前遮光,密闭,在阴凉处(不超过20℃)保存。

4. 多烯磷脂酰胆碱

【其他名称】天兴、易善复。

【规格】5ml:232.5mg。

【特性】黄色澄清液体。

【静滴用量】

(1)成人和青少年:每日缓慢静注1~2安瓿,一次可同时注射2安瓿的量。

(2)严重病例:每日注射2~4安瓿;如需要,每天剂量可增加至6~8安瓿。

【稀释】

(1)溶媒:5%葡萄糖/10%葡萄糖。

(2)器具:20ml一次性使用无菌溶药注射器(斜面)。

(3)方法:按安瓿水溶液型(10ml以下)药品稀释方法进行。

【特别提示】

(1)本品未稀释前需冷藏(2~8℃)保存。

(2)本品只可用不含电解质的葡萄糖溶液稀释,严禁与电解质溶液(0.9%氯化钠溶液、乳酸林格注射液等)配伍。

5. 硫普罗宁

【其他名称】凯西莱。

【规格】0.1g。

【特性】白色疏松块状物。

【静滴用量】一次0.2g,一日一次,连续4周。

【溶解】

(1)溶媒:专用溶媒(5%碳酸氢钠2ml)。

(2)器具:20ml一次性使用无菌溶药注射器(单侧孔)。

(3)方法:按西林瓶无菌粉末型(专用溶媒 10ml 以下)药品溶解方法(抽取溶媒2ml/支)。

【稀释】

(1)溶媒:0.9%氯化钠/葡萄糖 250~500ml 溶媒中。

(2)器具:20ml 一次性使用无菌溶药注射器(单侧孔)。

(3)方法:按西林瓶无菌粉末型(专用溶媒 10ml 以下)药品稀释方法(回抽空气 2ml/支)。

【稀释液的稳定性】在 20~37℃范围内,硫普罗宁注射液与常用葡萄糖注射液配伍 8 小时内稳定,可以配伍使用。

6. 还原型谷胱甘肽

【其他名称 1】双益健、阿拓莫兰、L-谷胱甘肽、L-谷胱甘肽还原型。

【规格】1.2g。

【特性】白色冻干块状物或粉末;有负压(建议预先溶解)。

【静滴用量】根据病情决定用量及疗程,每次 0.6~2.4g。

【溶解】

(1)溶媒:灭菌注射用水。

(2)器具:20ml 一次性使用无菌溶药注射器(单侧孔)/连接器/机械配液泵。

(3)方法:①按西林瓶无菌粉末型(有负压)药品溶解方法(抽取溶媒 3ml/支)。②使用连接器提前预溶解。③按机械配液泵标准流程提前预溶解。

【稀释】

(1)溶媒:0.9%氯化钠/5%葡萄糖。

(2)器具:20ml 一次性使用无菌溶药注射器(单侧孔)。

(3)方法:按西林瓶无菌粉末型(有负压)药品稀释方法(回抽空气 3ml/支)。

【稀释液的稳定性】在室温下放置不超过 2 小时,0~5℃于生理盐水中可保存 8 小时。

【其他名称 2】古拉定、阿拓莫兰、L-谷胱甘肽、L-谷胱甘肽还原型。

【规格】0.6g。

【特性】白色冻干块状物或粉末;难溶解(建议预先溶解)。

【静滴用量】根据病情决定用量及疗程,每次 0.6~2.4g。

【溶解】

(1)溶媒:灭菌注射用水。

(2)器具:20ml 一次性使用无菌溶药注射器(斜面)/连接器/机械配液泵。

(3)方法:①按西林瓶无菌粉末型药品溶解方法(抽取溶媒3ml/支);②使用连接器提前预溶解;③按机械配液泵标准流程提前预溶解。

【稀释】

(1)溶媒:0.9%氯化钠/5%葡萄糖。

(2)器具:20ml 一次性使用无菌溶药注射器(斜面)。

(3)方法:按西林瓶无菌粉末型药品稀释方法(回抽空气 3ml/支)。

【稀释液的稳定性】本品溶解后在室温下可保存 2 小时,0~5℃保存 8 小时。

【特别提示】

(1)本品 100ml 以下溶媒稀释,滴注时间≤15 分钟。

(2)用机械配液泵/连接器预溶时应遵循无菌技术操作原则。操作时应控制好节奏,保持匀速,避免溶媒吸入过多或过少。

7. 异甘草酸镁

【其他名称】天晴甘美。

【规格】10ml:50mg。

【特性】无色澄明液体。

【静滴用量】

(1)慢性病毒性肝炎:一日一次,一次 0.1~0.2g,四周为一疗程或遵医嘱。

(2)急性药物性肝损伤:一日一次,一次 0.2g,两周为一疗程或遵医嘱。

【稀释】

(1)溶媒:0.9%氯化钠/5%葡萄糖/10%葡萄糖。

(2)器具:30ml 一次性使用无菌溶药注射器(斜面)。

(3)方法:按安瓿水溶液型(10ml 及 10ml 以上)药品稀释方法进行。

【稀释液的稳定性】异甘草酸镁注射液与上述 6 种注射液配伍后,24 小时内的外观、pH、含量和有关物质等无明显变化。

8. 甘草酸苷

【其他名称1】美能。

【规格】20ml。

【特性】无色澄明液体。

【静滴用量】

(1)成人:通常一日 1 次,5~20ml 静脉滴注;可依年龄、症状适当增减。

(2)慢性肝病患者:一日一次,40~60ml 静脉点滴;可依年龄、症状适当增减,增量时用药剂量限度为 100ml/d。

【稀释】

(1)溶媒:0.9%氯化钠/5%葡萄糖/10%葡萄糖。

(2)器具:30ml 一次性使用无菌溶药注射器(斜面)。

(3)方法:按安瓿水溶液型(10ml 及 10ml 以上)药品稀释方法进行。

【其他名称2】卫伊兴。

【规格】80mg。

【特性】白色或类白色冻干块状物或粉末;有负压;产泡沫(建议预先溶解)。

【静滴用量】慢性肝病可一日一次,每次 80~120mg(以甘草酸苷计),可依年龄、症状适量增减,最大用药剂量为 200mg/d(以甘草酸苷计)。给药浓度以 40mg(以甘草酸苷计)/20ml 为宜。

【溶解】

(1)溶媒:0.9%氯化钠/5%葡萄糖。

(2)器具:20ml 一次性使用无菌溶药注射器(单侧孔)。

(3)方法:按西林瓶无菌粉末型(有负压、产泡沫)药品溶解方法(抽取溶媒10ml/支)。

【稀释】

(1)溶媒:0.9%氯化钠/5%葡萄糖。

(2)器具:20ml 一次性使用无菌溶药注射器(单侧孔)。

(3)方法:按西林瓶无菌粉末型(有负压、产泡沫)药品稀释方法(回抽空气10ml/支)。

【特别提示】本品易产生泡沫,避免剧烈晃动。

9. 甘草酸二铵

【其他名称】甘利欣。

【规格】10ml:50mg。

【特性】无色澄明液体。

【静滴用量】一次 150mg(一次 3 支),一日 1 次。

【稀释】

(1)溶媒:10%葡萄糖。

(2)器具:30ml 一次性使用无菌溶药注射器(斜面)。

(3)方法:按安瓿水溶液型(10ml 及 10ml 以上)药品稀释方法进行。

【稀释液的稳定性】甘草酸二铵注射液与 0.9%氯化钠注射液、5%葡萄糖注射液、10%葡萄糖注射液和葡萄糖氯化钠注射液配伍 8 小时内稳定,可配伍静滴。

【特别提示】本品每次最大用量为 3 支,加入 250ml 溶媒稀释。

10. 促肝细胞生长素

【其他名称】威佳。

【规格】2ml:30μg。

【特性】无色澄明液体。

【静滴用量】每次 120μg 加入 10% 葡萄糖注射液中,一日 1 次或分 2 次静脉点滴,疗程一般为 4~8 周,或遵医嘱。

【稀释】

(1)溶媒:10% 葡萄糖。

(2)器具:20ml 一次性使用无菌溶药注射器(斜面)。

(3)方法:按安瓿水溶液型(10ml 以下)药品稀释方法进行。

【稀释液的稳定性】注射用促肝细胞生长素在 5% 葡萄糖注射液、5% 葡萄糖氯化钠注射液和 0.9% 氯化钠注射液中,2 小时内含量及紫外图谱变化不大;但在 0.9% 氯化钠注射液中 6 小时时含量明显下降,因此,注射用促肝细胞生长素与后 3 种溶媒配伍后,应尽量减少存放时间。

【特别提示】仅用 10% 葡萄糖注射液稀释。

11. 二氯醋酸二异丙胺

【其他名称】雅普宜。

【规格】40mg。

【特性】白色或类白色冻干块状物或粉末。

【静滴用量】静脉滴注,一次 40~80mg(1~2 支),一日 1~2 次。

【溶解】

(1)溶媒:0.9% 氯化钠/5% 葡萄糖/10% 葡萄糖。

(2)器具:20ml 一次性使用无菌溶药注射器(斜面)。

(3)方法:按西林瓶无菌粉末型药品溶解方法(抽取溶媒 5ml/支)。

【稀释】

(1)溶媒:0.9% 氯化钠/5% 葡萄糖/10% 葡萄糖 50ml~100ml 溶媒中。

(2)器具:20ml 一次性使用无菌溶药注射器(斜面)。

(3)方法:按西林瓶无菌粉末型药品稀释方法(回抽空气 5ml/支)。

【特别提示】滴注时需减慢滴速,并使病人卧床,低血压者慎用。

12. 肌苷

【规格】2ml:0.1g。

【特性】无色或几乎无色的澄明液体。

【静滴用量】一次 0.2~0.6g,每日 1~2 次。

【稀释】

(1)溶媒:无特殊要求。

（2）器具：10ml 一次性使用无菌溶药注射器（斜面）。

（3）方法：按安瓿水溶液型（10ml 以下）药品稀释方法进行。

【稀释液的稳定性】肌苷注射液与 0.9%氯化钠注射液、5%葡萄糖注射液、10%葡萄糖注射液、葡萄糖氯化钠注射液和乳酸林格注射液配伍 6 小时内稳定，可配伍静滴。

第四节　其他消化系统药

1. 乌司他丁

【其他名称】天普洛安。

【规格】10 万 U。

【特性】白色至微黄色冻干块状物或粉末；复溶后为无色至黄色的澄清液体；可带轻微乳光。

【静滴用量】每次 10 万 U，静脉滴注 1~2 小时，每日 1~3 次。

【溶解】

（1）溶媒：0.9%氯化钠/5%葡萄糖。

（2）器具：20ml 一次性使用无菌溶药注射器（单侧孔）。

（3）方法：按西林瓶无菌粉末型药品溶解方法（抽取溶媒 5ml/支）。

【稀释】

（1）溶媒：0.9%氯化钠/5%葡萄糖。

（2）器具：20ml 一次性使用无菌溶药注射器（单侧孔）。

（3）方法：按西林瓶无菌粉末型药品稀释方法（回抽空气 5ml/支）。

【特别提示】本品现用现配。

2. 生长抑素

【其他名称】和宁、益达生。

【规格】3.0mg。

【特性】白色疏松块状物。

【静滴用量】

通过慢速冲击注射（3~5 分钟）250μg 或以每小时 250μg 的速度连续滴注给药。一般是每小时每千克体重用药量为 3.5μg。对于连续滴注给药，须用一支 3mg 的注射用生长抑素配备够使用 12 小时的药液，输液量调节在 250μg/h。

（1）严重急性上消化道出血包括食道静脉曲张出血的治疗：首先缓慢静脉

推注 250μg,而后立即进行以每小时 250μg 的速度持续静脉滴注。当两次输液给药间隔大于 3~5 分钟的情况下,应重新静脉注射 250μg 生长抑素,以确保给药的连续性。出血停止后(一般在 12~24 小时内),继续用药 48~72 小时,以防再次出血。

(2)胰瘘、胆瘘和肠瘘的辅助治疗:以每小时 250μg 的速度静脉连续滴注,直到瘘管闭合(2~20 天),瘘管闭合后继续用药 1~3 天,而后逐渐停药,以防反跳作用。

(3)胰腺外科手术后并发症的治疗:在手术开始时,以每小时 250μg 的速度静脉点滴,手术后持续静滴 5 天。糖尿病酮症酸中毒的辅助治疗:以每小时 100~500μg 的速度静脉点滴,作为胰岛素治疗(10U 冲击后每小时 1~4.8U 静滴)的辅助治疗,在 4 小时内可以使血糖恢复正常,在 3 小时之内缓解酮症酸中毒。

【溶解】

(1)溶媒:0.9%氯化钠。

(2)器具:5ml 一次性使用无菌溶药注射器(单侧孔)。

(3)方法:按西林瓶无菌粉末型药品溶解方法(抽取溶媒 2ml/支)。

【稀释】

(1)溶媒:0.9%氯化钠/5%葡萄糖。

(2)器具:5ml 一次性使用无菌溶药注射器(单侧孔)。

(3)方法:按西林瓶无菌粉末型药品稀释方法(回抽空气 2ml/支)。

【特别提示】

(1)本品需现用现配。

(2)本品未使用前在 2~8℃暗处保存。

3. 间苯三酚

【其他名称】艾朴。

【规格】40mg。

【特性】白色或类白色的疏松块状物或粉末;有负压(建议预先溶解)。

【静滴用量】每日剂量可达 5 支(200mg)。

【溶解】

(1)溶媒:5%葡萄糖/10%葡萄糖。

(2)器具:30ml 一次性使用无菌溶药注射器(单侧孔)。

(3)方法:按西林瓶无菌粉末型(有负压)药品溶解方法(抽取溶媒5ml/支)。

【稀释】

(1)溶媒:5%葡萄糖/10%葡萄糖。

（2）器具：30ml 一次性使用无菌溶药注射器（单侧孔）。

（3）方法：按西林瓶无菌粉末型（有负压）药品稀释方法（回抽空气5ml/支）。

【稀释液的稳定性】间苯三酚注射液与 0.9%氯化钠注射液、5%葡萄糖注射液、10%葡萄糖注射液、葡萄糖氯化钠注射液、转化糖电解质注射液和乳酸林格注射液配伍 6 小时内稳定，可配伍静脉滴注。

第十四章

血液系统药

第一节 抗 贫 血 药

1. 右旋糖酐铁

【其他名称】科莫非。

【规格】2ml：100mg。

【特性】深棕色胶体溶液。

【静滴用量】每天 100~200mg 铁，根据补铁总量确定，2~3 次/周。

【稀释】

(1)溶媒：0.9%氯化钠/5%葡萄糖 100ml 溶媒中。

(2)器具：5ml/10ml 一次性使用无菌溶药注射器(斜面)。

(3)方法：按安瓿胶体溶液型(10ml 以下)药品稀释方法进行。

【特别提示】

(1)本品只能用 0.9%氯化钠溶液或 5%葡萄糖溶液进行稀释。

(2)本品为胶体溶液，易吸附在瓶体上，抽吸时一定要彻底。

2. 蔗糖铁

【其他名称】卫信康、维乐福。

【规格】5ml：100mg。

【特性】深褐色胶体溶液。

【静滴用量】成年人：根据血红蛋白水平每周用药 2~3 次，每次 5~10ml（100~200mg 铁），给药频率应不超过每周 3 次。

【稀释】

(1)溶媒：0.9%氯化钠。

(2)器具：10ml 一次性使用无菌溶药注射器(斜面)。

（3）方法:按安瓿胶体溶液型（10ml以下）药品稀释方法进行。

【特别提示】

（1）本品只能与0.9%氯化钠混合使用,1ml本品最多只能稀释到20ml的0.9%氯化钠中,稀释液配好后应立即使用。

（2）本品有刺激性,静脉滴注时谨防药液外渗。

第二节　促 凝 血 药

1. 酚磺乙胺

【其他名称】止血敏。

【规格】2ml:0.5g。

【特性】无色或几乎无色的澄明液体,pH 3.5~6.5。

【静滴用量】静脉滴注,一次0.25~0.75g,一日2~3次,稀释后滴注。

【稀释】

（1）溶媒:5%葡萄糖/0.9%氯化钠。

（2）器具:5ml/10ml一次性使用无菌溶药注射器（斜面）。

（3）方法:按安瓿水溶液型（10ml以下）药品稀释方法进行。

【稀释液的稳定性】碱性环境、光照、空气接触时间过长都会加速氧化和变色。

【特别提示】本品可与维生素K注射液混合使用,但不可与氨基己酸注射液混合使用。

2. 卡络磺钠

【其他名称】罗欣。

【规格】20mg。

【特性】橙黄色冻干块状物或粉末;有引湿性;有负压（建议预先溶解）。

【静滴用量】一次60~80mg。

【溶解】

（1）溶媒:灭菌注射用水/0.9%氯化钠。

（2）器具:20ml一次性使用无菌溶药注射器（单侧孔）/连接器/机械配液泵。

（3）方法:①按西林瓶无菌粉末型（有负压）药品溶解方法（抽取溶媒5ml/支）;②使用连接器提前预溶解;③按机械配液泵标准流程提前预溶解。

【稀释】

（1）溶媒:0.9%氯化钠。

（2）器具:20ml 一次性使用无菌溶药注射器（单侧孔）。

（3）方法:按西林瓶无菌粉末型（有负压）药品稀释方法（回抽空气5ml/支）。

【稀释液的稳定性】卡络磺钠注射液可与 0.9%氯化钠注射液、5%葡萄糖注射液、葡萄糖氯化钠注射液配伍 6 小时内稳定,可配伍静脉滴注,但避免与复方氯化钠注射液合用。

3. 氨甲环酸

【其他名称1】荷莫塞。

【规格】0.4g。

【特性】白色或类白色疏松状物或粉末;易产沫;难溶解（建议预先溶解）。

【静滴用量】成人:一次 0.25~0.5g,必要时可每日 1~2g,分 1~2 次给药。根据年龄和症状可适当增减剂量,或遵医嘱。为防止手术前后出血,可参考上述剂量。治疗原发性纤维蛋白溶解所致出血,剂量可酌情加大。

【溶解】

（1）溶媒:无特殊要求。

（2）器具:20ml 一次性使用无菌溶药注射器（单侧孔）。

（3）方法:按西林瓶无菌粉末型（产泡沫）药品溶解方法（抽取溶媒5ml/支）。

【稀释】

（1）溶媒:无特殊要求。

（2）器具:20ml 一次性使用无菌溶药注射器（单侧孔）。

（3）方法:按西林瓶无菌粉末型（产泡沫）药品稀释方法（回抽空气5ml/支）。

【特别提示】本品溶解时需沿着瓶壁缓慢注入溶媒,以免产生泡沫。

【其他名称2】龙月。

【规格】0.25g:5ml。

【特性】无色的澄明液体。

【静滴用量】一次 0.25~0.5g,一日 0.75~2g。

【稀释】

（1）溶媒:5%~10%葡萄糖。

（2）器具:10ml/20ml 一次性使用无菌溶药注射器（斜面）。

（3）方法:按安瓿水溶液型（10ml 以下）药品稀释方法进行。

【特别提示】

（1）本品与青霉素有配伍禁忌。

（2）必须持续应用本品较久者,应作眼科检查监护（例如视力测验、视觉、视野和眼底）。

4. 氨基己酸

【规格】10ml∶2g。

【特性】无色或几乎无色的澄明液体。

【静滴用量】初用量 4~6g,15~30 分钟内滴完;维持量每小时 1g,维持时间依病情而定,一日量不超过 20g,可连用 3~4 日。

【稀释】

(1)溶媒:0.9%氯化钠/5%葡萄糖/10%葡萄糖。

(2)器具:30ml 一次性使用无菌溶药注射器(斜面)。

(3)方法:按安瓿水溶液型(10ml 及 10ml 以上)药品稀释方法进行。

【特别提示】本品稀释后需在 15~30 分钟内滴完。

5. 氨甲苯酸

【其他名称】止血芳酸、对羧基苄胺、抗血纤溶芳酸。

【规格】10ml∶0.1g。

【特性】无色的澄明液体。

【静滴用量】静脉滴注,一次 0.1~0.3g,每日不超过 0.6g。

【稀释】

(1)溶媒:5%葡萄糖/0.9%氯化钠。

(2)器具:30ml 一次性使用无菌溶药注射器(斜面)。

(3)方法:按安瓿水溶液型(10ml 及 10ml 以上)药品稀释方法进行。

【特别提示】

(1)应用本品患者要监护血栓形成等并发症。

(2)对于有血栓形成倾向者(如急性心肌梗死)宜慎用。

(3)本品与青霉素或尿激酶等溶栓剂有配伍禁忌。

第三节　抗凝血药

1. 肝素钠

【规格】2ml∶1.25U。

【特性】无色至淡黄色的澄明液体。

【静滴用量】静脉滴注:每日 2 万~4 万 U,加至氯化钠注射液 1000ml 中持续滴注;滴注前可先静脉注射 5000U 作为初始剂量。

【稀释】

（1）溶媒：0.9%氯化钠。

（2）器具：10ml 一次性使用无菌溶药注射器。

（3）方法：按安瓿水溶液型（10ml 以下）药品稀释方法进行。

【稀释液的稳定性】肝素与 0.9%氯化钠注射液和 5%葡萄糖注射液配伍 48 小时内稳定。

【特别提示】

（1）儿童用药：静脉滴注应按体重注入，50U/kg；以后按体表面积 24 小时给予 2 万 U/m^2，加入氯化钠注射液中，缓慢滴注。

（2）老年用药：60 岁以上老年人，尤其是老年妇女对该药较敏感，用药期间容易出血，应减量并加强用药随访。

2. 阿加曲班

【其他名称】达贝、诺保思泰。

【规格】20ml：10mg。

【特性】略带黏稠的无色或微黄色澄明液体。

【静滴用量】通常对成人在开始的 2 日内 1 日 6 支（阿加曲班 60mg）以适当量的输液稀释，经 24 小时持续静脉滴注。其后的 5 日中 1 日 2 支（阿加曲班 20mg），以适当量的输液稀释，每日早晚各 1 次，每次 1 支（阿加曲班 10mg），1 次以 3 小时静脉滴注。

【稀释】

（1）溶媒：0.9%氯化钠/5%葡萄糖/10%葡萄糖/5%葡萄糖氯化钠。

（2）器具：30ml 一次性使用无菌溶药注射器（斜面）。

（3）方法：按安瓿水溶液型（10ml 及 10ml 以上）药品稀释方法进行。

3. 替罗非班

【其他名称】鲁南恒康。

【规格】12.5mg。

【特性】白色或类白色疏松块状物或粉末。

【静滴用量】

（1）不稳定型心绞痛或非 Q 波心肌梗死：本品与肝素联用由静脉输注，起始 30 分钟滴注速率为 0.4μg/（kg·min），起始输注量完成后，继续以 0.1μg/（kg·min）的速率维持滴注。

（2）血管成形术或动脉内斑块切除术：本品应与肝素联用由静脉输注，起始推注剂量为 10μg/kg，在 3 分钟内推注完毕，而后以 0.15μg/（kg·min）的速率维持滴注，本品维持量滴注应持续 36 小时以后，停用肝素。

【溶解】

(1)溶媒:0.9%氯化钠/5%葡萄糖。

(2)器具:20ml一次性使用无菌溶药注射器(斜面)。

(3)方法:按西林瓶无菌粉末型药品溶解方法(抽取溶媒5ml/支)。

【稀释】

(1)溶媒:0.9%氯化钠/5%葡萄糖。

(2)器具:20ml一次性使用无菌溶药注射器(斜面)。

(3)方法:按西林瓶无菌粉末型药品稀释方法(回抽空气5ml/支)。

【特别提示】本品不能与地西泮在同一条静脉输液管路中使用。

第四节　抗血小板药

奥扎格雷

【其他名称】晴尔。

【规格】2ml:40mg。

【特性】无色澄明液体。

【静滴用量】每次40~80mg,每日1~2次,1~2周为一疗程。

【稀释】

(1)溶媒:0.9%氯化钠/5%葡萄糖。

(2)器具:5ml或10ml一次性使用无菌溶药注射器(斜面)。

(3)方法:按安瓿水溶液型(10ml以下)药品稀释方法进行。

【稀释液的稳定性】室温6小时内基本稳定。注射用奥扎格雷钠可以在5%果糖氯化钠注射液、果糖注射液、转化糖注射液、木糖醇注射液三种注射液中稳定配伍,建议在实际应用中应在配伍后6小时内滴注完毕。

【特别提示】本品避免与含钙输液(乳酸林格注射液等)混合使用,以免出现白色浑浊。

第五节　纤维蛋白溶解药

1. 尿激酶

【规格】10万U。

【特性】白色或类白色冻干块状物或粉末。

【静滴用量】

（1）肺栓塞：初次剂量4400U/kg体重，以0.9%氯化钠或5%葡萄糖溶液调配，以90ml/h的速度在10分钟内滴完；其后以每小时4400U的给药速度，连续静脉滴注2小时或12小时。必要时，可根据情况调整剂量，间隔24小时重复一次，最多使用三次。

（2）心肌梗死：将200万~300万U本品以0.9%氯化钠调配调配后，静脉滴注，45~90分钟滴完。

（3）防治心脏瓣膜替换术后的血栓形成：血栓形成是心脏瓣膜术后最常见的并发症之一。可用本品4400U/kg，以0.9%氯化钠调配后，10~15分钟滴完。然后以4400U/（kg·h）的静脉滴注维持。当瓣膜功能正常后即停止用药；如用药24小时仍无效或发生严重出血倾向应停药。

【溶解】

（1）溶媒：0.9%氯化钠/5%葡萄糖。

（2）器具：20ml一次性使用无菌溶药注射器（斜面）。

（3）方法：按西林瓶无菌粉末型药品溶解方法（抽取溶媒5ml/支）。

【稀释】

（1）溶媒：0.9%氯化钠/5%葡萄糖。

（2）器具：20ml一次性使用无菌溶药注射器（斜面）。

（3）方法：按西林瓶无菌粉末型药品稀释方法（回抽空气5ml/支）。

【特别提示】本品不得用酸性溶液稀释，以免药效下降。

2. 纤溶酶

【其他名称】纤溶酶注射液。

【规格】100U:1ml。

【特性】无色或淡黄色澄明水溶液。

【静滴用量】

（1）预防用药：治疗高凝血状态时，一次100U，加到250ml 0.9%氯化钠注射液或5%葡萄糖注射液中，以每分钟45~50滴的速度进行静脉滴注，一日1次，14天为一个疗程。

（2）治疗用药：若患者一般状况较好，除第一次使用100U外，以后可每日使用1次，每次用200~300U，加到500ml 0.9%氯化钠注射液或5%葡萄糖注射液中稀释进行静脉滴注，7~10天为一个疗程。若患者一般状况较差，除第一次使用100U外，以后可隔日用200U进行静脉滴注，一个疗程仍为7~10天。

【稀释】

（1）溶媒：0.9%氯化钠/5%葡萄糖。

（2）器具：5ml 一次性使用无菌溶药注射器（斜面）。

（3）方法：按安瓿水溶液型（10ml 以下）药品稀释方法进行。

【特别提示】

（1）本品是一种蛋白酶制剂,有一定的抗原性,临床使用前应用 0.9%氯化钠注射液稀释成 1U/ml 进行皮试,15 分钟观察结果,红晕直径不超过 1cm 或伪足不超过 3 个为阴性。

（2）皮试阳性反应者应禁用。

第十五章

泌尿系统药

第一节 利 尿 药

1. 呋塞米

【其他名称】速尿、呋喃苯胺酸。

【规格】2ml:20mg。

【特性】无色或几乎无色的澄明液体。

【静滴用量】

根据疾病情况,静脉滴注,开始为 20~80mg,必要时酌情追加剂量,直至出现满意疗效。急性肾衰竭时,可用本品 200~400mg,滴注速度每分钟不超过 4mg。每日总剂量不超过 1g。利尿效果差时不宜再增加剂量,以免出现肾毒性,对急性肾衰功能恢复不利;治疗慢性肾功能不全时,一般每日剂量 40~120mg。

【稀释】

(1)溶媒:0.9%氯化钠。

(2)器具:5ml/10ml 一次性使用无菌溶药注射器(斜面)。

(3)方法:按安瓿水溶液型(10ml 以下)药品稀释方法进行。

【特别提示】

(1)本品为加碱制成的钠盐注射液,碱性较高,故静脉注射时宜用氯化钠注射液稀释,而不宜用葡萄糖注射液稀释。

(2)使用本品需防跌倒。

2. 托拉塞米

【其他名称】泽通。

【规格】20mg。

【特性】白色或类白色的疏松块状物或粉末;有负压。

【静滴用量】

(1)充血性心力衰竭所致的水肿、肝硬化造成的腹腔积液:一般初始剂为5mg或10mg,每日一次,缓慢静脉注射,也可以用5%葡萄糖溶液或生理盐水稀释后进行静脉输注;如疗效不满意可增加剂量至20mg,每日一次,每日最大剂量40mg,疗程不超过一周。

(2)肾脏疾病所致的水肿:初始剂量20mg,每日一次,以后根据需要可逐渐增加剂量至最大剂量每日100mg,疗程不超过一周。

【溶解】

(1)溶媒:0.9%氯化钠/5%葡萄糖。

(2)器具:20ml一次性使用无菌溶药注射器(单侧孔)。

(3)方法:按西林瓶无菌粉末型(有负压)药品溶解方法(抽取溶媒5ml/支)。

【稀释】

(1)溶媒:0.9%氯化钠/5%葡萄糖。

(2)器具:20ml一次性使用无菌溶药注射器(单侧孔)。

(3)方法:按西林瓶无菌粉末型(有负压)药品稀释方法(回抽空气5ml/支)。

【特别提示】

(1)本品不应与其他药物混合后静脉注射,只可根据需要用0.9%氯化钠或5%葡萄糖溶液稀释。

(2)如需长期用药,建议尽早从静脉给药转为口服用药,静脉给药疗程限于一周。

(3)使用本品需防跌倒。

第二节　其他泌尿系统药

去氨加压素

【其他名称】翰固。

【规格】1ml:4μg。

【特性】无色澄明液体。

【静滴用量】

(1)中枢性尿崩症:一次1~4μg,一日1~2次。

(2)治疗和预防出血:①通常一次0.3μg/kg,溶于0.9%氯化钠50~100ml在15~30分钟内静脉输注。若效果显著,可间隔6~12小时重复1~2次;若再多次重复此剂量,效果将会降低。②血友病A:通常一次16~32μg,溶于0.9%氯化钠30ml内快速滴入,每12小时1次。③血管性血友病:按体重0.4μg/kg,溶于 0.9%氯化钠 30ml 内快速滴入,每 8~12 小时 1 次。

【稀释】

(1)溶媒:0.9%氯化钠。

(2)器具:5ml 或 10ml 一次性使用无菌溶药注射器(斜面)。

(3)方法:按安瓿水溶液型(10ml 以下)药品稀释方法进行。

第十六章

生殖系统药

1. 缩宫素

【其他名称】催产素。

【规格】1ml:10U。

【特性】无色澄明或几乎澄明液体。

【静滴用量】

(1)引产或催产:静脉滴注,一次 2.5~5U,用氯化钠注射液稀释至每 1ml 中含有 0.01U。静滴开始时,每分钟不超过 0.001~0.002U,每 15~30 分钟增加 0.001~0.002U,至达到宫缩与正常分娩期相似,最快每分钟不超过 0.02U,通常为每分钟 0.002~0.005U。

(2)控制产后出血每分钟静滴 0.02 ~ 0.04U,胎盘排出后可肌内注射5~10U。

【稀释】

(1)溶媒:0.9%氯化钠。

(2)器具:5ml 或 10ml 一次性使用无菌溶药注射器(斜面)。

(3)方法:按安瓿水溶液型(10ml 以下)药品稀释方法进行。

2. 垂体后叶

【规格】2ml:6U。

【特性】无色澄明或几乎澄明液体。

【静滴用量】引产或催产静脉滴注。

(1)一次 2.5~5U,用氯化钠注射液稀释至每 1ml 中含有 0.01U。静滴开始时,每分钟不超过 0.001~0.002U,每 15~30 分钟增加 0.001~0.002U,至达到宫缩与正常分娩期相似,最快每分钟不超过 0.02U,通常为每分钟 0.002~0.005U。

(2)控制产后出血每分钟静滴 0.02 ~ 0.04U,胎盘排出后可肌内注射5~10U。

（3）呼吸道或消化道出血：一次 6~12U。

（4）产后子宫出血：一次 3~6U。

【稀释】

（1）溶媒：0.9%氯化钠。

（2）器具：5ml 或 10ml 一次性使用无菌溶药注射器（斜面）。

（3）方法：按安瓿水溶液型（10ml 以下）药品稀释方法进行。

3. 利托君

【其他名称】安宝、羟苄羟麻黄碱、利妥特灵、雷托君、柔托扒。

【规格】5ml：50mg。

【特性】无色至微黄色的澄明液。

【静滴用量】2 支共 100mg，用静滴溶液 500ml 稀释为 0.2mg/ml 的溶液。

【稀释】

（1）溶媒：0.9%氯化钠/5%葡萄糖 500ml。

（2）器具：20ml 一次性使用无菌溶药注射器（斜面）。

（3）方法：按安瓿水溶液型（10ml 以下）药品稀释方法进行。

【稀释液的稳定性】调配输注液变色、有沉淀物、颗粒物或调配超过 48 小时，不得使用。

【特别提示】为预防由腔静脉症候群引起的低血压，输注时应保持左侧卧位。

第十七章

内分泌系统药

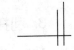

第一节　肾上腺皮质激素类药物

1. 氢化可的松

【其他名称 1】可的索、皮质醇。

【规格】50mg。

【特性】白色或类白色疏松块状物;pH 5.5~7.0。

【静滴用量】静脉注射用于治疗成人肾上腺皮质功能减退及垂体前叶功能减退危象,严重变态反应、哮喘持续状态、休克,每次游离型 100mg 或氢化可的松琥珀酸钠 135mg 静脉滴注,可用至 300mg/d,疗程不超过 3~5 天。

【溶解】

(1)溶媒:0.9%氯化钠/5%葡萄糖。

(2)器具:5ml 或 10ml 一次性使用无菌溶药注射器(斜面)。

(3)方法:按西林瓶无菌粉末型药品溶解方法(抽取溶媒 2ml/支)。

【稀释】

(1)溶媒:0.9%氯化钠/5%葡萄糖。

(2)器具:5ml 或 10ml 一次性使用无菌溶药注射器(斜面)。

(3)方法:按西林瓶无菌粉末型药品稀释方法(回抽空气 2ml/支)。

【特别提示】长期使用,停药前应逐渐减量,所以在混合调配操作中做到剂量精准。

【其他名称 2】可的索、皮质醇。

【规格】10ml:25mg。

【特性】无色的澄明液体。

【静滴用量】静脉滴注一次 100mg,一日 1 次。

【稀释】

（1）溶媒:0.9%氯化钠/5%葡萄糖。

（2）器具:30ml 一次性使用无菌溶药注射器(斜面)。

（3）方法:按安瓿水溶液型(10ml 及 10ml 以上)药品稀释方法进行。

【特别提示】长期使用,停药前应逐渐减量,所以在混合调配操作中做到剂量精准。

2. 泼尼松龙

【规格】2ml;10mg。

【特性】无色澄明液体。

【静滴用量】一次 10~20mg,加入 5%葡萄糖注射液 500ml 中滴注。

【稀释】

（1）溶媒:5%葡萄糖 500ml。

（2）器具:20ml 一次性使用无菌溶药注射器(斜面)。

（3）方法:按安瓿水溶液型(10ml 以下)药品稀释方法进行。

【特别提示】长期使用,停药前应逐渐减量,所以在混合调配操作中做到剂量精准。

3. 甲泼尼龙

【其他名称1】甲基强的松龙、甲强龙。

【规格】

（1）40mg;

（2）500mg。

【特性】40mg 规格为双室瓶,下室为白色至类白色冻干块状物或粉末,上室为无色澄明液体;500mg 规格为白色冻干块状物或粉末;易产泡沫。

【静滴用量】推荐剂量为 30mg/kg 使用 40mg 规格的调配。

● 40mg 规格的调配:

【溶解】

说明书中关于使用双室瓶的溶解指导。

（1）按下塑料推动器,使稀释液流入下层瓶室。

（2）轻轻摇动药瓶。

（3）除去塞子中心的塑料袢。

（4）用适当的消毒剂消毒顶部橡皮头。

【稀释】

(1)溶媒:0.9%氯化钠/5%葡萄糖/5%葡萄糖0.45%氯化钠。

(2)器具:5ml/10ml一次性使用无菌溶药注射器(斜面)。

(3)方法:按西林瓶无菌粉末型(产泡沫)药品稀释方法(回抽空气3ml/支)。

● 500mg规格的调配:

【溶解】

(1)溶媒:0.9%氯化钠/5%葡萄糖/5%葡萄糖0.45%氯化钠。

(2)器具:30ml一次性使用无菌溶药注射器(斜面)。

(3)方法:按西林瓶无菌粉末型(产泡沫)药品溶解方法(抽取溶媒10ml/支)。

【稀释】

(1)溶媒:0.9%氯化钠/5%葡萄糖/5%葡萄糖0.45%氯化钠。

(2)器具:30ml一次性使用无菌溶药注射器(斜面)。

(3)方法:按西林瓶无菌粉末型(产泡沫)药品稀释方法(回抽空气10ml/支)。

【稀释液的稳定性】本品溶解所得的溶液,在室温(25℃)下48小时内物理和化学性质保持稳定。

【特别提示】长期使用,停药前应逐渐减量,所以在混合调配操作中做到剂量精准。

4. 地塞米松

【其他名称】氟美松。

【规格】1ml:5mg。

【特性】无色澄明液体。

【静滴用量】静脉注射每次2~20mg;静脉滴注时,可2~6小时重复给药至病情稳定,大剂量连续给药一般不超过72小时。

【稀释】

(1)溶媒:5%葡萄糖。

(2)器具:5ml或10ml一次性使用无菌溶药注射器(斜面)。

(3)方法:按安瓿水溶液型(10ml以下)药品稀释方法进行。

【特别提示】

(1)长期使用,停药前应逐渐减量,所以在操作中做到剂量精准。

(2)若遇非整支用量时,抽取4ml溶媒与原液混合,稀释至5ml,使最终浓度为1mg/ml的浓度,按需抽取。

第二节　垂体激素及相关药

奥曲肽

【其他名称】善宁、善得定、益谱柠。

【规格】1ml:0.1mg。

【特性】无色的澄明液体。

【静滴用量】

(1)成人:剂量范围在 2.4~6.0mg/d,持续输注(100~250μg/h)或皮下注射(每次 1500μg,1 天 3 次)。

(2)儿童:剂量范围在 0.05~3.0mg/d,持续输注(2.1~500μg/h)或皮下注射(每次 50~100μg,1 天 3 次)。

【稀释】

(1)溶媒:0.9%氯化钠。

(2)器具:5ml 或 10ml 一次性使用无菌溶药注射器(斜面)。

(3)方法:按安瓿水溶液型(10ml 以下)药品稀释方法进行。

【特别提示】

(1)本品未稀释前在 2~8℃冰箱内保存,防冷冻和避光。

(2)需每日使用时,安瓿和多剂药瓶可分别于 30℃ 和 25℃ 以下储存 2 周。

第三节　抗糖尿病药

胰岛素

【其他名称】正规胰岛素、常规胰岛素、普通胰岛素、短效胰岛素、速效胰岛素、可溶性胰岛素、中性胰岛素。

【规格】10ml:400U。

【特性】无色或几乎无色的澄明液体;pH 6.6~8.0。

【静滴用量】主要用于糖尿病酮症酸中毒、高血糖高渗性昏迷的治疗。可静脉持续滴入,每小时成人 4~6U,小儿按每小时体重 0.1U/kg,根据血糖变化调整剂量;也可首次静注 10U 加肌内注射 4~6U,根据血糖变化调整。病情较重者,可先静脉注射 10U,继之以静脉滴注。当血糖下降到 13.9mmol/L(250mg/ml)以下时,胰岛素剂量及注射频率随之减少。在使用胰岛素的同时,还应补液纠正电解质紊乱及酸中毒,并注意机体对热量的需要。不能进食的糖尿病患者,在静脉输注含葡萄糖液的同时应滴注胰岛素。

【稀释】

(1)溶媒:5%葡萄糖/10 葡萄糖/5%葡萄糖 0.9%氯化钠。

(2)器具:胰岛素专用注射器/1ml 一次性使用无菌溶药注射器。

(3)方法:按西林瓶水溶液型药品稀释方法(回抽空气 1ml)。

【特别提示】

(1)本品在开启之前应 2~10℃避光密闭保存,避免冰冻。

(2)使用过程中的本品不需贮藏在冰箱内,可在室温(最高不超过 25℃)条件下最长保存 4 周;避免光照或受热。

(3)本品为非整支用量;与其他药品合用时应优先调配,调配后应立即在处方标签上进行标示。

(4)易致跌倒。

第十八章

免疫系统药

第一节　免疫增强药

1. 香菇多糖

【其他名称】元护、香菇糖、能治难、瘤停能、天地欣。

【规格】1mg。

【特性】白色冻干块状物;有负压(建议预先溶解)。

【静滴用量】一次 1 瓶(1mg),一周两次或遵医嘱。

【溶解】

(1)溶媒:灭菌注射用水。

(2)器具:10ml 一次性使用无菌溶药注射器(单侧孔)。

(3)方法:按西林瓶无菌粉末型(有负压)药品溶解方法(抽取溶媒2ml/支)。

【稀释】

(1)溶媒:0.9%氯化钠/5%葡萄糖。

(2)器具:10ml 一次性使用无菌溶药注射器(单侧孔)。

(3)方法:按西林瓶无菌粉末型(有负压)药品稀释方法(回抽空气2ml/支)。

【特别提示】本品每周两次。

2. 薄芝糖肽

【其他名称】赛升。

【规格】2ml:5mg(多糖):1mg(多肽)。

【特性】淡黄色至淡棕黄色澄明液体。

【静滴用量】一日 4ml(2 支),1~3 个月为一疗程或遵医嘱。

【稀释】

(1)溶媒:0.9%氯化钠/5%葡萄糖 250ml 以上溶媒中。

（2）器具：10ml 一次性使用无菌溶药注射器（斜面）。

（3）方法：按西林瓶水溶液型药品稀释方法（回抽空气 2ml/支）。

【特别提示】本品每次最大用量为 2 支。

3. 甘露聚糖肽

【规格】2ml：5mg。

【特性】无色或几乎无色的澄明液体。

【静滴用量】每次 5~10mg（1~2 支），每日 1 次。7 天为一疗程。

【稀释】

（1）溶媒：0.9%氯化钠 100ml 溶媒中。

（2）器具：10ml 一次性使用无菌溶药注射器（斜面）。

（3）方法：按安瓿水溶液型（10ml 以下）药品稀释方法进行。

【特别提示】对本品过敏者、风湿性心脏病、支气管哮喘、气管炎患者禁用，高敏体质者禁用。

【其他名称2】力尔凡。

【规格】10mg。

【特性】白色或类白色冻干粉末，有负压（建议预先溶解）。

【静滴用量】一次 10~20mg，一日 1 次或隔日一次或遵医嘱。

【溶解】

（1）溶媒：0.9%氯化钠/5%葡萄糖。

（2）器具：20ml 一次性使用无菌溶药注射器（斜面）。

（3）方法：按西林瓶无菌粉末型（有负压）药品溶解方法（抽取溶媒3ml/支）。

【稀释】

（1）溶媒：0.9%氯化钠/5%葡萄糖。

（2）器具：20ml 一次性使用无菌溶药注射器（斜面）。

（3）方法：按西林瓶无菌粉末型（有负压）药品稀释方法（回抽空气3ml/支）。

【特别提示】对本品过敏者、风湿性心脏病、支气管哮喘、气管炎患者禁用，高敏体质者禁用。

4. 胸腺五肽

【规格】1mg：1ml。

【特性】无色的澄明液体。

【静滴用量】一次一支，一日 1~2 次：15~30 天为一个疗程。

【稀释】

(1)溶媒:0.9%氯化钠 250ml 溶媒中。

(2)器具:5ml/10ml 一次性使用无菌溶药注射器(斜面)。

(3)方法:按安瓿水溶液型(10ml 以下)药品稀释方法进行。

【特别提示】

(1)18 岁以下患者慎用。

(2)本品未稀释前遮光,2~8℃保存。

第二节　免疫抑制药

1. 环孢素

【其他名称】环孢霉素 A、环孢多肽 A、环孢灵、山地明、新山地明。

【规格】5ml:0.25g。

【特性】淡黄色至棕黄色的澄明油状液体。

【静滴用量】建议剂量为 3~5mg/kg。

【稀释】

(1)溶媒:0.9%氯化钠/5%葡萄糖。

(2)器具:20ml 一次性使用无菌溶药注射器(斜面)。

(3)方法:按安瓿油溶液型(10ml 以下)药品稀释方法进行。

【稀释液的稳定性】一经稀释,溶液必须于 24 小时内使用或遗弃。

【特别提示】浓缩液应用 0.9%氯化钠或 5%葡萄糖按 1∶20 或 1∶100 比例稀释,然后缓慢静脉输入,时间应大约为 2~6 小时。

2. 兔抗人胸腺细胞免疫球蛋白

【其他名称】抗胸腺细胞球蛋白、复宁。

【规格】25mg。

【特性】白色疏松体粉剂。

【静滴用量】

根据不同的适应证、用药方案以及与其他免疫抑制剂联合用药情况来选择剂量,建议参考剂量如下。终止用药时,无需逐渐减量。

(1)器官移植的免疫抑制治疗:①预防急性器官排异:肾脏、胰脏、肝脏移植后 1~1.5mg/(kg·d),2~9 天,心脏移植后 2~5 日。相应的心脏移植累计剂量 2~7.5mg/kg,其他器官移植累计剂量 2~13.5mg/kg。②治疗急性器官排异:1.5mg/(kg·d),3~14 日。相应的累计剂量 4.5~21mg/kg。

(2)预防急性和慢性移植物抗宿主病：移植术后(骨髓或外周血造血干细胞移植)，HLA 不全相合的相关供者或 HLA 相合的无关供者，推荐在成人患者中应用兔抗人胸腺细胞免疫球蛋白，提前 2~4 天或者提前 1 天使用，剂量 2.5mg/(kg·d)，或相应累计剂量 7.5~10mg/kg。

(3)激素耐受的急性移植物抗宿主病治疗：剂量应依据具体病情而定，通常 2~5mg/(kg·d)，治疗共 5 天。

(4)再生障碍性贫血：2.5~3.5mg/(kg·d)，连续使用 5 天。相应的累积剂量 12.5~17.5mg/kg。

【溶解】

(1)溶媒：灭菌注射用水。

(2)器具：20ml 一次性使用无菌溶药注射器(斜面)。

(3)方法：按西林瓶无菌粉末型药品溶解方法(抽取溶媒 5ml/支)。

【稀释】

(1)溶媒：0.9%氯化钠/5%葡萄糖 50~500ml 溶液中。

(2)器具：20ml 一次性使用无菌溶药注射器(斜面)。

(3)方法：按西林瓶无菌粉末型药品稀释方法(回抽空气 5ml/支)。

【稀释液的稳定性】建议溶解后立即使用。但已证实在使用中，2~8℃条件下，24 小时内理化性质可保持稳定。

【特别提示】

(1)2~8℃避光保存，不得冰冻。

(2)使用大静脉缓慢滴注。调节静滴速度，使总滴注时间不短于 4 小时。

第三节　其他免疫抑制剂

1. 巴利昔单抗

【其他名称】舒莱、巴西单抗、巴士单抗、巴希利玛。

【规格】20mg。

【特性】白色冻干粉。

【静滴用量】成人剂量：标准总剂量为 40mg，分两次给予，每次 20mg。首次 20mg 应于移植术前 2 小时内给予，第二次 20mg 应于移植术后 4 天给予。如果术后出现对巴利昔单抗严重的高敏反应或移植物丢失，则应停止第二次给药。经调配后的巴利昔单抗，可一次性静脉推注，亦可在 20~30 分钟内作静脉滴注。

【溶解】

(1)溶媒：专用溶媒。

（2）器具:20ml 一次性使用无菌溶药注射器(斜面)。

（3）方法:按西林瓶无菌粉末型(专用溶媒 10ml 以下)药品溶解方法(抽取溶媒5ml/支)。

【稀释】

（1）溶媒:5%葡萄糖/0.9%氯化钠。

（2）器具:20ml 一次性使用无菌溶药注射器(斜面)。

（3）方法:按西林瓶无菌粉末型(专用溶媒 10ml 以下)药品稀释方法(回抽空气 5ml/支)。

【稀释液的稳定性】

（1）调配的溶液应立即使用,但可以在 2~8℃条件下保存不超过 24 小时,或在室温下保存 4 小时。

（2）若调配液于 24 小时内未使用,应丢弃。

【特别提示】0.9%氯化钠或 5%葡萄糖稀释至 50ml 或以上(20mg 规格)以用作静脉滴注。

2. 脾多肽

【其他名称】保尔佳、斯普林、小牛脾提取物。

【规格】2ml。

【特性】淡黄色澄明液体。

【静滴用量】一次 10ml,一日 1 次,或遵医嘱。每周两次,每次一瓶 2ml(含 1mg)。

【稀释】

（1）溶媒:0.9%氯化钠/5%葡萄糖/10%葡萄糖 500ml 溶媒中。

（2）器具:10ml 一次性使用无菌溶药注射器(斜面)。

（3）方法:按安瓿水溶液型(10ml 以下)药品稀释方法进行。

第十九章

肿瘤用药

第一节 抗肿瘤药

一、影响核酸生物合成的药物

1. 甲氨蝶呤

【其他名称1】氨甲蝶呤、MTX。

【规格】20ml:500mg。

【特性】不含防腐剂的黄色至橙色的无菌澄明液体。

【静滴用量】对于转换 mg/kg 至 mg/m² 体表面积或反之,指南推荐 $1:30$ 的比例。根据年龄和体格的不同选择的转换系数范围在 $1:20$ 与 $1:40$ 之间。

【稀释】

(1)溶媒:0.9%氯化钠/5%葡萄糖。

(2)器具:30ml 一次性使用无菌溶药注射器(斜面)。

(3)方法:按西林瓶水溶液型药品稀释方法(回抽空气 20ml/支)。

【其他名称2】氨甲蝶呤、MTX。

【规格】0.1g。

【特性】黄色或棕黄色疏松块状物或粉末。

【静滴用量】每瓶0.1g 的冻干粉针用大约 4ml 注射用水溶为 25mg/ml 的浓度。

【溶解】

(1)溶媒:灭菌注射用水。

(2)器具:30ml 一次性使用无菌溶药注射器(斜面)。

(3)方法:按西林瓶无菌粉末型药品溶解方法(抽取溶媒 4ml)。

【稀释】

(1)溶媒:0.9%氯化钠/5%葡萄糖。

（2）器具：30ml 一次性使用无菌溶药注射器（斜面）。

（3）方法：按西林瓶无菌粉末型药品稀释方法（回抽空气 4ml）。

【特别提示】本品大剂量给药时宜用 5%葡萄糖稀释。

【其他名称 3】氨甲蝶呤、MTX。

【规格】1g。

【特性】黄色或棕黄色疏松块状物或粉末。

【静滴用量】每瓶 1g 的冻干粉针用大约 20ml 注射用水重溶为 50mg/ml 的浓度。

【溶解】

（1）溶媒：灭菌注射用水。

（2）器具：30ml 一次性使用无菌溶药注射器（单侧孔）。

（3）方法：按西林瓶无菌粉末型药品溶解方法（抽取溶媒 20ml/支）。

【稀释】

（1）溶媒：0.9%氯化钠/5%葡萄糖。

（2）器具：30ml 一次性使用无菌溶药注射器（单侧孔）。

（3）方法：按西林瓶无菌粉末型药品稀释方法（回抽空气 20ml/支）。

【特别提示】本品大剂量给药时宜用 5%葡萄糖稀释。

2. 替加氟

【其他名称】方克、喃氟啶、呋氟脲嘧啶、、呋喃氟尿嘧啶。

【规格】5ml：0.2g。

【特性】几乎无色的澄明液体。

【静滴用量】单药成人剂量 800~1000mg/d 或按体重一次 15~20mg/kg，一日一次，总量 20~40g 为一疗程。

【稀释】

（1）溶媒：0.9%氯化钠/5%葡萄糖 500ml 溶媒中。

（2）器具：20ml 一次性使用无菌溶药注射器（斜面）。

（3）方法：按安瓿水溶液型（10ml 以下）药品稀释方法进行。

【特别提示】本品呈碱性且含碳酸盐，避免与含钙、镁离子及酸性较强的药物合用。

3. 氟尿嘧啶

【其他名称】5-氟尿嘧啶、5-FU。

【规格】10ml：0.25g。

【特性】无色或几乎无色的澄明液体。

【静滴用量】按体表面积一日剂量 300~500mg/m²,连用 3~5 天。

【稀释】

(1)溶媒:5%葡萄糖。

(2)器具:30ml 一次性使用无菌溶药注射器(斜面)/机械配液泵及一次性使用弹性输液泵。

(3)方法:①按安瓿水溶液型(10ml 及 10ml 以上)药品稀释方法进行;②按机械配液泵标准流程将药品灌注到一次性使用弹性输液泵中。

【特别提示】本品稀释后,每次静脉滴注时间不得少于 6~8 小时。

4. 氟脲苷

【规格】0.25g。

【特性】白色疏松状固体;有引湿性。

【静滴用量】一般按体重一次 15mg/kg,一日一次,连用 5 天,以后剂量减半,隔日一次,直至出现毒性反应后停药。

【溶解】

(1)溶媒:灭菌注射用水。

(2)器具:20ml 一次性使用无菌溶药注射器(斜面)。

(3)方法:按西林瓶无菌粉末型药品溶解方法(抽取溶媒 2.5ml/支)。

【稀释】

(1)溶媒:0.9%氯化钠/5%葡萄糖。

(2)器具:20ml 一次性使用无菌溶药注射器(斜面)。

(3)方法:按西林瓶无菌粉末型药品稀释方法(回抽空气 2.5ml/支)。

5. 阿糖胞苷

【其他名称】赛德萨、Ara-C。

【规格】

(1)0.1g。

(2)0.5g。

【特性】白色或类白色冻干块状物。

【静滴用量】在大多数治疗过程中,本品需要与其他具细胞毒性药物联合使用,合用其他药物后需要对本品做相应剂量变化,参考说明书中本品在联合应用中的剂量表。

【溶解】

(1)溶媒:专用溶媒(5ml;10ml)。

(2)器具:20ml/30ml 一次性使用无菌溶药注射器(单侧孔)。

（3）方法：按西林瓶无菌粉末型（专用溶媒 10ml 以下）药品溶解方法（抽取溶媒 5ml/支；10ml/支）。

【稀释】

（1）溶媒：0.9%氯化钠/5%葡萄糖。

（2）器具：20ml/30ml 一次性使用无菌溶药注射器（单侧孔）。

（3）方法：按西林瓶无菌粉末型（专用溶媒 10ml 以下）药品稀释方法（回抽空气 5ml/支；10ml/支）。

【稀释液的稳定性】本品稀释后的溶液，室温下保存不超过 48 小时。

6. 培美曲塞二钠

【其他名称】赛珍、普来乐、力比泰。

【规格】0.2g。

【特性】类白色或淡黄色疏松块状物或粉末；有负压。

【静滴用量】本品推荐剂量为 500mg/m^2 体表面积（BSA），每 21 天为一周期，在每周期的第 1 天给药。

【溶解】

（1）溶媒：0.9%氯化钠。

（2）器具：20ml 一次性使用无菌溶药注射器（斜面）。

（3）方法：按西林瓶无菌粉末型（有负压）药品溶解方法（抽取溶媒8ml/支）。

【稀释】

（1）溶媒：0.9%氯化钠 100ml 溶媒中。

（2）器具：20ml 一次性使用无菌溶药注射器（斜面）。

（3）方法：按西林瓶无菌粉末型（有负压）药品稀释方法（回抽空气8ml/支）。

【稀释液的稳定性】本品稀释后在冷藏或室温条件下，24 小时内保持稳定。

【特别提示】本品仅推荐使用 0.9% 的氯化钠注射液（无防腐剂）溶解稀释。

7. 磷酸氟达拉滨

【其他名称】莱福乐、氟阿糖腺苷酸。

【规格】50mg。

【特性】白色冻干块状物；pH 7.2~8.2。

【静滴用量】推荐的剂量是 25mg/m^2 体表面积的磷酸氟达拉滨，每 28 天静脉给药连续 5 天。

【溶解】

(1)溶媒:灭菌注射用水。

(2)器具:20ml 一次性使用无菌溶药注射器(斜面)。

(3)方法:按西林瓶无菌粉末型药品溶解方法(抽取溶媒 3ml/支)。

【稀释】

(1)溶媒:0.9%氯化钠 100ml 溶媒中。

(2)器具:20ml 一次性使用无菌溶药注射器(斜面)。

(3)方法:按西林瓶无菌粉末型药品稀释方法(回抽空气 3ml/支)。

【稀释液的稳定性】本品稀释后在 8 小时内使用。

【特别提示】本品稀释后静脉输注时间 30 分钟。

8. 吉西他滨

【其他名称】泽菲、双氟脱氧胞苷、健泽。

【规格】

(1)0.2g。

(2)1g。

【特性】白色疏松块状物;pH 2.5~4.0;有负压。

【静滴用量】推荐吉西他滨剂量为 $1000mg/m^2$,每周一次,疗程参考药品说明书。

【溶解】

(1)溶媒:0.9%氯化钠。

(2)器具:30ml 一次性使用无菌溶药注射器(单侧孔)。

(3)方法:按西林瓶无菌粉末型(有负压)药品溶解方法(抽取溶媒 5ml/支; 25ml/支)。

【稀释】

(1)溶媒:0.9%氯化钠。

(2)器具:30ml 一次性使用无菌溶药注射器(单侧孔)。

(3)方法:按西林瓶无菌粉末型(有负压)药品稀释方法(回抽空气 5ml/支; 25ml/支)。

【特别提示】

(1)本品稀释后的溶液于 30 分钟滴注,稀释后的药物浓度不应超过 40mg/ml, 如果浓度大于 40mg/ml,可能会导致药物溶解不完全,应该避免。

(2)本品溶解时易产生药品胶塞,宜选择 30ml 一次性使用无菌溶药注射器 (单侧孔),并注意操作手法。

(3)本品稀释后的溶液是澄清无色至淡黄色液体。

(4)本品仅能用 0.9%氯化钠稀释。

9. 地西他滨

【其他名称】晴唯可。

【规格】25mg。

【特性】白色疏松块状物或粉末。

【静滴用量】

(1)3 天给药方案:给药剂量为 $15mg/m^2$,连续静脉输注 3 小时以上,每 8 小时一次,连续 3 天。

(2)后续给药周期:每 6 周重复一个周期。推荐至少重复 4 个周期。然而,获得完全缓解或部分缓解的患者可以治疗 4 个周期以上。

(3)5 天给药方案:给药剂量为 $20mg/m^2$,连续静脉输注 1 小时,每天一次,连续 5 天。每 4 周重复一个周期。

【溶解】

(1)溶媒:灭菌注射用水。

(2)器具:20ml 一次性使用无菌溶药注射器(斜面)。

(3)方法:按西林瓶无菌粉末型药品溶解方法(抽取溶媒 10ml/支)。

【稀释】

(1)溶媒:0.9%氯化钠/5%葡萄糖。

(2)器具:20ml 一次性使用无菌溶药注射器(斜面)。

(3)方法:按西林瓶无菌粉末型药品稀释方法(回抽空气 10ml/支)。

【稀释液的稳定性】建议本品即配即用;稀释液在 2~8℃保存,最多不超过 7 小时。

10. 雷替曲塞

【规格】2mg。

【特性】白色或类白色疏松块状物或粉末。

【静滴用量】成人推荐剂量为 $3mg/m^2$。

【溶解】

(1)溶媒:5%葡萄糖/0.9%氯化钠。

(2)器具:20ml 一次性使用无菌溶药注射器(斜面)。

(3)方法:按西林瓶无菌粉末型药品溶解方法(抽取溶媒 5ml/支)。

【稀释】

(1)溶媒:5%葡萄糖/0.9%氯化钠。

(2)器具:20ml 一次性使用无菌溶药注射器(斜面)。

(3)方法:按西林瓶无菌粉末型药品稀释方法(回抽空气 5ml/支)。

【特别提示】给药时间 15 分钟以上。

二、干扰转录过程和阻止 RNA 合成的药物

1. 米托蒽醌

【其他名称】米西宁。

【规格】2ml:2mg。

【特性】深蓝色的澄明液体;pH 3.0。

【静滴用量】单用本品,按体表面积一次 12~14mg/m^2,每 3~4 周一次;或按体表面积一次 4~8mg/m^2,一日 1 次,连用 3~5 天,间隔 2~3 周。联合用药,按体表面积一次 5~10mg/m^2。

【稀释】

(1)溶媒:0.9%氯化钠/5%葡萄糖 50ml 以上的溶媒中。

(2)器具:10ml/20ml 一次性使用无菌溶药注射器(斜面)。

(3)方法:按安瓿水溶液型(10ml 以下)药品稀释方法进行。

【特别提示】

(1)本品遇低温可能析出晶体,可将安瓿置于热水中加温,晶体溶解后使用。

(2)本品稀释后静滴时间>30 分钟,用药时注意避免药液外渗。

2. 放线菌素 D

【其他名称】更生霉素。

【规格】0.2mg。

【特性】淡橙红色结晶性粉末,遇光不稳定。

【静滴用量】一般成人剂量为每日 300~400μg(6~8μg/kg),溶于 0.9%氯化钠注射液 20~40ml 中,每日一次,10 日为一疗程,间歇期两周,一疗程总量4~6mg。

【溶解】

(1)溶媒:0.9%氯化钠。

(2)器具:30ml 一次性使用无菌溶药注射器(斜面)。

(3)方法:按西林瓶无菌粉末型药品溶解方法(抽取溶媒 5ml/支)。

【稀释】

(1)溶媒:0.9%氯化钠。

(2)器具:30ml 一次性使用无菌溶药注射器(斜面)。

(3)方法:按西林瓶无菌粉末型药品稀释方法(回抽空气 5ml/支)。

3. 多柔比星

【其他名称1】阿霉素。

【规格】10mg。

【特性】橙红色疏松块状物或粉末。

【静滴用量】

(1)成人常用量单用药为 $50\sim60mg/m^2$,每 $3\sim4$ 周 1 次或每日 $20mg/m^2$,连用 3 日,停用 $2\sim3$ 周后重复。

(2)联合用药为 $40mg/m^2$,每 3 周 1 次或 $25mg/m^2$,每周 1 次,连用 2 周,3 周重复。总剂量按体重面积不宜超过 $400mg/m^2$。

【溶解】

(1)溶媒:灭菌注射用水。

(2)器具:30ml 一次性使用无菌溶药注射器(斜面)。

(3)方法:按西林瓶无菌粉末型药品溶解方法(抽取溶媒 5ml/支)。

【稀释】

(1)溶媒:0.9%氯化钠/5%葡萄糖。

(2)器具:30ml 一次性使用无菌溶药注射器(斜面)。

(3)方法:按西林瓶无菌粉末型药品稀释方法(回抽空气 5ml/支)。

【稀释液的稳定性】多柔吡星 40mg,加入 50ml 0.9%氯化钠注射液中溶解后,置于微泵中,建议控制时间在 $2\sim8$ 小时内。

【其他名称2】里葆多。

【规格】10ml:20mg。

【特性】半透明的红色混悬液。

【静滴用量】每 $2\sim3$ 周静脉内给药 $20mg/m^2$,给药间隔不宜少于 10 天,病人应持续治疗 $2\sim3$ 个月以产生疗效。为保持一定的疗效,在需要时继续给药。

【稀释】

(1)溶媒:5%葡萄糖 250ml 溶媒中。

(2)器具:20ml 一次性使用无菌溶药注射器(斜面)。

(3)方法:按西林瓶水溶液型药品稀释方法(回抽空气 10ml/支)。

【稀释液的稳定性】本品稀释后的溶液应立即使用;未稀释可以保存于 $4\sim8℃$ 条件下,但不超过 24 小时。

【特别提示】本品未稀释前保存在 $2\sim8℃$ 环境下,避免冷冻。

4. 柔红霉素

【其他名称】柔毛霉素、红比霉素、正定霉素。

【规格】20mg。

【特性】红色疏松块状物或粉末;pH $4.5\sim6$。

【静滴用量】成人一个疗程的用量为 $0.4\sim1.0mg/kg$,儿童用量为

1. 0mg/kg,一日一次,共 3~5 次,连日或隔日给药。停药 1 周后重复。总给药量不超过 25mg/kg。

【溶解】

(1)溶媒:0.9%氯化钠。

(2)器具:20ml 一次性使用无菌溶药注射器(斜面)。

(3)方法:按西林瓶无菌粉末型药品溶解方法(抽取溶媒 10ml/支)。

【稀释】

(1)溶媒:0.9%氯化钠 250ml。

(2)器具:20ml 一次性使用无菌溶药注射器(斜面)。

(3)方法:按西林瓶无菌粉末型药品稀释方法(回抽空气 10ml/支)。

【稀释液的稳定性】药物溶液须避光保存。室温下 24 小时或 4~10℃温度下 48 小时,药物保持稳定。

【特别提示】

(1)本品与酸性或碱性药物配伍易失效。

(2)本品静脉滴注用 0.9%氯化钠注射液 250ml 溶解,一小时内滴完。

(3)本品静脉输注时尽可能慢,以防止引起血管疼痛,静脉炎和形成血栓,防止药液外渗。

5. 吡柔比星

【其他名称】THP、吡喃阿霉素。

【规格】10mg。

【特性】橙红色疏松块状物或粉末;pH 4.5~6.0。

【静滴用量】一般按体表面积一次 25~40mg/m²,乳腺癌,联合用药推荐每次 40~50mg/m²,每疗程第一天给药,根据患者血象可间隔 21 天重复使用。急性白血病,成人剂量为按体表面积一次 25mg/m²。总限量为按体表面积 700~950mg/m²。

【溶解】

(1)溶媒:灭菌注射用水/5%葡萄糖。

(2)器具:30ml 一次性使用无菌溶药注射器(单侧孔)。

(3)方法:按西林瓶无菌粉末型药品溶解方法(抽取溶媒 10ml/支)。

【稀释】

(1)溶媒:5%葡萄糖。

(2)器具:30ml 一次性使用无菌溶药注射器(单侧孔)。

(3)方法:按西林瓶无菌粉末型药品稀释方法(回抽空气 10ml/支)。

【稀释液的稳定性】本品稀释后的溶液,室温下保存不超过 6 小时。

【特别提示】本品静脉输注前应确保输液管通畅,严格避免药液外渗。

6. 表柔比星

【其他名称】法玛新、艾达生、表阿霉素。

【规格】10mg。

【特性】鲜红色或橙红色疏松块状物;有引湿性。

【静滴用量】

(1)表柔比星单独用药时,成人剂量为按体表面积一次 $60\sim120$ mg/m^2。优化剂量:高剂量可用于治疗肺癌和乳腺癌。

(2)单独用药时,成人剂量为按体表面积一次最高 135mg/m^2,在每疗程的第 1 天一次给药,在每疗程的第 1、2、3 天分次给药,$3\sim4$ 周一次。

【溶解】

(1)溶媒:灭菌注射用水/0.9%氯化钠。

(2)器具:20ml 一次性使用无菌溶药注射器(斜面)。

(3)方法:按西林瓶无菌粉末型药品溶解方法(抽取溶媒 5ml/支)。

【稀释】

(1)溶媒:灭菌注射用水/0.9%氯化钠。

(2)器具:20ml 一次性使用无菌溶药注射器(斜面)。

(3)方法:按西林瓶无菌粉末型药品稀释方法(回抽空气 5ml/支)。

【稀释液的稳定性】本品稀释后浓度不超过 2mg/ml,建议中心静脉输注。

7. 阿柔比星

【其他名称】阿克拉霉素、阿拉霉素、阿那霉素。

【规格】20mg。

【特性】黄色或淡橙黄色疏松块状物或粉末;pH $5\sim6.5$。

【静滴用量】

(1)白血病与淋巴瘤:$15\sim20$ mg/d,连用 $7\sim10$ 天,间隔 $2\sim3$ 周后可重复。

(2)实体瘤:$30\sim40$ mg/次,一周 2 次,连续 $4\sim8$ 周。

【溶解】

(1)溶媒:0.9%氯化钠/5%葡萄糖。

(2)器具:20ml 一次性使用无菌溶药注射器(斜面)。

(3)方法:按西林瓶无菌粉末型药品溶解方法(抽取溶媒 5ml/支)。

【稀释】

(1)溶媒:0.9%氯化钠/5%葡萄糖。

(2)器具:20ml 一次性使用无菌溶药注射器(斜面)。

（3）方法:按西林瓶无菌粉末型药品稀释方法(回抽空气 5ml/支)。

【特别提示】本品注射若漏于血管外,会引起局部坏死。

三、抑制蛋白质合成与功能的药物

1. 高三尖杉酯碱

【规格】1ml:1mg。

【特性】无色澄明液体;pH 3.5~4.5。

【静滴用量】

（1）成人常用量:静脉滴注,每日 1~4 支,以 4~6 日为一疗程,间歇 1~2 周再重复用药。

（2）小儿常用量:静脉滴注,每日按体重 0.05~0.1mg/kg,以 4~6 日为一疗程。

【稀释】

（1）溶媒:5%葡萄糖 250~500ml 溶媒中。

（2）器具:5ml 一次性使用无菌溶药注射器(斜面)。

（3）方法:按安瓿水溶液型(10ml 以下)药品稀释方法进行。

【特别提示】

（1）本品稀释后缓慢滴入,3 小时以上滴完。

（2）若遇非整支用量,需选择 5ml 注射器,抽取溶媒 4ml,整倍稀释至 5ml/5mg,即 1ml/mg,按需抽吸,注入溶媒内。

2. 门冬酰胺酶

【其他名称】埃希、左旋门冬酰胺酶。

【规格】1 万 U。

【特性】白色冻干块状物或粉末。

【静滴用量】根据不同病种、不同的治疗方案,本品的用量有较大差异。以急性淋巴细胞白血病的诱导缓解方案为例:剂量根据体表面积计,日剂量为 500U/m^2,或 1000U/m^2,最高可达 2000U/m^2;以 10~20 天为一疗程。

【溶解】

（1）溶媒:5%葡萄糖/0.9%氯化钠。

（2）器具:20ml 一次性使用无菌溶药注射器(斜面)。

（3）方法:按西林瓶无菌粉末型药品溶解方法(抽取溶媒 5ml/支)。

【稀释】

（1）溶媒:5%葡萄糖/0.9%氯化钠。

(2)器具:20ml 一次性使用无菌溶药注射器(斜面)。

(3)方法:按西林瓶无菌粉末型药品稀释方法(回抽空气 5ml/支)。

【特别提示】

(1)对本品有过敏史或皮试阳性者;有胰腺炎病史或现患胰腺炎者;现患水痘、广泛带状疱疹等严重感染者。

(2)本品稀释前应遮光,密闭,冷处(2~10℃)保存。

四、影响微管蛋白的药物

1. 长春地辛

【其他名称】西艾克、长春花碱酰胺、癌的散、去乙酰长春、花碱酰胺、艾得新。

【规格】1mg。

【特性】白色疏松状固体或无定型固体;有引湿性;有负压。

【静滴用量】单一用药每次 $3mg/m^2$,每周一次,联合化疗时剂量酌减。通常连续用药 4~6 次完成疗程。

【溶解】

(1)溶媒:0.9%氯化钠/5%葡萄糖。

(2)器具:20ml 一次性使用无菌溶药注射器(斜面)。

(3)方法:按西林瓶无菌粉末型(有负压)药品溶解方法(抽取溶媒5ml/支)。

【稀释】

(1)溶媒:0.9%氯化钠/5%葡萄糖 500~1000ml 溶媒中。

(2)器具:20ml 一次性使用无菌溶药注射器(斜面)。

(3)方法:按西林瓶无菌粉末型(有负压)药品稀释方法(回抽空气5ml/支)。

【特别提示】

(1)本品输注时有局部组织刺激反应,可引起静脉炎,应避免漏出血管外和溅入眼内。

(2)本品未稀释前遮光,密闭,在2~10℃保存。

2. 长春瑞滨

【其他名称】盖诺、去甲长春花碱、诺威本、民诺宾。

【规格】1ml:10mg。

【特性】无色至微黄色澄明液体。

【静滴用量】

(1)单药治疗:推荐剂量为每周 $25 \sim 30mg/m^2$。

（2）联合化疗：依照所用方案选用剂量和给药时间。一般 25~30mg/m²。

【稀释】

（1）溶媒：0.9%氯化钠。

（2）器具：5ml/10ml 一次性使用无菌溶药注射器（斜面）。

（3）方法：按安瓿水溶液型（10ml 以下）药品稀释方法进行。

【稀释液的稳定性】稀释液在密封玻璃瓶中于室温下可保存 24 小时。

【特别提示】

（1）本品必须溶于 0.9%氯化钠，于短时间内（15~20 分钟）静脉输入，然后静滴 0.9%氯化钠冲洗静脉。

（2）本品静脉用药外渗可引起局部皮肤红肿甚至坏死。

（3）本品未稀释前遮光，密闭，在 2~8℃保存。

3. 多西他赛

【其他名称】艾素、多帕菲、紫衫特尔、多西紫杉醇、泰素帝。

【规格】0.5ml：20mg。

【特性】淡黄色至黄色澄明的黏稠液体；易产泡沫。

【静滴用量】多西他赛的推荐剂量为每 3 周 75mg/m²，滴注 1 小时。

【溶解】

（1）溶媒：专用溶媒。

（2）器具：20ml 一次性使用无菌溶药注射器（斜面）。

（3）方法：按西林瓶油溶液型（专用溶媒、产泡沫）药品溶解方法（抽取溶媒 1.5ml/支），室温静止放置 5 分钟，使其完全溶解。

【稀释】

（1）溶媒：0.9%氯化钠/5%葡萄糖。

（2）器具：20ml 一次性使用无菌溶药注射器（斜面）。

（3）方法：按西林瓶油溶液型（专用溶媒、产泡沫）药品稀释方法（回抽空气 1.5ml/支）。

【特别提示】

（1）本品以专用溶媒溶解，稀释后的溶液最终浓度不超过 0.9mg/1ml，本品输注时需密切注意患者的变态反应，特别是在第 1 次和第 2 次输注时。

（2）本品未稀释前遮光，密闭，2~8℃保存，溶解前需在室温下放置 5 分钟。

（3）由于药品中含吐温-80，放置 5 分钟后通常还会有泡沫。

4. 紫杉醇

【其他名称1】白蛋白结合型。

【规格】100mg。

【特性】白色至淡黄色无菌冻干块状物或粉末;易产泡沫。

【静滴用量】对联合化疗失败的转移性乳腺癌或辅助化疗后复发的乳腺癌患者,建议使用剂量为260mg/m²,静脉滴注30分钟,每3周给药一次。

【溶解】

(1)溶媒:0.9%氯化钠。

(2)器具:30ml一次性使用无菌溶药注射器(单侧孔)。

(3)方法:按西林瓶油溶液型(产泡沫)药品溶解方法(抽取溶媒20ml/支),室温静止放置5分钟,使其完全溶解。

【稀释】

(1)溶媒:0.9%氯化钠。

(2)器具:30ml一次性使用无菌溶药注射器(单侧孔)。

(3)方法:按西林瓶油溶液型(产泡沫)药品稀释方法(回抽空气20ml/支)。

【稀释液的稳定性】

(1)分散溶解后瓶中悬浮液的稳定性:本品分散溶解后应立刻使用,但如有需要而未能立即使用时,将含悬浮液的药瓶放回原包装中以避免光照并放在2~8℃冰箱内,最长可保存8小时。

(2)分散溶解后输液袋中悬浮液的稳定性:按要求调配的悬浮液从药瓶中转移到输液袋后应立即使用。在室温(20~25℃)和室内光照条件下输液袋中悬浮液可保存8小时。

【特别提示】

(1)本品只能用0.9%氯化钠稀释,每支冻干粉需用20ml溶媒溶解。

(2)人血白蛋白作为辅料起分散、稳定微粒和运载主药作用(主动靶向),请勿将0.9%氯化钠直接注射到冻干块/粉上,以免形成泡沫,如产生泡沫,静止放置15分钟,直至泡沫消退。

(3)本品溶解后未见颗粒物时,方可抽吸。

(4)调配后的成品输液,应由专人运送至临床,避免在运送过程中因频繁晃动而产生泡沫。

【其他名称2】泰素、安泰素、紫素、特素。

【规格】5ml:30mg。

【特性】无色至淡黄色的澄明黏稠的液体。

【静滴用量】联合用药剂量为135~175mg/m²,每3周一次。

【稀释】

(1)溶媒:0.9%氯化钠/5%葡萄糖。

(2)器具:20ml一次性使用无菌溶药注射器(斜面)。

(3)方法:按西林瓶水溶液型药品稀释方法(回抽空气 5ml/支)。

【稀释液的稳定性】本品稀释后的溶液,在室温(20~25℃)和室内灯光下 27 小时内稳定。

【特别提示】

(1)本品为油状黏稠药液,必须选择一次性使用无菌溶药注射器(斜面),阻力小,易于抽吸。

(2)不提倡将未经稀释的浓缩药液接触用于调配滴注溶液的增塑聚氯乙烯(PVC)器皿、PVC 输液袋或输液器能释放出 DEHP。为了尽可能使患者少接触增塑剂 DEHP[2-(2-乙基己基)邻苯二甲酸酯],稀释后的溶液应保存在瓶子(玻璃瓶、聚丙烯瓶)或塑料袋(聚丙烯袋、聚烯烃袋)中,应当采用不含 PVC 的输液器,如衬有聚乙烯的输液器给药。

(3)本品要通过带有过滤器的输液器给药,过滤器装有微孔膜,微孔的直径不能超过 0.22μm,过滤器的入口和出口都要用短的加膜 PVC 管,从而避免释放出大量的 DEHP。

(4)本品稀释后的最终浓度为 0.3~1.2mg/ml,静脉滴注时间应大于 3 小时。

【其他名称3】力扑素。

【规格】30mg。

【特性】类白色或淡黄色块状物;微有卵磷脂腥味;有负压。

【静滴用量】常用剂量为 135~175mg/m^2。

【溶解】

(1)溶媒:5%葡萄糖。

(2)器具:30ml 一次性使用无菌溶药注射器(单侧孔)。

(3)方法:按西林瓶无菌粉末型(有负压)药品溶解方法(抽取溶媒 10ml/支),置于专用振荡器上振荡 5 分钟,使其完全溶解。

【稀释】

(1)溶媒:5%葡萄糖 250ml~500ml 溶媒中。

(2)器具:30ml 一次性使用无菌溶药注射器(单侧孔)。

(3)方法:按西林瓶无菌粉末型(有负压)药品稀释方法(回抽空气 10ml/支)。

【稀释液的稳定性】本品未稀释前遮光密闭,2~8℃保存;稀释后的溶液,室温(20~25℃)和室内灯光下保存,且不超过 24 小时。

【特别提示】本品只能用 5%葡萄糖稀释,不可用其他溶液溶解、稀释,以免发生脂质体聚集。

五、拓扑异构酶 I 抑制药

1. 伊立替康

【其他名称1】艾力、开普拓。

【规格】40mg。

【特性】淡黄色至黄色的疏松块状物或粉末;pH 3.5~3.8;有负压。

【静滴用量】推荐剂量为 250~350mg/m²,静脉滴注 30~90 分钟,每三周 1 次。

【溶解】

(1)溶媒:0.9%氯化钠。

(2)器具:20ml 一次性使用无菌溶药注射器(斜面)。

(3)方法:按西林瓶无菌粉末型(有负压)药品溶解方法(抽取溶媒5ml/支)。

【稀释】

(1)溶媒:0.9%氯化钠。

(2)器具:20ml 一次性使用无菌溶药注射器(斜面)。

(3)方法:按西林瓶无菌粉末型(有负压)药品稀释方法(回抽空气5ml/支)。

【稀释液的稳定性】

本药注射液应以 5%葡萄糖注射液或者 0.9%氯化钠注射液稀释至最终浓度为 0.12~2.8mg/ml 的溶液。稀释后的溶液应尽快使用,如未立即使用,应在 2~8℃条件下保存不超过 24 小时,或25℃下保存不超过 6 小时。

【特别提示】本品稀释后静脉滴注时间亦不得少于 30 分钟或超过 90 分钟。

【其他名称2】亿迈林。

【规格】2ml:40mg。

【特性】淡黄色或淡黄绿色的澄明液体。

【静滴用量】在单药治疗中(对既往接受过治疗的患者),本品的推荐剂量为350mg/m²,静脉滴注 30~90 分钟,每 3 周用一次。在联合治疗中,本品的治疗推荐剂量是 180mg/m²,每 2 周给药一次。

【稀释】

(1)溶媒:0.9%氯化钠。

(2)器具:20ml 一次性使用无菌溶药注射器(斜面)。

(3)方法:按西林瓶水溶液型药品稀释方法(回抽空气 2ml/支)。

【特别提示】本品稀释后静脉滴注时间亦不得少于 30 分钟或超过 90 分钟。

【其他名称3】开普拓。

【规格】5ml:0.1g。

【特性】本品为淡黄色澄明液体。

【静滴用量】推荐剂量 180mg/m²，每 2 周重复一次，稀释至终浓度为 0.12～2.8mg/ml 的输注液。

【稀释】

(1)溶媒:0.9%氯化钠/5%葡萄糖。

(2)器具:20ml 一次性使用无菌溶药注射器(斜面)。

(3)方法:按西林瓶水溶液型药品稀释方法(回抽空气 5ml/支)。

【特别提示】盐酸伊立替康注射液只能一次性使用。

2. 托泊替康

【其他名称】和美新。

【规格】

(1)1mg。

(2)4mg。

【特性】淡黄色至淡绿色冻干块状物。

【静滴用量】推荐剂量 1.2mg/m²，持续 5 天，21 天为一疗程。

【溶解】

(1)溶媒:灭菌注射用水。

(2)器具:5ml 一次性使用无菌溶药注射器(斜面)。

(3)方法:按西林瓶无菌粉末型药品溶解方法(抽取溶媒 1.1ml/支；4ml/支)，使其完全溶解，所得溶液含托泊替康 1mg/ml。

【稀释】

(1)溶媒:0.9%氯化钠/5%葡萄糖。

(2)器具:5ml 一次性使用无菌溶药注射器(斜面)。

(3)方法:按西林瓶无菌粉末型药品稀释方法(回抽空气 1.1ml/支；4ml/支)。

【稀释液的稳定性】由于本品不含抗菌防腐剂,配制后的溶液应立即使用。配制好的盐酸托泊替康注射液在低于 30℃、不避光条件下,可稳定保存 24 小时。

【稀释液的稳定性】

(1)本品不含抗菌防腐剂,稀释后的溶液应立即使用。

(2)本品稀释后在低于 30℃,不避光条件下,可稳定保存 24 小时。

六、拓扑异构酶Ⅱ抑制药

依托泊苷

【其他名称】鬼臼乙叉苷、足叶乙苷。

【规格】5ml:0.1g。

【特性】无色至淡黄色的澄明液体;pH 3.16。

【静滴用量】

(1)实体瘤:60~100mg/(m² · d),连续使用3~5天,每隔3~4周重复用药。

(2)白血病:60~100mg/(m² · d),连续使用5天,根据血象情况,间隔一定时间重复给药。

(3)小儿常用量:静脉滴注,按体表面积100~150mg/(m² · d),连用3~4天。

【稀释】

(1)溶媒:0.9%氯化钠。

(2)器具:20ml一次性使用无菌溶药注射器(斜面)。

(3)方法:按安瓿水溶液型(10ml以下)药品稀释方法进行。

【特别提示】本品只能用0.9%氯化钠溶解和稀释,浓度不超过0.25mg/ml,静滴时间不少于30分钟,稀释后立即使用。

七、烷化剂类

1. 异环磷酰胺

【其他名称】鲁迈、和乐生。

【规格】0.5g。

【特性】白色或类白色疏松块状物或粉末。

【静滴用量】

(1)单药治疗:按体表面积每次1.2~2.5g/m²。

(2)联合用药按体表面积每次1.2~2.0g/m²,连续使用5天为一疗程。

【溶解】

(1)溶媒:灭菌注射用水。

(2)器具:20ml一次性使用无菌溶药注射器(斜面)。

(3)方法:按西林瓶无菌粉末型药品溶解方法(抽取溶媒5ml/支)。

【稀释】

(1)溶媒:5%葡萄糖/0.9%氯化钠500~1000ml溶媒中。

(2)器具:20ml一次性使用无菌溶药注射器(斜面)。

(3)方法:按西林瓶无菌粉末型药品稀释方法(回抽空气5ml/支)。

【稀释液的稳定性】本品水溶液不稳定,需现配现用。

【特别提示】本品未稀释前遮光、密闭,在冷处保存。

2. 白消安

【其他名称】白舒非、白血福恩、马利兰。

【规格】10ml:60mg。

【特性】无色或几乎无色的澄明液体。

【静滴用量】本品应通过中心静脉导管给药,每次给药需输注 2 小时,每 6 小时一次连续 4 天,共 16 次,成人剂量通常为 0.8mg/kg。

【稀释】

(1)溶媒:0.9%氯化钠/5%葡萄糖。

(2)器具:20ml 一次性使用无菌溶药注射器(斜面)。

(3)方法:按安瓿水溶液型(10ml 及以上)药品稀释方法进行。

【稀释液的稳定性】

(1)以 0.9%氯化钠注射液或 5%葡萄糖注射液稀释的本品稀释液,可在室温下(20~25℃)稳定保存 8 小时,但输注必须在这一时限内完成。

(2)以 0.9%氯化钠注射液 USP 稀释的本品稀释液可在冷藏(2~8℃)条件下稳定保存 12 小时,但输注也必须在这一时限内完成。

【特别提示】白消安可通过血脑屏障并诱发癫痫,使用该药患者应预防性给予苯妥英。

3. 达卡巴嗪

【其他名称】氮烯咪胺、甲嗪咪唑胺。

【规格】0.1g。

【特性】类白色或略带微红色的疏松块状物或粉末;pH 3~4;有负压。

【静滴用量】2.5~6mg/kg 或 200~400mg/m^2,一日 1 次,连用 5~10 日为 1 个疗程;单次大剂量为 650~1450mg/m^2,每 4~6 周 1 次。

【溶解】

(1)溶媒:0.9%氯化钠。

(2)器具:30ml 一次性使用无菌溶药注射器(斜面)。

(3)方法:按西林瓶无菌粉末型(有负压)药品溶解方法(抽取溶媒10ml/支)。

【稀释】

(1)溶媒:5%葡萄糖 250~500ml 溶媒中。

(2)器具:20ml 一次性使用无菌溶药注射器(斜面)。

(3)方法:按西林瓶无菌粉末型(有负压)药品稀释方法(回抽空气10ml/支)。

【稀释液的稳定性】本品对光和热极不稳定、遇光或热易变红,在水中不稳定,放置后溶液变浅红色。溶解后立即注射。并尽量避光。

【特别提示】

(1)本品输注时防止药物外渗,避免对局部组织刺激。

(2)本品未稀释前遮光、密闭,在 2~8℃保存。

(3)本品静脉滴注速度不宜太快。

八、破坏 DNA 的抗生素

平阳霉素

【规格】8mg。

【特性】本品为白色疏松块状物或无定型固体。

【静滴用量】成人每次剂量为 8mg(效价),通常每周给药 2~3 次。根据患者情况可增加或减少至每日一次到每周一次。显示疗效的剂量一般为 80~160mg(效价);一个疗程的总剂量为 240mg(效价)。

【溶解】

(1)溶媒:0.9%氯化钠/5%葡萄糖。

(2)器具:20ml 一次性使用无菌溶药注射器(单侧孔)。

(3)方法:按西林瓶无菌粉末型药品溶解方法(抽取溶媒 5ml/支)。

【稀释】

(1)溶媒:0.9%氯化钠/5%葡萄糖。

(2)器具:20ml 一次性使用无菌溶药注射器(斜面)。

(3)方法:按西林瓶无菌粉末型药品稀释方法(回抽空气 5ml/支)。

【特别提示】对博来霉素类抗生素有过敏史的患者禁用。

九、破坏 DNA 的铂类

1. 顺铂

【其他名称】顺氯氨铂。

【规格】20mg。

【特性】亮黄色至橙黄色的结晶性粉末,或微黄色至黄色疏松块状物或粉末;pH 5~7。

【静滴用量】

(1)单药治疗:成人常用剂量为 50~100mg/m^2,最大剂量不应超过 120mg/m^2,一次使用或分 3 天静滴,每 3~4 周静滴一次;或每天静滴 15~20mg/m^2,连用 5

天,3~4 周重复用药。

(2)本品与其他抗癌药物联合使用时,剂量需根据具体情况作适当调整。

【溶解】

(1)溶媒:0.9%氯化钠/5%葡萄糖氯化钠。

(2)器具:20ml 一次性使用无菌溶药注射器(斜面)。

(3)方法:按西林瓶无菌粉末型药品溶解方法(抽取溶媒 10ml/支)。

【稀释】

(1)溶媒:0.9%氯化钠/5%葡萄糖氯化钠。

(2)器具:20ml 一次性使用无菌溶药注射器(斜面)。

(3)方法:按西林瓶无菌粉末型药品稀释方法(回抽空气 10ml/支)。

【稀释液的稳定性】本品稀释后的溶液,室温下避光保存不超过 24 小时。

【特别提示】

(1)本品可与铝相互作用生成黑色沉淀。在制备或使用时,不得使用含铝的针头、注射器、套管或静注装置。有吸附性,溶解后需快速抽吸、快速注入溶媒中。

(2)本品输注时应避光。

2. 卡铂

【其他名称1】波贝、伯尔定。

【规格】10ml:100mg。

【特性】无色或微黄色澄明液体;pH 5.5~7.5。

【静滴用量】单用或联合用药,推荐剂量 0.3~0.4g/m^2,一次给药,或分五次、五天给药;均四周重复给药一次,每 2~4 周期为一疗程。

【稀释】

(1)溶媒:5%葡萄糖 250~500ml 溶媒中。

(2)器具:30ml 一次性使用无菌溶药注射器(斜面)。

(3)方法:按安瓿水溶液型(10ml 及 10ml 以上)药品稀释方法进行。

【稀释液的稳定性】本品稀释后的溶液,室温下保存不超过 8 小时,冷藏(4℃)不超过 24 小时。

【特别提示】本品稀释后应在 8 小时内用完,滴注及存放时应避免直接日晒。

【其他名称2】伯尔定。

【规格】15ml:150mg。

【特性】无色或微黄色澄明液体;pH 5.5~7.5。

【静滴用量】单用或联合用药,推荐剂量 0.3~0.4g/m^2,一次给药,或分五次、五天给药;均四周重复给药一次,每2~4周期为一疗程。

【稀释】

(1)溶媒:5%葡萄糖250~500ml溶媒中。

(2)器具:30ml/50ml一次性使用无菌溶药注射器(斜面)。

(3)方法:按西林瓶水溶液型药品稀释方法(回抽空气15ml)。

【稀释液的稳定性】本品稀释后的溶液,室温下保存不超过8小时,冷藏(4℃)不超过24小时。

【特别提示】本品稀释后应在8小时内用完,滴注及存放时应避免直接日晒。

3. 奥沙利铂

【其他名称】齐沙、乐沙定、草酸铂。

【规格】50mg。

【特性】白色或类白色疏松块状物或粉末;pH 5~7;有负压。

【静滴用量】推荐剂量为85mg/m²(静脉滴注),每2周重复一次。

【溶解】

(1)溶媒:5%葡萄糖。

(2)器具:30ml一次性使用无菌溶药注射器(斜面)。

(3)方法:按西林瓶无菌粉末型(有负压)药品溶解方法(抽取溶媒10ml/支)。

【稀释】

(1)溶媒:5%葡萄糖250~500ml溶媒中。

(2)器具:30ml一次性使用无菌溶药注射器(斜面)。

(3)方法:按西林瓶无菌粉末型(有负压)药品稀释方法(回抽空气10ml/支)。

【稀释液的稳定性】本品稀释后的溶液,2~8℃保存不超过24小时。

【特别提示】

(1)本品必须稀释成2mg/ml以上浓度的溶液,滴注2~6小时。

(2)本品不得使用含铝的注射材料。

4. 奈达铂

【其他名称】奥先达。

【规格】10mg。

【特性】类白色或淡黄色疏松块状物或粉末。

【静滴用量】推荐剂量为每次给药80~100mg/m²,每疗程给药一次,间隔

3~4 周后方可进行下一疗程。

【溶解】

(1)溶媒:0.9%氯化钠。

(2)器具:20ml 一次性使用无菌溶药注射器(斜面)。

(3)方法:按西林瓶无菌粉末型药品溶解方法(抽取溶媒 5ml/支)。

【稀释】

(1)溶媒:0.9%氯化钠 500ml 溶媒中。

(2)器具:20ml 一次性使用无菌溶药注射器(斜面)。

(3)方法:按西林瓶无菌粉末型药品稀释方法(回抽空气 5ml/支)。

【稀释液的稳定性】本品不宜使用氨基酸输液、pH 5.0 以下的酸性溶媒(如电解质补液、5%葡萄糖或葡萄糖氯化钠等)。

【特别提示】

(1)本品稀释后滴注时间不少于 1 小时,滴完后继续点滴输液 1000ml 以上。

(2)本品忌与含铝器皿接触。

(3)本品在存放及滴注时应避免直接日光照射。

十、抗肿瘤抗体类

1. 利妥昔单抗

【其他名称】美罗华。

【规格】

(1)10ml:100mg。

(2)50ml:500mg。

【特性】澄清至乳光,无色至淡黄色液体。

【静滴用量】推荐剂量为 $375mg/m^2$ 体表面积(BSA),疗程参照药品说明书。

【稀释】

(1)溶媒:0.9%氯化钠/5%葡萄糖。

(2)器具:20ml/50ml 一次性使用无菌溶药注射器(斜面)。

(3)方法:按西林瓶水溶液型药品稀释方法(回抽空气 10ml/支;50ml/支)。

【稀释液的稳定性】本品稀释后在室温下保持稳定 12 小时,若不能立即使用,在未受室温影响的条件下,冷藏(2~8℃)保存 24 小时。

【特别提示】

(1)本品稀释后的溶液最终浓度为 1mg/1ml,轻柔的颠倒注射袋,使溶液混合并避免产生泡沫。

(2)本品未稀释前避光,冷藏(2~8℃)保存。

2. 贝伐珠单抗

【其他名称】安维汀。

【规格】4ml:100mg。

【特性】无色或略带棕色的乳光至澄清液体;pH 5.9~6.3。

【静滴用量】联合用药:按体重 5mg/kg,每 2 周给药一次。

【稀释】

(1)溶媒:0.9%氯化钠。

(2)器具:20ml 一次性使用无菌溶药注射器(斜面)。

(3)方法:按西林瓶水溶液型药品稀释方法(回抽空气 4ml)。

【稀释液的稳定性】本品稀释后的溶液在冷藏(2~8℃)环境中保存 24 小时。

【特别提示】

(1)贝伐珠单抗不应使用糖溶液调配或与糖溶液混合。

(2)本品未稀释前保存在 2~8℃的冰箱中,避光保存于原先的纸箱中直到使用。

(3)本品稀释液的浓度应该保持在 1.4~16.5mg/ml 之间。

十一、其他抗肿瘤药

三氧化二砷

【规格】10mg。

【特性】白色疏松块状物或粉末。

【静滴用量】

(1)白血病:成人每日一次,每次 5~10mg(或按体表面积每次 7mg/m²),四周为一疗程,间歇 1~2 周,也可连续用药;儿童每次 0.16mg/kg,用法同上。

(2)肝癌:每日一次给药,每次 7~8mg/m²,用 500ml 5% 葡萄糖注射液或 0.9%氯化钠注射液溶解稀释后静脉滴注 3~4 小时;两周为一疗程,间歇 1~2 周可进行下一疗程。

【溶解】

(1)溶媒:0.9%氯化钠/5%葡萄糖。

(2)器具:20ml 一次性使用无菌溶药注射器。

(3)方法:按西林瓶无菌粉末型药品溶解方法(抽取溶媒 5ml/支)。

【稀释】

(1)溶媒:0.9%氯化钠/5%葡萄糖。

（2）器具:20ml 一次性使用无菌溶药注射器（斜面）。

（3）方法:按西林瓶无菌粉末型药品稀释方法（回抽空气 5ml/支）。

【特别提示】用 500ml 5%葡萄糖注射液或 0.9%氯化钠注射液溶解稀释后静脉滴注 3~4 小时。

第二节　抗肿瘤辅助药

1. 格拉司琼

【其他名称】立生安、康泉。

【规格】3ml:3mg。

【特性】无色或几乎无色的澄明液体。

【静滴用量】

成人:通常为 3mg,大多数病人只需给药一次,对恶心和呕吐的预防作用便可超过 24 小时,必要时可增加给药次数 1~2 次,但每日最高剂量不应超过 9mg。老年人和肝、肾功能不全者无需调整剂量。

【稀释】

（1）溶媒:0.9%氯化钠/5%葡萄糖 50ml。

（2）器具:10ml 一次性使用无菌溶药注射器（斜面）。

（3）方法:按安瓿水溶液型（10ml 以下）药品稀释方法进行。

【特别提示】本品应在调配 24 小时内使用。由于本品可减慢消化道运动,故消化道运动障碍的患者使用本品时应严密观察;本品不应与其他药物混合使用。

2. 托烷司琼

【其他名称】欣贝。

【规格】1ml:5mg。

【特性】无色澄明液体。

【静滴用量】

成人推荐剂量为 5mg/d,每天一次,疗程为 6 天。

【稀释】

（1）溶媒:0.9%氯化钠/5%葡萄糖。

（2）器具:5ml 一次性使用无菌溶药注射器（斜面）。

（3）方法:按安瓿水溶液型（10ml 以下）药品稀释方法进行。

【稀释液的稳定性】注射用盐酸托烷司琼可与 7 种输液（果糖注射液、

0.9%氯化钠注射液、乳酸林格注射液、5%葡萄糖注射液、复方氯化钠注射液、葡萄糖氯化钠注射液和转化糖注射液)配伍,在 18~25℃ 下 4 小时内基本稳定。

3. 左亚叶酸钙

【其他名称 1】亨杰。

【规格】25mg。

【特性】微黄色至淡黄色疏松块状物或粉末。

【静滴用量】每次 100mg/m^2。

【溶解】

(1)溶媒:0.9%氯化钠。

(2)器具:20ml 一次性使用无菌溶药注射器(单侧孔)。

(3)方法:按西林瓶无菌粉末型药品溶解方法(抽取溶媒 5ml/支)。

【稀释】

(1)溶媒:0.9%氯化钠 100ml 溶媒中。

(2)器具:20ml 一次性使用无菌溶药注射器(单侧孔)。

(3)方法:按西林瓶无菌粉末型药品稀释方法(回抽空气 5ml/支)。

【稀释液的稳定性】本品不含防腐剂,故混合调配时需特别注意避免细菌污染,稀释后 24 小时内使用。

【特别提示】本品有刺激性,刺激血管引起疼痛、血栓性静脉炎,故应注意注射部位和方法。

【其他名称 2】左福能。

【规格】50mg。

【特性】类白色至浅黄色疏松块状物或粉末;有负压。

【静滴用量】每次 100mg/m^2。

【溶解】

(1)溶媒:0.9%氯化钠。

(2)器具:20ml 一次性使用无菌溶药注射器(单侧孔)。

(3)方法:按西林瓶无菌粉末型(有负压)药品溶解方法(抽取溶媒5ml/支)。

【稀释】

(1)溶媒:0.9%氯化钠。

(2)器具:20ml 一次性使用无菌溶药注射器(单侧孔)。

(3)方法:按西林瓶无菌粉末型(有负压)药品稀释方法(回抽空气5ml/支)。

【稀释液的稳定性】本品不含防腐剂,故混合调配时需特别注意避免细菌污染,稀释后 24 小时内使用。

【特别提示】本品有刺激性,刺激血管引起疼痛、血栓性静脉炎,故应注意注射部位和方法。

4. 亚叶酸钙

【其他名称1】同奥、亚乙酸、甲酰四氢叶酸钙、立可林。

【规格】10ml:0.1g。

【特性】淡黄色至黄色的澄明液体。

【静滴用量】

用于5-FU合用增效,每次20~500mg/m²,静脉滴注,每日1次,连用5天,可用0.9%氯化钠或葡萄糖注射液稀释配成输注液;作为甲氨蝶呤的"解救"疗法,本品剂量最好根据血药浓度测定。一般采用的剂量为按体表面积9~15mg/m²,静脉滴注,每6小时1次,共用12次;作为乙胺嘧啶或甲氧苄啶等的解毒剂,视中毒情况而定。

【稀释】

(1)溶媒:0.9%氯化钠/5%葡萄糖。

(2)器具:20ml一次性使用无菌溶药注射器(斜面)。

(3)方法:按西林瓶水溶液型药品稀释方法(回抽空气10ml/支)。

【稀释液的稳定性】输注液须新鲜调配;应避免光线直接照射及热接触。

【特别提示】未稀释之前的药品需冷藏(2~8℃)保存。

【其他名称2】亚乙酸、甲酰四氢叶酸钙、立可林。

【规格】100mg。

【特性】本品为类白色至黄色的疏松块状物或粉末;有负压。

【静滴用量】

(1)作为结肠-直肠癌的辅助治疗,与氟尿嘧啶联合应用;本品静脉注射200mg/m²,注射时间不少于3分钟,接着用氟尿嘧啶300~400mg/m²静脉注射,每日一次,连续5日为一疗程,根据毒性反应,每隔4~5周可重复一次,以延长存活期。一次大剂量甲氨蝶呤后24~48小时再启用本品,剂量应要求血药浓度≥甲氨蝶呤的浓度。

(2)小儿剂量可酌情参照成人用量。规定的剂量和给药时间均应严格遵守,不得随意改变,补加剂量或停药必须经负责医师同意。

【溶解】

(1)溶媒:5%葡萄糖/0.9%氯化钠。

(2)器具:20ml一次性使用无菌溶药注射器(斜面)。

(3)方法:按西林瓶无菌粉末型(有负压)药品溶解方法(抽取溶媒5ml/支)。

【稀释】

(1)溶媒:5%葡萄糖/0.9%氯化钠。

(2)器具:20ml 一次性使用无菌溶药注射器(斜面)。

(3)方法:按西林瓶无菌粉末型(有负压)药品稀释方法(回抽空气5ml/支)。

【特别提示】

(1)当患者有下列情况者,本品应谨慎用于甲氨蝶呤的"解救"治疗:酸性尿(pH<7)、腹腔积液、失水、胃肠道梗阻、胸腔渗液或肾功能障碍。有上述情况时,甲氨蝶呤毒性较显著,且不易从体内排出;病情急需者,本品剂量要加大。

(2)接受大剂量甲氨蝶呤而用本品"解救"者应进行下列各种实验室监察:①治疗前观察肌酐廓清试验;②甲氨蝶呤大剂量后,每 12~24 小时测定血浆或血清甲氨蝶呤浓度,以调整本品剂量和应用时间;③当甲氨蝶呤浓度低于 $5×10^{-8}$ mol/L 时,可以停止实验室监察;④甲氨蝶呤治疗前后,每 24 小时测定血清肌酐量,用药后 24 小时肌酐量大于治疗前 50%,指示有严重肾毒性,要慎重处理;⑤甲氨蝶呤用药前和用药后,每 6 小时应监测尿液酸度,要求尿液 pH 保持在 7 以上,必要时在注射当天及注射后 2 日(每日补液量在 $3000ml/m^2$)用碳酸氢钠和水化治疗,以防肾功能不全。

(3)本品不宜与甲氨蝶呤同时用,以免影响后者抗叶酸作用。

5. 右丙亚胺

【其他名称】右雷佐生、奥诺先、得拉唑沙。

【规格】250mg,并配有 25ml:0.468g(0.167mol/L)乳酸钠注射液作为专用溶剂。

【特性】粉红色疏松块状物,专用溶媒为无色的澄明液体。

【静滴用量】推荐剂量比为 10∶1(右丙亚胺 $500mg/m^2$∶阿霉素 $50mg/m^2$)。

【溶解】

(1)溶媒:专用溶媒。

(2)器具:50ml 一次性使用无菌溶药注射器(斜面)。

(3)方法:按西林瓶无菌粉末型(专用溶媒 10ml 及 10ml 以上)药品溶解方法(抽取溶媒 25ml)。

【稀释】

(1)溶媒:0.9%氯化钠/5%葡萄糖。

(2)器具:50ml 一次性使用无菌溶药注射器(斜面)。

(3)方法:按西林瓶无菌粉末型(专用溶媒 10ml 及 10ml 以上)药品稀释方法(回抽空气 25ml)。

【稀释液的稳定性】本品稀释后的溶液在室温下或冷藏(2~8℃)只能保存

6 小时。

【特别提示】

（1）本品未稀释前需冷藏（2~8℃）保存。

（2）本品需用 0.167mol/L 乳酸钠 25ml 配成溶液，缓慢静脉推注或转移入输液袋内，浓度为 10mg/ml，快速静脉点滴，30 分钟内滴完，用 0.167mol/L 乳酸钠溶液配成的溶液可用 0.9%氯化钠或 5%葡萄糖注射液进一步稀释成右丙亚胺 1.3~5.0mg/ml 溶液，快速滴入。

6. 氨磷汀

【其他名称】阿米福汀。

【规格】400mg。

【特性】白色结晶冻干粉末或块状物；有特臭；有负压。

【静滴用量】

（1）化疗病人：本品起始剂量为按体表面积一次 500~600mg/m^2。

（2）放疗病人：本品起始剂量为按体表面积一次 200~300mg/m^2。

【溶解】

（1）溶媒：0.9%氯化钠。

（2）器具：20ml 一次性使用无菌溶药注射器（单侧孔）。

（3）方法：按西林瓶无菌粉末型（有负压）药品溶解方法（抽取溶媒5ml/支）。

【稀释】

（1）溶媒：0.9%氯化钠。

（2）器具：20ml 一次性使用无菌溶药注射器（单侧孔）。

（3）方法：按西林瓶无菌粉末型（有负压）药品稀释方法（回抽空气5ml/支）。

【特别提示】

（1）本品未稀释前需冷藏（2~8℃）保存。

（2）本品稀释好的药液在放、化疗前 30 分钟开始滴注，15 分钟滴完。

（3）用药期间，一过性的血压轻度下降，一般 5~15 分钟内缓解，少于 3%的患者因血压降低明显而需停药。

7. 美司钠

【其他名称】巯乙磺酸。

【规格】4ml：0.4g。

【特性】无色澄明液体，具有类似蒜的特臭。

【静滴用量】

成人常用量为环磷酰胺、异环磷酰胺、trophasfamide 剂量的 20%，给药时间为 0 时段(即应用抗肿瘤制剂的同一时间)、4 小时、8 小时后的时段,共 3 次。当使用极高剂量时,美司钠的剂量可相应地提高到 oxazaphosphrine 类药物剂量的 120%和 160%,给药方式是在 0 时段给予 oxazaphosphrine 类药物总剂量的 20%,余下的已计算剂量的美司钠作为 24 小时静脉输注;还可以采用在 15 分钟内静脉滴注方式给药,使用连续性静脉输注方式给予异环磷酰胺时,美司钠可以在 0 小时段给予 20%的异环磷酰胺剂量,而后该药可按照异环磷酰胺剂量的 100% 与其同步输注,最后应再加 6~12 小时的美司钠(达到异环磷酰胺剂量的 50%) 输注。

【稀释】

(1)溶媒:0.9%氯化钠/5%葡萄糖。

(2)器具:30ml 一次性使用无菌溶药注射器(斜面)。

(3)方法:按安瓿水溶液型(10ml 以下)药品稀释方法进行。

【特别提示】

自身免疫功能紊乱的患者使用美司钠发生变态反应的病例较肿瘤病人多; 也曾观察到低血压及心动过速等现象,应先予以正确的利害评估,再可使用美司钠,且应在医护人员的监督下应用。

8. 伊班膦酸

【其他名称】佳诺顺、艾本。

【规格】1ml:1mg。

【特性】无色澄明液体。

【静滴用量】

推荐剂量为一次 2~4mg,给药频率每三个月 1 次。

【稀释】

(1)溶媒:0.9%氯化钠/5%葡萄糖 500ml 溶媒中。

(2)器具:5ml 一次性使用无菌溶药注射器(斜面)。

(3)方法:按安瓿水溶液型(10ml 以下)药品稀释方法进行。

【特别提示】

本品 4mg 稀释于不含钙离子的 0.9%氯化钠溶液或 5%葡萄糖溶液中,缓慢静脉滴注,时间不少于 2 小时。

9. 唑来膦酸

【其他名称 1】择泰。

【规格】4mg。

【特性】白色或类白色疏松块状物。

【静滴用量】推荐剂量为 4mg/次,每隔 3~4 周给予一次。

【溶解】

(1)溶媒:专用溶媒。

(2)器具:10ml 一次性使用无菌溶药注射器(斜面)。

(3)方法:按西林瓶无菌粉末型(专用溶媒 10ml 以下)药品溶解方法(抽取溶媒 5ml/支)。

【稀释】

(1)溶媒:0.9%氯化钠/5%葡萄糖 100ml 溶媒中。

(2)器具:10ml 一次性使用无菌溶药注射器(斜面)。

(3)方法:按西林瓶无菌粉末型(专用溶媒 10ml 以下)药品稀释方法(回抽空气 5ml/支)。

【稀释液的稳定性】冻干粉经无菌溶解、稀释,在 2~8℃ 冰箱内存储至最后使用的全过程,不应超过 24 小时。

【特别提示】

(1)本品不得与含钙或其他二价阳离子的输注溶液配伍使用。

(2)稀释液输注时间不得少于 15 分钟。

【其他名称 2】天晴依泰。

【规格】5ml:4mg。

【特性】无色澄明液体。

【静滴用量】成人每次 4mg,每 3~4 周给药一次。

【稀释】

(1)溶媒:0.9%氯化钠/5%葡萄糖 100ml 溶媒中。

(2)器具:10ml 一次性使用无菌溶药注射器(斜面)。

(3)方法:按安瓿水溶液型(10ml 以下)药品稀释方法进行。

【特别提示】本品稀释后,滴注时间应不少于 15 分。

10. 帕米膦酸二钠

【其他名称】博宁、丙氨磷酸钠、阿可达。

【规格】15mg:5ml。

【特性】白色冻干块状物。

【静滴用量】

(1)治疗骨转移性骨痛:推荐剂量一般每次用药 30~90mg,通常 4 周滴注一次。对 3 周接受一次化疗的骨转移病人,本品也可按 90mg 剂量每 3 周给药一次。应遵医嘱调整每次用量和用药次数。

(2)治疗恶性肿瘤引起的高钙血症:治疗前和治疗期间,推荐用 0.9%氯化钠对病人进行水化。应严格按照病人治疗前的血清钙水平确定每个疗程总剂量,在医生指导下使用。

【溶解】

(1)溶媒:专用溶媒。

(2)器具:20ml 一次性使用无菌溶药注射器(斜面)。

(3)方法:按西林瓶无菌粉末型(专用溶媒 10ml 以下)药品溶解方法(抽取溶媒 5ml/支)。

【稀释】

(1)溶媒:0.9%氯化钠/5%葡萄糖,最大浓度不得超过 90mg/500ml。

(2)器具:20ml 一次性使用无菌溶药注射器(斜面)。

(3)方法:按西林瓶无菌粉末型(专用溶媒 10ml 以下)药品稀释方法(回抽空气 5ml/支)。

【特别提示】

(1)静脉缓慢滴注 4 小时以上,最大浓度不得超过 90mg/500ml。滴速不得大于 30mg/h;为减少注射部位局部反应,注射时应选择相对较粗的静脉。

(2)本品不应与其他双膦酸盐同时给药,因为其联合效应尚未研究。

(3)给予本品前,必须确保有足够的补液量。

(4)钙剂和维生素 D 补充无高钙血症情况下,溶骨性骨转移或多发性骨髓癌患者;若存在钙或维生素 D 缺乏的风险以及 Paget's 病患者,应口服钙剂和维生素 D,以避免低钙血症。

第二十章

电解质、酸碱平衡及营养药

第一节　电解质调节药

1. 浓氯化钠

【规格】10ml:1g。

【特性】无色的澄明液体;味咸。

【静滴用量】

当血钠低于 120mmol/L 或出现中枢神经系统症状时,可给予 3% ~ 5% 氯化钠注射液缓慢滴注。一般要求在 6 小时内将血钠浓度提高至 120mmol/L 以上。补钠量(mmol)=[142-实际血钠浓度(mmol/L)]×体重(kg)×0.2。待血钠回升至 120~125mmol/L 以上,可改用等渗溶液或等渗溶液中酌情加入高渗葡萄糖注射液或 10% 氯化钠注射液。

【稀释】

(1)溶媒:0.9% 氯化钠/5% 葡萄糖/10% 葡萄糖/5% 葡萄糖氯化钠。

(2)器具:50ml 一次性使用无菌溶药注射器(斜面)。

(3)方法:按安瓿水溶液型(10ml 及 10ml 以上)药品稀释方法进行。

2. 氯化钾

【规格】10ml:1.0g。

【特性】无色澄明液体;pH 5.0 ~ 7.0。

【静滴用量】

每 1g 氯化钾的含钾量为 13.4mmol。用于严重低血钾症或不能口服者。一般用法将 10% 氯化钾注射液 10~15ml 加入 5% 葡糖糖注射液 500ml 中滴注。补钾剂量、浓度和速度根据临床病情和血钾浓度及心电图缺钾图形改善而定。钾浓度不超过 3.4g/L(45mmol/L),补钾速度不超过 0.75g/h(10mmol/h),每日补钾量为 3~4.5g(40~60mmol)。在体内缺钾引起严重快速室性异位心律失常时,如尖端扭转型心室性心动过速、短阵、反复发作多行性室性心动过速、心室扑动等威胁生命的严重心率失常时,钾盐浓度要高(0.5%,甚至 1%),滴速要快[1.5g/h(20mmol/h)],补钾量可达每日 10g 及以上。如病情危急,补钾浓度和速度可超过上述规定,但需严密动态观察血钾及心电图等,防止高钾血症发生。

小儿剂量每日按体重 0.22g/kg(3mmol/kg)或按体表面积 $3g/m^2$ 计算。

【稀释】

(1)溶媒:5%葡萄糖/10%葡萄糖。

(2)器具:20ml 一次性使用无菌溶药注射器(斜面)。

(3)方法:按安瓿水溶液型(10ml 及以上)药品稀释方法进行。

【特别提示】

(1)本品稀释后浓度不应超过 0.3‰。

(2)本品不得直接静脉注射,未经稀释不得进行静脉滴注。

3. 门冬氨酸钾镁

【其他名称1】欣美佳。

【规格】2.0g。

【特性】白色冻干粉末或块状物。

【静滴用量】一次 1 瓶,如有需要可在 4~6 小时后重复此剂量,或遵医嘱。

【溶解】

(1)溶媒:5%葡萄糖。

(2)器具:20ml 一次性使用无菌溶药注射器(斜面)。

(3)方法:按西林瓶无菌粉末型药品溶解方法(抽取溶媒 5ml/支)。

【稀释】

(1)溶媒:5%葡萄糖 500ml 溶媒中。

(2)器具:20ml 一次性使用无菌溶药注射器(斜面)。

(3)方法:按西林瓶无菌粉末型药品稀释方法(回抽空气 5ml/支)。

【稀释液的稳定性】门冬氨酸钾镁与 5%葡萄糖注射液配伍 6 小时稳定。

【其他名称2】潘南金。

【规格】10ml:400mg。

【特性】无色或浅绿色的澄明溶液。

【静滴用量】每次 10~20ml,如有需要可在 4~6 小时后重复此剂量,或遵医嘱。

【稀释】

(1)溶媒:5%葡萄糖 250ml 或 500ml 溶媒中。

（2）器具：30ml 一次性使用无菌溶药注射器（斜面）。

（3）方法：按安瓿水溶液型（10ml 及以上）药品稀释方法进行。

【特别提示】本品静脉滴注速度宜缓慢。

4. 门冬氨酸钾

【其他名称】代甲。

【规格】10ml：1.712g。

【特性】无色或几乎无色的澄明液体。

【静滴用量】一日 1.71~5.14g（1~3 支）溶于溶媒中，稀释成浓度为 0.68% 以下，每分钟滴速不超过 8ml，每日给药量不得超过 17.1g。

【稀释】

（1）溶媒：5%葡萄糖/0.9%氯化钠。

（2）器具：20ml 一次性使用无菌溶药注射器（斜面）。

（3）方法：按安瓿水溶液型（10ml 及以上）药品稀释方法进行。

【稀释液的稳定性】门冬氨酸钾与肠外营养液配制，放置 24 小时溶液稳定符合标准。

【特别提示】未经稀释不得进行静脉滴注。

第二节　营　养　药

一、肠外营养药

1. 丙氨酰谷氨酰胺

【其他名称】多蒙特、力太。

【规格】100ml：20g。

【特性】无色澄明液体；渗透压 900~1100mOsm/kg（多蒙特）、渗透压 900~1180mOsm/kg（力太）。

【静滴用量】

（1）每日剂量：1.5~2.0ml/kg 体重，相当于每千克体重 0.3~0.4g 丙氨酰谷氨酰胺（例如：70kg 体重病人每日需本品 100~140ml）。

（2）每日最大剂量：2.0ml/kg。加入载体溶液时，用量的调整：当氨基酸需要量为 1.5g/（kg·d）时，其中 1.2g 氨基酸由载体溶液提供，0.3g 氨基酸由本品提供；当氨基酸需要量为 2g/（kg·d）时，其中 1.6g 氨基酸由载体溶液提供，0.4g 氨基酸由本品提供。输注速度依载体溶液而定，但不应超过每千克体重每小时输注 0.1g 氨基酸。本品连续使用时间不应超过三周。

【稀释】

(1)溶媒:氨基酸。

(2)器具:一次性使用静脉营养 1L 袋或 3L 袋/机械配液泵。

(3)方法:见肠外营养液混合调配操作流程。

【稀释液的稳定性】从用药的安全性出发,混合液应立即使用。

【特别提示】

(1)本品是一种高浓度溶液,不可直接输注。在输注前,必须与可配伍的氨基酸溶液或含有氨基酸的输液相混合,然后与载体溶液一起输注。1 体积的本品应与至少 5 体积的载体溶液混合(例如:100ml 本品应加入至少 500ml 载体溶液),混合液中本品的最大浓度不应超过 3.5%。

(2)将本品加入载体溶液时,必须保证它们具有可配伍、保证混合过程是在洁净的环境中进行,还应保证溶液完全混匀。

(3)不要将其他药物加入混匀后的溶液中。

2. 复方氨基酸

【其他名称 1】乐凡命。

【规格】

(1)250ml:21.25g。

(2)250ml:28.5g。

【特性】无色至微黄色的澄明液体;8.5%渗透压:703~859mOsm/kg;11.4%渗透压:964~1178mOsm/kg。

【静滴用量】

成人:根据病人的需要,每 24 小时可输注本品 500~2000ml。每日最大剂量:按体重,5%的为 50ml/(kg·d);8.5%的为 29ml/(kg·d);11.4%的为 23ml/(kg·d),约合每千克体重一日输入 0.4g 氮。一般剂量为每千克体重一日输入 0.15~0.2g 氮。

【稀释】

(1)器具:一次性使用静脉营养 1L 袋或 3L 袋/机械配液泵。

(2)方法:见肠外营养液混合调配操作流程。

【特别提示】

(1)周围静脉输注时,可能导致血栓性静脉炎。

(2)开瓶后一次未使用完的药液应予丢弃,不得再次使用。

(3)本品 8.5%或 11.4% 1000ml 的适宜输注时间为至少 8 小时,约每分钟 30~40 滴;为使氨基酸在体内被充分利用并合成蛋白质,应同时给予足够的能量

(如:脂肪乳注射液和葡萄糖注射液)、适量的电解质和微量元素以及维生素。一般情况下推荐的非蛋白热卡和氮之比为 150∶1。

【其他名称 2】安平。

【规格】500ml:50g(总氨基酸量,以碱基及无水物计)。

【特性】无色或微黄色的澄清液体;渗透压:875mOsm/L。

【静滴用量】成人:除特别情况时可达 15ml/(kg·d)外,推荐平均剂量为 7~10ml/(kg·d)。滴速:可达 1ml/(kg·h)。

【稀释】

(1)器具:一次性使用静脉营养 1L 袋或 3L 袋/机械配液泵。

(2)方法:见肠外营养液混合调配操作流程。

【特别提示】为支持输入氨基酸参与合成代谢,达到最好利用,能量物质(葡萄糖和脂肪)应同时输入。

3. 小儿复方氨基酸

【规格】20ml:1.2g。

【特性】无色或几乎无色的澄明液体。pH 5.5~7.0;渗透压约为 525mOsm/L。

【静滴用量】

(1)采用中心静脉插管或周围静脉给药但均需缓慢滴注。

(2)每日每千克可体重用 20~35ml 或遵医嘱。

(3)滴注时,每克氮应同时供给 150~200 千卡非蛋白质热量(葡萄糖、脂肪乳),另加维生素、微量元素等。

【稀释】

(1)器具:一次性使用静脉营养 1L 袋或 3L 袋/机械配液泵。

(2)方法:见肠外营养液混合调配操作流程。

【特别提示】输注本品过快,可引起恶心、呕吐、心悸、发热等不良反应,所以静脉滴速不宜过快,体重 20kg 的儿童一般不宜超过 20 滴/分钟。如发生浑浊或沉淀时,不可使用。遇冷析出结晶,可置 50~60℃ 水浴中,使溶解并降至 37℃ 澄明再用。未稀释前密闭,置凉暗处(避光并不超过 20℃)保存。

4. 中长链脂肪乳 ($C_{6~24}$)

【其他名称】力能、英特利匹特、乐可仙、力基。

【规格】250ml:大豆油 25g 与中链甘油三酸酯 25g 与卵磷脂 3g。

【特性】白色乳状液体;pH 6.5~8.7;渗透压为 273mOsm/L。

【静滴用量】静脉滴注。除非另外规定或根据能量需要而定。

(1)推荐剂量:按静脉滴注本品 10% 10~20ml/(kg·d),或本品 20% 5~

10ml/(kg·d),相当于每千克体重1~2g(2g为最大推荐剂量)脂肪。

(2)滴注速度:最大速度为按体重一小时静脉滴注本品10% 1.25ml/kg或20% 0.625ml/kg(相当于每千克体重0.125g脂肪)。在开始使用本品进行肠外营养治疗时,建议用较慢的速度,即按每千克体重每小时输注0.05g脂肪。

【稀释】

(1)器具:一次性使用静脉营养1L袋或3L袋/机械配液泵。

(2)方法:见肠外营养液混合调配操作流程。

【特别提示】

(1)加入多价阳离子(如钙)可能发生不相容,特别当钙与肝素结合时更是如此。只有当可配伍性得到证实时,本品才能与其他注射液、电解质浓缩液或药物混合。

(2)不建议单独输注,如需单独输注,每250ml的中长链脂肪乳注射液($C_{6~24}$)(力能)输注时间应大于5小时。

(3)不能使用孔径为0.2μm的滤过器,因为脂肪乳乳粒不能通过这些滤过器,使用前应摇匀。

(4)患者在肠外营养治疗期间通过静脉输注时,本品可以与复方氨基酸注射液和葡萄糖注射液一起输注。本品与氨基酸和(或)糖溶液一起输注时,应使用单独的输注系统和静脉。

5. 中/长链脂肪乳($C_{8~24}$)

【其他名称】侨光卡路。

【规格】100ml:10g(大豆油):10g(中链甘油三酸酯):1.2g(卵磷脂):2.5g(甘油)。

【特性】白色乳状液体;pH 6.0~8.5;渗透压为380mOsm/kg。

【静滴用量】通过外周静脉或中心静脉输入。

(1)推荐剂量:一般情况下,输注脂肪乳应尽可能地慢。病人第一天的治疗剂量不宜超过250ml,如病人无不良反应,随后剂量可增加。

(2)滴注速度:成人:最初30分钟内输入速度不应超过0.25~0.5ml/(kg·h)(约10滴/分钟),此期间若无不良反应,可将速度增至0.75~1.0ml/(kg·h)(约20滴/分钟)。每天脂肪乳输注时间不少于16小时,最好连续给药24小时。

【稀释】

(1)溶媒:全肠外营养液。

(2)器具:一次性使用静脉营养1L袋或3L袋/机械配液泵。

(3)方法:见肠外营养液混合调配操作流程。

【特别提示】

(1)单纯由脂肪乳剂替代热量会导致代谢性酸中毒,同时输入碳水化合物可以防止出现这种现象。因此,建议除脂肪外应同时输入足够的碳水化合物或含有碳水化合物的氨基酸溶液。

(2)太快输入脂肪乳会引起液体或(和)脂肪负荷过重,从而导致血浆中电解质浓度稀释、体内水潴留、肺水肿、肺弥散能力受损等。

(3)本品不宜与电解质、其他的药物或其他附加剂在同一瓶内混合。

(4)本品可与葡萄糖和氨基酸溶液经外周或中心静脉输入;在相容和稳定性得到确证的前提下,本品可与其他营养素在混合袋内混合后使用。

6. ω-3 鱼油脂肪乳

【其他名称】尤文。

【规格】100ml:10g(精制鱼油):1.2(卵磷脂)。

【特性】白色乳状液体;pH 7.5~8.7;渗透压为 308~376mOsm/kg。

【静滴用量】每日剂量:1~2ml/(kg·d),相当于鱼油 0.1~0.2g/kg。以体重 70kg 患者为例,其每日输注量为 70~140ml。最大滴注速度不可超过 0.5ml/kg,相当于鱼油输注速度不超过 0.05g/(kg·h)。

【稀释】

(1)溶媒:全肠外营养液。

(2)器具:一次性使用静脉营养 1L 袋或 3L 袋/机械配液泵。

(3)方法:见肠外营养液混合调配操作流程。

【稀释液的稳定性】

(1)本品开启后应立即在无菌条件下与脂肪乳或含脂溶性维生素的脂肪乳混合。在 25℃ 以下,该混合液的物理与化学稳定性可保持 24 小时不变。

(2)本品一旦与脂肪乳、脂肪乳及脂溶性维生素混合后应尽早使用,调配后的混合液应在 24 小时内完成输注。

【特别提示】

(1)本品应与其他脂肪乳同时使用。脂肪输注总剂量为 1~2g/(kg·d),本品所提供的鱼油应占每日脂肪输入量 10%~20%。

(2)通过中心静脉或外周静脉输注,使用前应摇匀。在相容性得到保证的前提下,本品混合其他脂肪乳剂后,可与其他输液(如:氨基酸溶液、碳水化合物溶液)同时输注。

7. 结构脂肪乳($C_{6~24}$)

【其他名称】力文。

【规格】250ml:结构甘油三酯50g。

【特性】白色均匀乳状液体;渗透压约为350mOsm/(kg·H_2O)。

【静滴用量】静脉滴注,用于成年患者。根据患者临床状况及其清除所输脂肪的能力决定滴注剂量和速度。

(1)推荐剂量:按体静脉滴注本品5~7.5ml/(kg·d),相当于甘油三酯1~1.5g/kg;一般于10~24小时内滴注完毕。

(2)滴注速度:不应超过0.75ml/(kg·h),相当于甘油三酯0.15g/kg。

【稀释】

(1)溶媒:全肠外营养液。

(2)器具:一次性使用静脉营养1升袋或3升袋/机械配液泵。

(3)方法:见肠外营养液混合调配操作流程。

【特别提示】本品应作为含葡萄糖注射液的肠外营养混合液的组成部分,与其他成分一起,通过中心静脉或周围静脉滴注。

8. 脂肪乳注射液($C_{14\sim24}$)

【其他名称】英脱利匹特。

【规格】100ml:20g(大豆油):1.2g(卵磷脂)。

【特性】白色乳状液体。

【静滴用量】

(1)成人:静脉滴注,按脂肪量计,最大推荐剂量为三酰甘油3g/(kg·d)。本品提供的能量可占总能量的70%。

(2)新生儿和婴儿:20%脂肪乳注射液($C_{14\sim24}$)使用剂量为三酰甘油0.5~4g/(kg·d),输注速度按体重不超过0.17g/(kg·h)。最大用量不超过4g/(kg·d)。只有在密切监测血清三酰甘油、肝功能、氧饱和度等指标的情况下输注剂量才可逐渐增加至4g/(kg·d)。

(3)早产儿及低体重新生儿:最好是24小时连续输注,开始时剂量为0.5~1g/(kg·d),以后逐渐增加到2g/(kg·d)。

(4)必需脂肪酸缺乏者:为预防和治疗必需脂肪酸缺乏症(essential fatty acid deficiency,EFAD),非蛋白热卡中至少有4%~8%的能量应由脂肪乳注射液($C_{14\sim24}$)来提供,以供给足够量的亚油酸和亚麻酸。当EFAD合并应激时,治疗EFAD所需脂肪乳注射液($C_{14\sim24}$)的量也应相应增加。

【稀释】

(1)溶媒:全肠外营养液。

(2)器具:一次性使用静脉营养1L袋或3L袋/机械配液泵。

(3)方法:见肠外营养液混合调配操作流程。

【特别提示】

(1)20%脂肪乳注射液($C_{14\sim24}$)100ml 的输注时间不少于 1 小时。

(2)本品可单独输注或用于调配含葡萄糖、脂肪、氨基酸、电解质、维生素和微量元素等的"全合一"营养混合液。只有在可配伍性得到保证的前提下,才能将其他药品加入本品内。

9.50%葡萄糖

【规格】20ml：10g。

【特性】无色或几乎无色的澄明液体；味甜。

【静滴用量】

(1)补充热能:患者因某些原因进食减少或不能进食时,可予补充体液,葡萄糖用量根据所需热能计算。全静脉营养疗法,葡萄糖是此疗法最重要的能量供给物质。在非蛋白质热能中,葡萄糖与脂肪供给热量之比为 2∶1。具体用量依据临床热量需要而定。根据补液量的需要,葡萄糖可配制为 25%～50%的不同浓度,必要时加入胰岛素,每 5～10g 葡萄糖加入胰岛素 1U。由于正常应用高渗葡萄糖溶液,对静脉刺激性较大,并需输注脂肪乳剂,故一般选用大静脉滴注。

(2)低糖血症:重者可先予用 50%葡萄糖注射液 20～40ml 静脉推注。

(3)饥饿性酮症:严重者应用 5%～25%葡萄糖注射液静脉滴注,每日 100g 葡萄糖可基本控制病情。

(4)等渗性失水:给予 5%葡萄糖注射液静脉滴注。

(5)高钾血症:应用 10%～25%注射液,每 2～4g 葡萄糖加 1U 胰岛素输注,可降低血清钾浓度。但此疗法仅使细胞外钾离子进入细胞内,体内总钾含量不变。如不采取排钾措施,仍有再次出现高钾血症的可能。

(6)组织脱水:高渗溶液(一般采用 50%葡萄糖注射液)快速静脉注射 20～50ml。但作用短暂。临床上应注意防止高血糖,目前少用。用于调节腹膜透析液渗透压时,50%葡萄糖注射液 20ml 即 10g 葡萄糖可使 1L 腹膜透析液渗透压提高 55mOsm/(kg·H_2O)。

【稀释】

(1)溶媒:5%葡萄糖/全肠外营养液。

(2)器具:50ml 一次性无菌溶药注射器(斜面)/一次性使用静脉营养 1L 袋或 3L 袋/机械配液泵。

(3)方法:①按安瓿水溶液型(10ml 及 10ml 以上)药品稀释方法进行。②见肠外营养液混合调配操作流程。

10.脂肪乳氨基酸(17)葡萄糖(11%)

【其他名称】卡文

【规格】

(1)1920ml:葡萄糖:1180ml,氨基酸:400ml,脂肪乳(英脱利匹特):340ml。

(2)1440ml:葡萄糖:885ml,氨基酸:300ml,脂肪乳(英脱利匹特):255ml。

【特性】

(1)脂肪乳注射液为白色乳状液体,复方氨基酸注射液为无色或微黄色的澄明液体,葡萄糖注射液为无色或几乎无色的澄明液体。

(2)重量渗透压约830mOsm/(kg·H$_2$O)。

(3)容积渗透压约750mOsm/L。

(4)pH约5.6。

【静滴用量】

本品可经周围静脉或中心静脉进行输注。维持机体氮平衡所需的氮量应根据患者实际情况(如营养状况与代谢应激等)决定。一般营养状况或轻度应激的患者,其氮的需要量为0.10~0.15g/(kg·d);有中度或重度代谢应激(无论有无营养不良)的患者,其氮需要量为0.15~0.30g/(kg·d)[相当于氨基酸量1.0~2.0g/(kg·d)]。而葡萄糖与脂肪一般推荐需要量分别为2.0~6.0g/(kg·d)与1.0~2.0g/(kg·d)。

【使用方法】

(1)小心撕开外袋,取出内袋后弃去外袋和吸氧剂。

(2)混合袋内溶液,先将双手指尖放在上可剥离封条上部。

(3)用双手拇指和指尖捏住内袋两面往外扯以打开上可剥离封条。

(4)轻轻撕开可剥离封条的剩余部分。

(5)同法打开下可剥离封条。将袋子轻轻翻转数次以将袋中溶液充分混合。

(6)另一种备选方法:将袋子平放,从袋子上部开始翻卷至上下可剥离封条被依次打开。将袋子轻轻翻转数次以将袋中溶液充分混合。

(7)如需添加其他药品,须对加药口进行消毒。

(8)将袋子平放在桌上,捏住加药口,将针头从加药口正中插入后将药物注入袋中(所加药物须与袋中药液相容)。每次加药后将袋子翻转数次,以使添加药物与袋中药液充分混合。

(9)使用无通气孔输液头或将输液头通气孔关闭。除去输注口盖,捏住输注口,将输液头尖部插入输注口,边旋转边推进直至尖部穿过隔膜,输液头尖部应完全插入袋中。

【稀释液的稳定性】

(1)当开通剥离封条,三腔内液体混合均匀后,混合液可在25℃下放置24小时。

（2）从用药的安全性出发,添加药物后的混合液应立即使用。如需存放,2~8℃下混合液的放置时间不宜超过 24 小时。

【特别提示】

（1）本品输注速率按患者体重不宜超过 3.7ml/（kg·h）（相当于每千克体重 0.25g 葡萄糖、0.09g 氨基酸、0.13g 脂肪）。推荐输注时间为 12~24 小时。

（2）只有在氨基酸溶液与葡萄糖溶液澄清且无色/微黄、脂肪乳溶液呈白色均质状态方可使用本品,使用前需将本品充分混匀。

（3）如采用周围静脉输注高渗溶液有可能发生静脉炎。影响静脉炎的因素很多,包括输液管类型、直径与长度、输注时间长短、溶液 pH 与渗透压、感染以及静脉本身操作次数多少。建议已进行营养支持的静脉不再用于其他输液或添加剂注射使用。

二、维生素类

1. 维生素 B6

【其他名称】吡多辛。

【规格】2ml:0.1g。

【特性】无色澄明溶液。

【静滴用量】一次 0.05g~0.1g,1 日 1 次。用于环丝氨酸中毒的解毒时,每日 0.3g 或 0.3g 以上。用于异烟肼中毒解毒时,每 1g 异烟肼给予 1g 维生素 B6 静脉滴注。

【稀释】

（1）溶媒:无特殊要求。

（2）器具:20ml 一次性使用无菌溶药注射器（斜面）。

（3）方法:按安瓿水溶液型（10ml 以下）药品稀释方法进行。

【稀释液的稳定性】注射用维生素 B6 分别与 5% 葡萄糖注射液、0.9% 氯化钠注射液和葡萄糖氯化钠注射液配伍 6 小时内稳定。

2. 维生素 C

【其他名称】抗坏血酸、维生素丙、丙种维生素、丙素。

【规格】5ml:1g。

【特性】无色或微黄色澄明液体。

【静滴用量】必要时,成人一日 1~2 次,一次 2~4g。

【稀释】

（1）溶媒:无特殊要求。

（2）器具：20ml 一次性使用无菌溶药注射器（斜面）。

（3）方法：按安瓿水溶液型（10ml 以下）药品稀释方法进行。

【稀释液的稳定性】注射用维生素 C 与 5% 葡萄糖注射液、10% 葡萄糖注射液、葡萄糖氯化钠注射液、0.9% 氯化钠注射液、复方氯化钠注射液配伍后，3 小时内外观、pH、含量均无明显变化，配伍输液性质稳定。

【特别提示】

（1）本品不宜与碱性药物的溶液配伍（氨茶碱、碳酸氢钠、谷氨酸钠等）。

（2）不宜与维生素 K_1 等氧化性的药物配伍，以免发生氧化还原反应。

（3）不宜与胰岛素配伍。

3. 脂溶性维生素

【其他名称 1】丰原林。

【规格】复方制剂。

【特性】类白色至浅黄色疏松块状物或粉末。

【静滴用量】

每日每千克体重 1/10 瓶，每日最大剂量 1 瓶。使用前在无菌条件下，用注射器取 2ml 灭菌注射用水注入瓶中，缓慢振摇至冻干粉溶解。加入到 100ml（或 100ml 以上）的 0.9% 氯化钠或 5% 葡萄糖注射液中输注，并在 6 小时内用完。亦可与灭菌注射用水溶性维生素联合使用。

【溶解】

（1）溶媒：灭菌注射用水。

（2）器具：20ml 一次性使用无菌溶药注射器（斜面）。

（3）方法：按西林瓶无菌粉末型药品溶解方法（抽取溶媒 2ml/支）。

【稀释】

（1）溶媒：5% 葡萄糖/0.9% 氯化钠。

（2）器具：20ml 一次性使用无菌溶药注射器（斜面）。

（3）方法：按西林瓶无菌粉末型药品稀释方法（回抽空气 2ml/支）。

【稀释液的稳定性】用前 1 小时调配，6 小时内用完。

【特别提示】本品适用于 11 岁以下儿童及婴幼儿。稀释至 100ml（或 100ml 以上）的 0.9% 氯化钠或 5% 葡萄糖注射液中静脉滴注。

【其他名称 2】维他利匹特。

【规格】10ml。

【特性】白色乳状液体。

【静滴用量】

（1）成人和 11 岁以上儿童一日一支（10ml），脂溶性维生素注射液（Ⅰ）或（Ⅱ）均可使用。

（2）11 岁以下儿童建议使用"脂溶性维生素注射液（Ⅰ）"。

【稀释】

（1）溶媒：脂肪乳剂 500ml 溶媒中。

（2）器具：20ml 一次性使用无菌溶药注射器（斜面）。

（3）方法：①按安瓿水溶液型（10ml 及以上）药品稀释方法进行；②见肠外营养液混合调配操作流程。

【稀释液的稳定性】本品稀释后需在 24 小时内用完。

【特别提示】

（1）本品在未稀释前，冷藏（2~8℃）、避光保存。

（2）本品必须稀释后静脉滴注。

【其他名称 3】注射用脂溶性维生素（Ⅱ）/注射用水溶性维生素组合包装

【规格】每瓶：维生素 A 445.0~595.0μg；维生素 D_2 2.25~3.00μg；维生素 E 4.10~5.00mg；维生素 K_1 67.5~90.0μg。

【特性】本品为白色或类白色的冻干块物状或粉末。

【静滴用量】成人和 11 岁以上儿童每日使用 2 支。

【溶解】

（1）溶媒：5% 葡萄糖/0.9% 氯化钠。

（2）器具：20ml 一次性使用无菌溶药注射器（斜面）。

（3）方法：按西林瓶无菌粉末型药品溶解方法（抽取溶媒 5ml/支）。

【稀释】

（1）溶媒：5% 葡萄糖/0.9% 氯化钠。

（2）器具：20ml 一次性使用无菌溶药注射器（斜面）。

（3）方法：按西林瓶无菌粉末型药品稀释方法（回抽空气 5ml/支）。

【稀释液的稳定性】调配后的溶液在 24 小时内用完。

【特别提示】

（1）用前 1 小时内调配，24 小时内用完。

（2）未稀释前避光，阴凉（不超过 20℃）干燥处保存。

4. 水溶性维生素

【其他名称 1】水乐维他。

【规格】复方 1 瓶。

【特性】淡黄色的疏松块状物或粉末。

【静滴用量】

（1）成人和体重在 10kg 以上儿童,每日 1 瓶。

（2）新生儿及体重不满 10kg 的婴幼儿,按体重计算:即每天每千克体重 1/10 瓶。

【溶解】

（1）溶媒:在无菌条件下,在可配伍性得到保证时本品可用下列溶液 10ml 加以溶解:①脂溶性维生素注射液(Ⅱ)(供成人和 11 岁以上儿童使用);②脂溶性维生素注射液(Ⅰ)(供 11 岁以下儿童及婴幼儿使用);③脂肪乳注射液;④无电解质的葡萄糖注射液;⑤灭菌注射用水。

（2）器具:20ml 一次性使用无菌溶药注射器(单侧孔)。

（3）方法:①按西林瓶无菌粉末型药品溶解方法(抽取溶媒 5ml/支)。②见肠外营养液混合调配操作流程。

【稀释】

（1）溶媒:5%葡萄糖/10%葡萄糖/脂肪乳。

（2）器具:20ml 一次性使用无菌溶药注射器(单侧孔)。

（3）方法:按西林瓶无菌粉末型药品稀释方法(回抽空气 5ml/支)。

【稀释液的稳定性】本品溶解后应在无菌条件下立即加入输液中,并在 24 小时内用完。

【特别提示】本品加入葡萄糖注射液中进行输注时,应注意避光。

【其他名称2】注射用复方维生素。

【规格】每瓶含维生素 B 110mg、核黄素磷酸钠 6.355mg 与维生素 C 200mg。

【特性】黄色的疏松块状物。

【静滴用量】成人常用剂量:1~2 瓶/次,每日 1 次。

【溶解】

（1）溶媒:灭菌注射用水/5%葡萄糖或 0.9%氯化钠。

（2）器具:20ml 一次性使用无菌溶药注射器(单侧孔)。

（3）方法:按西林瓶无菌粉末型药品溶解方法(抽取溶媒 5ml/支)。

【稀释】

（1）溶媒:5%葡萄糖或 0.9%氯化钠。

（2）器具:20ml 一次性使用无菌溶药注射器(单侧孔)。

（3）方法:按西林瓶无菌粉末型药品稀释方法(回抽空气 5ml/支)。

【特别提示】本品进行输注时,应注意避光。

第三节　微量元素与矿物质类

1. 多种微量元素

【其他名称】安达美。

【规格】10ml。

【特性】无色或微黄色澄明液体。

【静滴用量】成人推荐剂量为一日一支(10ml)。

【稀释】

(1)溶媒:5%葡萄糖/10%葡萄糖/复方氨基酸。

(2)器具:20ml 一次性使用无菌溶药注射器(斜面)。

(3)方法:①按安瓿水溶液型(10ml 及 10ml 以上)药品稀释方法进行;②见肠外营养液混合调配操作流程。

【稀释液的稳定性】在无菌条件下,稀释好的输液必须在 24 小时内输注完毕,以免被污染。

【特别提示】

(1)本品具有高渗透压和低 pH,故未稀释不能输注。

(2)不可添加其他药物,以避免可能发生的沉淀。

(3)本品稀释后静滴时间 6~8 小时。

2. 甘油磷酸钠

【其他名称】格利福斯。

【规格】10ml:2.16g。

【特性】无色或几乎无色的澄明液体;pH 7.4;渗透压为 2760mOsm/(kg·H_2O)。

【静滴用量】本品每天用量通常为一支(10ml)。对接受肠外营养治疗的病人则应根据病人的实际需要酌情增减。

【稀释】

(1)溶媒:复方氨基酸/5%葡萄糖/10%葡萄糖。

(2)器具:30ml 一次性使用无菌溶药注射器。

(3)方法:①按安瓿水溶液型(10ml 及以上)药品稀释方法进行;②见肠外营养液混合调配操作流程。

【稀释液的稳定性】稀释后应在 24 小时内用完,以免发生污染。

【特别提示】通过周围静脉给药时,在可配伍性得到保证的前提下,本品

10ml 可加入复方氨基酸注射液或 5%葡萄糖、10%葡萄糖注射液 500ml 中,4~6小时内缓慢滴注。注意控制给药速度。未稀释前 25℃以下,不得冰冻,密闭保存。

第四节　钙 调 节 药

1. 葡萄糖酸钙

【规格】10ml:1g。

【特性】无色澄明液体。

【静滴用量】低钙血症,一次 1g,需要时可重复;用于高镁血症,一次 1~2g。

【稀释】

(1)溶媒:10%葡萄糖。

(2)器具:20ml 一次性使用无菌溶药注射器(斜面)。

(3)方法:①按安瓿水溶液型(10ml 及以上)药品稀释方法进行;②见肠外营养液混合调配操作流程。

【特别提示】

本品禁与氧化剂、枸橼酸盐、可溶性碳酸盐、磷酸盐及硫酸盐配伍。

2. 氯化钙

【其他名称】氯化钙注射液。

【规格】10ml:0.3g。

【特性】无色澄明液体。

【静滴用量】

(1)用于低钙或电解质补充,一次 0.5~1g(136~273mg 元素钙)稀释后缓慢静脉注射(每分钟不超过 0.5ml,即 13.6mg 钙),根据病人情况、血钙浓度,1~3天重复给药。

(2)甲状旁腺机能亢进术后的"骨饥饿综合征"病人的低钙,可用本品稀释于 0.9%氯化钠或右旋糖酐内,每分钟滴注 0.5~1mg(最高每分钟滴2mg)。

(3)用作强心剂时,用量 0.5~1g,稀释后静脉滴注,每分钟不超过 1ml;心室内注射,0.2~0.8g(54.4~217.6mg 钙),单剂使用。

(4)小儿用量:低钙时治疗量为 25mg/kg(6.8mg 钙),静脉缓慢滴注。

【稀释】

(1)溶媒:0.9%氯化钠。

（2）器具：20ml 一次性使用无菌溶药注射器。

（3）方法：按安瓿水溶液型（10ml 及以上）药品稀释方法进行。

【特别提示】

氯化钙有强烈的刺激性，不宜皮下或肌内注射，静脉注射时如漏出血管外，可引起组织坏死。

第二十一章

中药注射剂

第一节 清 热 剂

1. 炎琥宁

【主要成分】炎琥宁;辅料:碳酸氢钠甘露醇。

【规格】80mg。

【特性】白色或微黄色冻干块状物或粉末。

【静滴用量】0.16~0.4g/d,一日1~2次。小儿酌减或遵医嘱。

【溶解】

(1)溶媒:5%葡萄糖/5%葡萄糖氯化钠。

(2)器具:10ml 或 20ml 一次性使用无菌溶药注射器(斜面)。

(3)方法:按西林瓶无菌粉末型药品溶解方法(抽取溶媒5ml/支)。

【稀释】

(1)溶媒:5%葡萄糖/5%葡萄糖氯化钠。

(2)器具:10ml 或 20ml 一次性使用无菌溶药注射器(斜面)。

(3)方法:按西林瓶无菌粉末型药品稀释方法(回抽空气5ml/支)。

【特别提示】

(1)本品忌与酸、碱性或含有亚硫酸氢钠,焦亚硫酸钠为抗氧化剂的药物配伍,如维生素 B_6 注射液、葡萄糖酸钙注射液、氨茶碱、氨基糖苷类,喹诺酮类药物。

(2)若遇非整支用量,选择 10ml 无菌注射器,抽取溶媒 8ml 整倍稀释至80mg/8ml,即 10mg/ml,按需抽吸,注入溶媒。

2. 艾迪

【主要成分】斑蝥、人参、黄芪、刺五加;辅料:甘油(供注射用)。

【规格】10ml。

【特性】浅棕色的澄明液体。

【静滴用量】成人:一次 50～100ml(5～10 支),一日一次。

【稀释】

(1)溶媒:0.9%氯化钠/5%葡萄糖/10%葡萄糖 400～450ml 溶媒中。

(2)器具:30ml 一次性使用无菌溶药注射器(斜面)/机械配液泵。

(3)方法:①按安瓿水溶液型(10ml 及以上)药品稀释方法进行;②按机械配液泵标准流程直接稀释。

【特别提示】本品含有微量斑蝥素,外周静脉给药时注射部位静脉有一定刺激,可在静滴本品前后给予 2%利多卡因 5ml,加入 0.9%氯化钠注射液 100ml 静滴。

3. 痰热清

【主要成分】黄芩、熊胆粉、山羊角、金银花、连翘;辅料:丙二醇。

【规格】10ml。

【特性】棕红色澄明液体。

【静滴用量】

(1)成人:一般一次 20ml;重症患者一次可用 40ml。

(2)儿童:0.3～0.5ml/kg,最高剂量不超过 20ml,或遵医嘱。

【稀释】

(1)溶媒:0.9%氯化钠/5%葡萄糖 250～500ml 中。

(2)器具:30ml 一次性使用无菌溶药注射器(斜面)。

(3)方法:按西林瓶水溶液型药品稀释方法(回抽空气10ml/支)。

【特别提示】本品药液稀释倍数不低于 1：10(药液:溶媒),稀释后药液必须在 4 小时内使用,严格控制输液速度,儿童以 30～40 滴/分钟为宜,成年人以 30～60 滴/钟为宜,滴速过快或有渗漏可引起头晕、胸闷或局部疼痛。

4. 热毒宁

【主要成分】青蒿、金银花、栀子。辅料:聚山梨酯-80。

【规格】10ml。

【特性】淡黄棕色至红棕色澄明液体。

【静滴用量】

(1)成人:一次 20ml,一日 1 次。

(2)幼儿:3～5 岁,最高剂量不超过 10ml,一日 1 次。

(3)儿童:6～10 岁,一次 10ml,一日 1 次;11～13 岁,一次 15ml,一日 1 次;14～17 岁,一次 20ml,一日 1 次。

【稀释】

(1)溶媒:0.9%氯化钠/5%葡萄糖。

(2)器具:20ml/30ml 一次性使用无菌溶药注射器(斜面)。

(3)方法:按安瓿水溶液型(10ml 及 10ml 以上)药品稀释方法进行。

将安瓿乳头处的药液弹至体部,用砂轮在安瓿颈部划一划痕,用复合碘棉签消毒后掰断安瓿,持注射器将针头斜面向下置入安瓿内药液的液面下,持活塞柄抽动活塞进行抽吸,抽吸后拔出针头,回抽注射器针头内药液,排出注射器内空气,将针头斜面向上垂直穿刺入溶媒内,注入溶媒中。

【稀释液的稳定性】热毒宁注射液与5%葡萄糖、0.9%氯化钠稀释溶媒配伍使用时,建议配伍使用控制在 2 小时内,用量不超过 50ml。

【特别提示】

(1)溶液调配浓度不低于1:4(药液:溶媒)。

(2)本品是纯中药制剂,保存不当可能影响产品质量,使用前请认真检查,如发现药液出现浑浊、沉淀、变色、漏气或瓶身细微破裂者,均不能使用。如经 5%葡萄糖注射液或 0.9%氯化钠注射液 250ml 稀释后,出现混浊亦不得使用。

5. 消癌平

【主要成分】通关藤,辅料:聚山梨酯-80。

【规格】20ml。

【特性】棕黄色的澄明液体。

【静滴用量】一次 20~100ml,一日一次。

【稀释】

(1)溶媒:5%葡萄糖/10%葡萄糖。

(2)器具:30ml 一次性使用无菌溶药注射器(斜面)/机械配液泵。

(3)方法:①按安瓿水溶液型(10ml 及以上)药品稀释方法进行;②按机械配液泵标准流程直接稀释。

6. 斑蝥酸钠维生素 B_6

【主要成分】斑蝥酸钠 0.1mg,维生素 $B_6$2.5mg。

【规格】10ml:0.1mg。

【特性】无色澄明液体。

【静滴用量】每次 10~50ml,一日一次。

【稀释】

(1)溶媒:0.9%氯化钠/5%葡萄糖/10%葡萄糖。

(2)器具:30ml 一次性使用无菌溶药注射器(斜面)/机械配液泵。

(3)方法:①按安瓿水溶液型(10ml 及以上)药品稀释方法进行;②按机械配液泵标准流程直接稀释。

【特别提示】本品使用过程中若出现泌尿系统刺激症状,应暂停用药。

第二节　理　血　剂

1. 丹红

【主要成分】丹参、红花;辅料:注射用水。

【规格】10ml。

【特性】红棕色的澄明液体。

【静滴用量】一次 20~40ml,一日 1~2 次。

【稀释】

(1)溶媒:0.9%氯化钠/5%葡萄糖 100~500ml 溶媒中。

(2)器具:30ml 一次性使用无菌溶药注射器(斜面)/机械配液泵。

(3)方法:①按安瓿水溶液型(10ml 及以上)药品稀释方法进行:②按机械配液泵标准流程直接稀释。

【特别提示】有出血倾向者禁用。

2. 疏血通

【主要成分】水蛭、地龙。

【规格】2ml。

【特性】黄色的澄明液体。

【静滴用量】6ml/d 或遵医嘱。

【稀释】

(1)溶媒:0.9%氯化钠/5%葡萄糖。

(2)器具:20ml 一次性使用无菌溶药注射器(斜面)。

(3)方法:按安瓿水溶液型(10ml 以下)药品稀释方法进行。

【稀释液的稳定性】疏血通注射液与 250ml5%葡萄糖注射液、0.9%氯化钠注射液的配伍液在 6 小时内稳定。

3. 参麦

【主要成分】红参、麦冬;辅料:聚山梨酯-80、氯化钠。

【规格】10ml。

【特性】微黄色至淡棕色澄明液体。

【静滴用量】一次 20~100ml。

【稀释】

（1）溶媒：5%葡萄糖 250~500ml 溶媒中。

（2）器具：30ml 一次性使用无菌溶药注射器（斜面））/机械配液泵。

（3）方法：①按安瓿水溶液型（10ml 及以上）药品稀释方法进行；②按机械配液泵标准流程直接稀释。

【稀释液的稳定性】

溶媒宜用 5%葡萄糖注射液，且应现配现用（说明书中描述）。

【特别提示】本品不宜与中药藜芦、五灵脂、甘油果糖注射液、青霉素类高敏类药物合并使用。

4. 银杏达莫

【其他名称1】杏丁。

【规格】5ml。

【主要成分】本品为复方制剂，每 5ml（支）含银杏总黄酮 4.5~5.5mg、双嘧达莫 1.8~2.2mg。

【特性】黄色至棕黄色液体。

【静滴用量】成人一次 10~25ml，一日 2 次。

【稀释】

（1）溶媒：0.9%氯化钠/5%葡萄糖/10%葡萄糖 500ml 溶媒中。

（2）器具：20ml 或 30ml 一次性使用无菌溶药注射器（斜面）。

（3）方法：按安瓿水溶液型（10ml 以下）药品稀释方法进行。

【特别提示】与肝素、双香豆素等抗凝药同用时，易引起出血倾向。

【其他名称2】亿新威。

【规格】10ml。

【主要成分】本品为复方制剂，每 10ml（支）含银杏总黄酮 9.0~11.0mg、双嘧达莫 3.6~4.4mg。

【特性】黄色至棕黄色液体。

【静滴用量】成人一次 10~25ml，一日 2 次。

【稀释】

（1）溶媒：0.9%氯化钠/5%葡萄糖/10%葡萄糖 500ml 溶媒中。

（2）器具：20ml 或 30ml 一次性使用无菌溶药注射器（斜面）。

（3）方法：按安瓿水溶液型（10ml 及以上）药品稀释方法进行。

【稀释液的稳定性】从实验结果看，银杏达莫与复方氯化钠和葡萄糖氯化钠配伍在 4 小时内微粒完全符合药典标准。

5. 银杏叶提取物

【其他名称】金纳多。

【主要成分】每支含有银杏叶提取物 17.5mg,其中银杏黄酮苷 4.2mg;辅料:山梨醇、乙醇、氢氧化钠。

【规格】5ml:17.5mg。

【特性】黄色澄明液体。

【静滴用量】根据病情,通常一日 1~2 次,一次 2~4 支;若必要时可调整剂量至一次 5 支,一日 2 次。

【稀释】

(1)溶媒:0.9%氯化钠/5%~10%葡萄糖。

(2)器具:20ml 或 30ml 一次性使用无菌溶药注射器(斜面)。

(3)方法:按安瓿水溶液型(10ml 以下)药品稀释方法进行。

【稀释液的稳定性】金多纳与 5%葡糖糖注射液、10%葡萄糖注射液、葡萄糖氯化钠注射液、氯化钠注射液、乳酸林格注射液、木糖醇注射液、右旋糖酐 20 葡萄糖注射液配伍,24 小时内性质基本保持稳定。

【特别提示】金纳多给药剂量每次不可超过 25ml,混合比例为 1∶10;对乙醇过敏者慎用。

6. 丹参多酚酸盐

【规格】

(1)100mg。

(2)200mg。

【主要成分】丹参多酚酸盐。

【特性】浅棕色疏松块状物;味微苦,微涩。

【静滴用量】一次 200mg,一日 1 次,疗程 2 周。

【溶解】

(1)溶媒:0.9%氯化钠/5%葡萄糖。

(2)器具:20ml 一次性使用无菌溶药注射器(斜面)。

(3)方法:按西林瓶无菌粉末型药品溶解方法(抽取溶媒 5ml/支)。

【稀释】

(1)溶媒:0.9%氯化钠/5%葡萄糖 250~500ml 溶媒中。

(2)器具:20ml 一次性使用无菌溶药注射器(斜面)。

(3)方法:按西林瓶无菌粉末型药品稀释方法(回抽空气 5ml/支)。

7. 丹参川芎嗪

【其他名称】威澳。

【主要成分】丹参川芎嗪丹参、盐酸川芎嗪;辅料:甘油、注射用水。

【规格】5ml。

【特性】浅棕红色澄明液体。

【静滴用量】每次 5~10ml,每日 1 次。

【稀释】

(1)溶媒:0.9%氯化钠/5%葡萄糖/10%葡萄糖。

(2)器具:20ml 一次性使用无菌溶药注射器(斜面)。

(3)方法:按安瓿水溶液型(10ml 以下)药品稀释方法进行。

【特别提示】如有结晶析出,用温水加热溶解即可。

8. 丹参

【其他名称】注射用丹参。

【主要成分】丹参。

【规格】400mg。

【特性】黄棕色至棕色的无菌粉末;有引湿性。

【静滴用量】一次 1 支,一日 1 次,或遵医嘱。

【溶解】

(1)溶媒:0.9%氯化钠/5%葡萄糖。

(2)器具:20ml 一次性使用无菌溶药注射器(斜面)。

(3)方法:按西林瓶无菌粉末型药品溶解方法(抽取溶媒 5ml/支)。

【稀释】

(1)溶媒:0.9%氯化钠/5%葡萄糖 500ml 溶媒中。

(2)器具:20ml 一次性使用无菌溶药注射器(斜面)。

(3)方法:按西林瓶无菌粉末型药品稀释方法(回抽空气 5ml/支)。

【特别提示】本品在溶解过程中如出现混浊或沉淀,则禁止使用。

9. 丹参酮ⅡA 磺酸钠

【其他名称】诺新康。

【主要成分】本品主要成分为丹参酮ⅡA 磺酸钠;辅料:葡萄糖、注射用水。

【规格】2ml:10mg。

【特性】红色的澄明液体。

【静滴用量】一日一次,一次40~80mg。

【稀释】

(1)溶媒:0.9%氯化钠/5%葡萄糖250~500ml溶媒中。

(2)器具:20ml一次性使用无菌溶药注射器(斜面)。

(3)方法:按安瓿水溶液型(10ml以下)药品稀释方法进行。

【稀释液的稳定性】丹参酮ⅡA硫磺钠与5%葡糖糖注射液、氯化钠注射液、葡萄糖氯化钠注射液、木糖醇注射液、右旋糖酐40葡萄糖注射液、转化糖电解质注射液、果糖注射液配伍,24小时内性质基本保持稳定。

【特别提示】

(1)丹参酮ⅡA磺酸钠为钙离子拮抗剂,其溶液与重金属离子接触会发生类似蛋白质样变性反应,使溶液变黏稠,故本品禁与含镁、铁、钙、铜、锌等重金属的药物配伍使用。本品具有较强的还原性,也不宜与具有强氧化性的药物配伍使用。

(2)本品调配成输液后若产生混浊或沉淀应立即停止使用。

10. 血塞通

【其他名称】络泰。

【主要成分】三七总皂苷冻干粉。

【规格】400mg。

【特性】类白色至淡黄色无定形粉末或疏松固体状物;味苦、微甘;有引湿性;难溶解。

【静滴用量】一日1次,一次200~400mg,15天为一疗程,停药1~3天后可进行第二疗程。

【溶解】

(1)溶媒:灭菌注射用水/0.9%氯化钠/5%葡萄糖。

(2)器具:20ml一次性使用无菌溶药注射器(单侧孔)。

(3)方法:按西林瓶无菌粉末型药品溶解方法(抽取溶媒5ml/支)。

【稀释】

(1)溶媒:5%葡萄糖/10%葡萄糖/0.9%氯化钠250~500ml溶媒中。

(2)器具:20ml一次性使用无菌溶药注射器(单侧孔)。

(3)方法:按西林瓶无菌粉末型药品稀释方法(回抽空气5ml/支)。

【特别提示】

(1)连续给药不得超过15天。

(2)用药期勿从事驾驶及高空作业等危险作业。

11. 谷红

【主要成分】乙酰谷酰胺、红花提取液。每 1ml 含乙酰谷酰胺 30mg,含红花相当于生药量 0.5g。辅料:葡甲胺、丙二醇、依地酸二钠、聚山梨酯-80、注射用水。

【规格】5ml。

【特性】黄红色至棕红色的澄明液体。

【静滴用量】一次 10~20ml,一日一次。10~15 天为一疗程。

【稀释】

(1)溶媒:0.9%氯化钠/5%葡萄糖/10%葡萄糖 250~500ml 溶媒中。

(2)器具:20ml 一次性使用无菌溶药注射器(斜面)。

(3)方法:按安瓿水溶液型(10ml 以下)药品稀释方法进行。

【稀释液的稳定性】谷红注射液与 5%葡糖糖注射液、10%葡萄糖注射液以及氯化钠注射液在 4 小时内可配伍使用,使用过程中应尽量避免日光照射。

12. 血必净

【主要成分】红花、赤芍、川芎、丹参、当归。辅料:葡萄糖。

【规格】10ml。

【特性】棕黄色至棕红色的澄明液体。

【静滴用量】一次 50~100ml,一天 2~4 次。

【稀释】

(1)溶媒:0.9%氯化钠 100ml 溶媒中。

(2)器具:30ml 一次性使用无菌溶药注射器(斜面)。

(3)方法:按安瓿水溶液型(10ml 及 10ml 以上)药品稀释方法进行。

【稀释液的稳定性】血必净与 10%葡萄糖注射液或 5%葡糖糖注射液配伍,配制后 4 小时内性质基本保持稳定。

【特别提示】

(1)本品与其他注射剂同时使用时,要用 50ml 0.9%氯化钠间隔,不宜混合使用。

(2)本品使用前,若发现药液出现浑浊、沉淀、毛点、絮状物等现象时禁止使用。

第三节　补　益　剂

1. 康艾

【主要成分】黄芪、人参、苦参素。

【规格】20ml。

【特性】淡黄色至黄棕色的澄明液体。

【静滴用量】每次 40~60ml(2~3 支),30 天为一疗程或遵医嘱。

【稀释】

(1)溶媒:0.9%氯化钠/5%葡萄糖 250ml~500ml 溶媒中。

(2)器具:30ml 一次性使用无菌溶药注射器(斜面)/机械配液泵。

(3)方法:①按西林瓶水溶液型药品稀释方法(回抽空气 20ml/支);②按机械配液泵标准流程直接稀释。

【特别提示】

(1)滴速勿快,老人、儿童以 20~40 滴/分钟为宜,成年人以 40~60 滴/分钟为宜。

(2)本品输注时加强用药监护。用药过程中,应密切观察用药反应,特别是开始 30 分钟,发现异常,立即停药,对患者采用积极救治措施。

2. 复方骨肽

【主要成分】本品为复方制剂,其主要成分为有机钙、磷、无机钙、微量元素、氨基酸等。

【规格】2ml:30mg。

【特性】微黄褐色至黄褐色澄明液体。

【静滴用量】一次 4~10ml,15~30 天为一疗程。

【稀释】

(1)溶媒:0.9%氯化钠/5%葡萄糖/5%葡萄糖氯化钠。

(2)器具:20ml 一次性使用无菌溶药注射器(斜面)。

(3)方法:按安瓿水溶液型(10ml 以下)药品稀释方法进行。

【特别提示】如本品出现混浊,即停止使用。

3. 骨肽

【主要成分】本品为新鲜或冷冻的猪四肢骨提取的骨肽溶液制成的无菌冻干品;辅料:甘露醇。

【规格】25mg 多肽。

【特性】白色或类白色块状物。

【静滴用量】每次 50~100mg,每日 1 次,15~30 天为一疗程。

【溶解】

(1)溶媒:0.9%氯化钠。

(2)器具:20ml 一次性使用无菌溶药注射器(单侧孔)。

（3）方法：按西林瓶无菌粉末型药品溶解方法（抽取溶媒 5ml/支）。

【稀释】

（1）溶媒：0.9%氯化钠至少 200ml 溶媒中。

（2）器具：20ml 一次性使用无菌溶药注射器（斜面）。

（3）方法：按西林瓶无菌粉末型药品稀释方法（回抽空气 5ml/支）。

【特别提示】使用时如发现药品破损或瓶盖松动勿用，溶解稀释后发现有浑浊勿用。

第四节 开 窍 剂

1. 醒脑静

【其他名称】云南、济民可信。

【主要成分】麝香、郁金、冰片、栀子。辅料为聚山梨酯-80、氯化钠。

【规格】5ml。

【特性】无色澄明液体。

【静滴用量】一次 10~20ml。

【稀释】

（1）溶媒：0.9%氯化钠/5%葡萄糖/10%葡萄糖 250~500ml 溶媒中。

（2）器具：20ml 一次性使用无菌溶药注射器（斜面）。

（3）方法：按安瓿水溶液型（10ml 以下）药品稀释方法进行。

【特别提示】

（1）对本品或含有人工麝香（或麝香）、栀子、郁金、冰片制剂及成分中所列辅料过敏或有严重不良反应病史者禁用。

（2）本品为芳香性药物，开启后应立即使用，防止挥发。

（3）运动员慎用。

（4）孕妇禁用。

（5）不建议儿童使用。

2. 复方麝香

【主要成分】人工麝香、郁金、广藿香、石菖蒲、冰片、薄荷脑，辅料：聚山梨酯 80。

【规格】10ml。

【特性】无色澄明液体。

【静滴用量】一次 10~20ml。

【稀释】

(1)溶媒:0.9%氯化钠/5%葡萄糖/10%葡萄糖 250~500ml 溶媒中。

(2)器具:20ml 一次性使用无菌溶药注射器(斜面)。

(3)方法:按安瓿水溶液型(10ml 及以上)药品稀释方法进行。

【特别提示】

(1)本品为芳香性药物,开启后立即使用,防止挥发。

(2)本品输注时加强用药监护。用药过程中,应密切观察用药反应,特别是开始 30 分钟。发现异常,立即停药,采用积极救治措施。

(3)孕妇禁用。

(4)运动员慎用。

(5)不建议儿童使用。

第五节　其他类中药注射剂

1. 骨瓜提取物

【其他名称】迪可安。

【主要成分】本品为复方制剂,是由新鲜或冷冻的猪四肢骨骼和葫芦科植物甜瓜的干燥成熟种子,经分别提取后制成的无菌冻干品;辅料:右旋糖酐 40。

【规格】25mg。

【特性】浅黄色的疏松块状物。

【静滴用量】一日 25~100mg,一般 20~30 日为一疗程,小儿酌减或遵医嘱。

【溶解】

(1)溶媒:5%葡萄糖/0.9%氯化钠。

(2)器具:20ml 一次性使用无菌溶药注射器(单侧孔)。

(3)方法:按西林瓶无菌粉末型药品溶解方法(抽取溶媒 5ml/支)。

【稀释】

(1)溶媒:5%葡萄糖/0.9%氯化钠 250~500ml 溶媒中。

(2)器具:20ml 一次性使用无菌溶药注射器(单侧孔)。

(3)方法:按西林瓶无菌粉末型药品稀释方法(回抽空气 5ml/支)。

【特别提示】

(1)对本品过敏者禁用,严重肾功能不全者禁用。

(2)静脉滴注给药时,本品宜单独使用,不宜与其他药物同时滴注。

(3)使用时发现药品破损或瓶盖松动勿用。溶解稀释后发现有浑浊勿用。

2. 肾康

【主要成分】大黄、丹参、红花、黄芪。

【规格】20ml。

【特性】黄棕色澄明液体。

【静滴用量】一次 100ml(5 支),一日一次,每分钟 20~30 滴。疗程 4 周。

【稀释】

(1)溶媒:10%葡萄糖至少 300ml 溶媒中。

(2)器具:50ml 一次性使用无菌溶药注射器(斜面)。

(3)方法:按安瓿水溶液型(10ml 及 10ml 以上)药品稀释方法进行。

【特别提示】

(1)本品禁止与其他药物在同一容器(包括输液管内)混合使用。

(2)对于初次使用中药注射剂或用药开始 30 分钟的患者,应密切观察用药反应,出现异常立即停药,采取积极救治措施,救治患者。

(3)本品保存不当可能影响产品质量。对包装变形、安瓿瓶有裂痕或砂眼等密封不严的禁止使用,发现药液出现沉淀、悬浮物、浑浊、变色和漏气等异常现象时禁止使用。

3. 喜炎平

【主要成分】穿心莲内酯总酯磺化物。

【规格】2ml:50mg。

【特性】淡黄色至橙黄色的澄明液体。

【静滴用量】

(1)成人:250~500mg/d 或遵医嘱。

(2)儿童:5~10mg/(kg·d)[0.2~0.4ml/(kg·d)],最高剂量不超过 250mg,控制滴速每分钟 30~40 滴,一日 1 次或遵医嘱。

【稀释】

(1)溶媒:5%葡萄糖/0.9%氯化钠 100~250ml 溶媒中。

(2)器具:20ml 一次性使用无菌溶药注射器(斜面)。

(3)方法:按安瓿水溶液型(10ml 以下)药品稀释方法进行。

【稀释液的稳定性】喜炎平注射剂配制在临床常用溶媒中后应在 2 小时内使用。

【特别提示】

(1)本品严禁与其他药物在同一容器内混合使用。

(2)有药物过敏史者慎用。针对这类用药患者应特别加强观察,以便出现药品不良反应时及时进行处理。

（3）严格控制输液速度，儿童以 30~40 滴/分钟为宜，成人以 30~60 滴/分钟为宜。

（4）稀释溶媒的温度要适宜，一般在 20~30℃之间为宜。

4.七叶皂苷钠

【其他名称】麦通钠。

【主要成分】七叶皂苷钠 A 和七叶皂苷钠 B。

【规格】5mg。

【特性】白色冻干疏松块状物。

【静滴用量】每次 2 支，每天 1~2 次。但一日总量不得超过 20mg。疗程 7~10 天。

【溶解】

（1）溶媒：0.9%氯化钠/10%葡萄糖。

（2）器具：20ml 一次性使用无菌溶药注射器（单侧孔）。

（3）方法：按西林瓶无菌粉末型药品溶解方法（抽取溶媒 5ml/支）。

【稀释】

（1）溶媒：0.9%氯化钠/10%葡萄糖 250ml 溶媒中。

（2）器具：20ml 一次性使用无菌溶药注射器（单侧孔）。

（3）方法：按西林瓶无菌粉末型药品稀释方法（回抽空气 5ml/支）。

【稀释液的稳定性】七叶皂苷钠预配置成品应尽量冷藏保存。

【特别提示】

（1）可见注射部位局部疼痛、肿胀。

（2）本品只能用于静脉注射和滴注，禁用于动脉、肌肉或皮下注射。

（3）注射时宜选用较粗静脉，切勿漏出血管外，如出现红、肿，用 0.25%普鲁卡因封闭或热敷。

（4）本品能促使机体提高促肾上腺皮质激素（ACTH）和可的松血浆浓度，与皮质激素类药物联合使用时应慎用。

（5）本品与含碱性基团的药物配伍时可能发生沉淀。

5.苦碟子

【其他名称】碟脉灵。

【主要成分】抱茎苦荬菜。

【规格】20ml。

【特性】浅黄棕色至黄棕色的澄明液体。

【静滴用量】一次 10~40ml,一日 1 次,14 天为一疗程,或遵医嘱。

【稀释】

(1)溶媒:0.9%氯化钠/5%葡萄糖 250~500ml 溶媒中。

(2)器具:50ml 一次性使用无菌溶药注射器(斜面)。

(3)方法:按安瓿水溶液型(10ml 及以上)药品稀释方法进行。

【特别提示】

(1)近期出血或有出血倾向者禁用。

(2)每 10ml 药液应用不少于 100ml 的葡萄糖或氯化钠注射液稀释后使用,滴速不宜过快。

(3)用药过程中应密切观察用药反应,发现异常,立即停药并及时治疗。

(4)本品保存不当将影响产品质量,如发现瓶身裂纹、漏气、药液浑浊、沉淀、絮状物、变色均不能使用。如经葡萄糖或氯化钠注射液稀释后或输液过程中出现浑浊、沉淀、亦不得使用。本品用氯化钠注射液稀释为宜。

(5)本品应单独使用,禁忌与其他药品混合配伍使用。谨慎联合用药,如确需联合使用其他药品时,应谨慎考虑与本品的间隔时间以及药物相互作用等。

6. 天麻素

【其他名称】天麻苷、悦康。

【主要成分】天麻素。

【规格】2ml:0.2mg。

【特性】无色澄明液体。

【静滴用量】一次 0.6g(3 支),一日一次。

【稀释】

(1)溶媒:0.9%氯化钠/5%葡萄糖 250~500ml 溶媒中。

(2)器具:10ml 一次性使用无菌溶药注射器(斜面)。

(3)方法:按安瓿水溶液型(10ml 以下)药品稀释方法进行。

7. 苦参碱

【其他名称】漪清。

【主要成分】苦参碱;辅料为甘露醇。

【规格】50mg。

【特性】白色或类白色疏松块状物或粉末,长期光照或加热颜色逐渐变为浅黄色。

【静滴用量】每次 150mg(3 支),一日 1 次。

【溶解】

（1）溶媒：10%葡萄糖。

（2）器具：20ml 一次性使用无菌溶药注射器（单侧孔）。

（3）方法：按西林瓶无菌粉末型药品溶解方法（抽取溶媒 5ml/支）。

【稀释】

（1）溶媒：10%葡萄糖 250~500ml 溶媒中。

（2）器具：20ml 一次性使用无菌溶药注射器（单侧孔）

（3）方法：按西林瓶无菌粉末型药品稀释方法（回抽空气 5ml/支）。

【稀释液的稳定性】苦参碱注射液与5%葡萄糖注射液、10%葡萄糖注射液、葡萄糖氯化钠注射液配伍后，输液配伍后在 8 小时内是稳定的。

【特别提示】本品稀释后滴注速度不可太快，以每分钟不超过 60 滴为宜。

8. 复方苦参

【其他名称】岩舒。

【主要成分】苦参、白土苓；辅料：聚山梨酯 80、氢氧化钠、醋酸。

【规格】5ml。

【特性】浅棕色澄明液体。

【静滴用量】成人一次 12ml，一日一次，儿童酌减，全身用药总量 200ml 为一个疗程，一般可连续使用 2~3 个疗程。

【稀释】

（1）溶媒：0.9%氯化钠至少 200ml 中溶媒。

（2）器具：30ml 一次性使用无菌溶药注射器（斜面）。

（3）方法：按安瓿水溶液型（10ml 以下）药品稀释方法进行。

【稀释液的稳定性】复方苦参注射液与 0.9%氯化钠比 5%葡萄糖和 10%葡萄糖更宜配伍使用，在 6 小时内基本稳定。

【特别提示】

（1）使用前若发现药液浑浊、沉淀、安瓿破裂等现象时，请勿使用。

（2）常温下保存，忌冷冻及高温。

9. 鹿瓜多肽

【其他名称】松梅乐。

【规格】2ml：4mg。

【特性】浅黄色的澄明液体。

【静滴用量】8~12mg/d，10~15 天为一疗程或遵医嘱，小儿酌减。

【稀释】

溶媒:5%葡萄糖/0.9%氯化钠 250~500ml 溶媒中。

器具:20ml 一次性使用无菌溶药注射器(斜面)。

方法:按安瓿水溶液型(10ml 以下)药品稀释方法进行。

【特别提示】静脉滴注给药时,宜单独使用,不宜与其他药物同时滴注。

10. 鸦胆子油乳

【规格】10ml。

【特性】乳白色的均匀乳状液体。

【静滴用量】一次 10~30ml,一日一次。

【稀释】

(1)溶媒:0.9%氯化钠 250ml 溶媒中。

(2)器具:30ml 一次性使用无菌溶药注射器(斜面)。

(3)方法:按安瓿水溶液型(10ml 及以上)药品稀释方法进行。

【特别提示】

(1)稀释后立即使用。

(2)稀释前密闭,避光,置冷暗处(2~10℃)保存。

第二十二章

案 例 分 析

1. 地西泮能否使用常用输液稀释并静脉滴注?

(1)地西泮注射液为长效药物,仅静脉推注,不可静脉滴注。

(2)地西泮微溶于水,其注射液中的溶剂为40%丙二醇,并使用10%乙醇作为助溶剂,该药物与其他任何输液配伍,会因其溶媒发生改变使地西泮溶解度降低而析出结晶,产生浑浊,因此不可稀释使用。实验表明采用常用的5%葡萄糖注射液、10%葡萄糖注射液、0.9%氯化钠注射液稀释后的地西泮注射液均出现浑浊。

(3)本品为脂溶性,采用滴注的给药方式可能使其产生沉淀,黏附于静脉输液器上或吸附于塑料输液袋的容器和导管上。

(4)该药可经静脉微量泵入,可调节流速,但不可稀释。

(5)快速注射地西泮可致呼吸暂停、低血压、心动过缓或心跳停止,因此静推速度应缓慢,不超过5mg/min,并应使用大静脉,避免动脉内给药,防止渗漏于血管外;,儿童的注射时间应在3分钟以上。

(6)推注后立即用0.9%氯化钠冲洗静脉以防止血栓性静脉炎的发生。

2. 亚胺培南西司他丁钠(泰能)1g 能否稀释至 100ml 以下溶媒中?

(1)静脉输注用亚胺培南西司他丁钠(泰能)以碳酸氢钠为缓冲剂,使其溶液的 pH 范围在 6.5~8.5 之间,若按说明来调配和使用,则 pH 无明显变化。

(2)亚胺培南西司他丁钠(泰能)20ml 玻璃瓶包装中的无菌粉末必须先调配成混悬液,再转移至100ml 合适的输注液中。

(3)推荐的步骤为从瓶装有 100ml 稀释液的输注容器中取出 10ml,加入本品 20ml 瓶中,摇匀;将混悬液转移至输注容器中。

(4)注意:混悬液不能直接用于输液。混悬液完全转移至输注溶液中后,充分振摇输注容器直至溶液澄清。

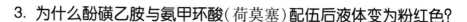

3. 为什么酚磺乙胺与氨甲环酸（荷莫塞）配伍后液体变为粉红色？

（1）酚磺乙胺 pH 是 3.5~6.5,氨甲环酸（荷莫塞）pH 是 6.5~7.5,二者配伍发生中和反应,导致颜色变化。

（2）两种药物不宜配伍,应分别单独使用,单注射器调配。

4. 氨溴索（开顺）在调配前为何先用注射用水溶解？

（1）灭菌注射用水 pH 5.0~7.0,为纯化水,不含金属离子等杂质,不会改变药物的性质。

（2）氨溴索（开顺）pH 5.0 禁止与 pH>6.3 的其他偏碱性溶液混合,因为 pH 增加会导致产生游离碱沉淀。

（3）用前用 5ml 注射用水溶解后再稀释到输液中。

5. 为何三磷酸腺苷二钠与维生素 B_6 不宜配伍？

（1）三磷酸腺苷二钠 pH 是 6.0~7.5 维生素 B_6pH 是 2.5~4.0。

（2）三磷酸腺苷二钠在酸性条件下,pH 越低,分解速度越快,导致药效降低或失效。

6. 头孢替安（海替舒）调配后为什么应立即使用？

头孢替安（海替舒）溶解后的药液应迅速使用,若必须储存应在 8 小时内用完,此时微黄色的药液可能随着时间的延长而加深,使药效降低。

7. 丹参酮ⅡA 磺酸钠（诺新康）调配后为何易产生沉淀？

（1）丹参酮ⅡA 磺酸钠（诺新康）为红色溶液,不宜与其他药物（除了配伍使用安全已得到临床验证的药物）在注射器或输液瓶中混合,应尽可能单独使用。

（2）丹参酮ⅡA 磺酸钠（诺新康）为钙离子拮抗剂,其溶液与重金属离子接触会发生类似蛋白质样变性反应,使溶液变黏稠。

（3）静脉滴注:40~80mg,以 5% 葡萄糖注射液或 0.9%氯化钠注射液 250~500ml 稀释,避免局部药品浓度过高,否则易产生沉淀。

（4）本品调配成输液后若产生混浊或沉淀,应立即停止使用,重新调配。

8. 奥美拉唑（奥西康）在滴注时发生变色反应,是什么原因引起的？

（1）奥美拉唑（奥西康）是一对活性旋光对映体的消旋混合物,溶解和稀释后必须在 4 小时内用完,若时间延长会变为淡粉色或粉红色。

（2）调配后的溶液不应与其他药物混合或在同一输液中合用,否则会发生化学反应,导致变色。

9. 艾迪注射液调配后为什么会有絮状物产生?

(1)艾迪注射液为中成药注射液,与输液配伍后应尽快输注,否则会因时间的延长出现pH、澄明度的变化或不溶性微粒超标等问题。

(2)静脉滴注,50~100ml以5%~10%葡萄糖注射液或0.9%氯化钠注射液400~450ml稀释,浓度过高,会加速絮状物产生。

(3)中药注射液宜单独使用,不应与其他药物配伍使用。

10. 如何防止紫杉醇酯(白蛋白结合型)调配后不产生泡沫?

(1)溶解时先用一次性使用无菌溶液注射器抽取0.9%氯化钠注射液20ml,沿瓶内壁缓慢注入(勿将0.9%氯化钠直接注射到冻干块/粉上,以免形成泡沫),时间不应少于1分钟;注入完成后,让药瓶静置至少5分钟,以保证冻干块/粉完全浸透;轻轻地摇动药瓶或缓慢地将药瓶上下倒置至少2分钟,让瓶内所有冻干块/粉完全分散溶解,避免形成泡沫。

(2)混合调配时将注射器针头斜面向上垂直穿刺入西林瓶内,注入空气,倒转西林瓶,使针头斜面在液面下,将针尖斜面置于液面以上注入空气(防止产生泡沫)后将针尖退至液面以下,抽动活塞,缓慢抽吸至注射器内;拔出针头,排出注射器内空气,缓慢注入溶媒中,后将输液袋内空气全部排出。

(3)专人专箱负责运送至临床,防止在运送过程中因频繁晃动而产生泡沫。

11. 前列地尔能否溶于0.9%氯化钠50ml或100ml中静脉滴注?

(1)药品说明书中提示前列地尔只能溶于10ml 0.9%氯化钠,缓慢静滴或直接入小壶缓慢静脉滴注。

(2)会产生乳析。乳析,系指互不相溶的两种液体混合,其中一相液体以液滴状分散于另一相液体中形成的非均匀相液体分散体系。

(3)由于体系中的分散相(前列地尔)和连续相(0.9%氯化钠)的密度不同,分散相小液滴在体系中运动,因油的密度小于水,故O/W型乳剂会出现分散相下沉的现象。

(4)分散相(前列地尔)下沉,随血液循环到达小毛细血管后,易出现阻塞。

12. 硫辛酸(亚宝力舒)在输注时输注速度是否会减慢至堵管的现象?

(1)气温变冷,硫辛酸溶解度明显下降,2010版《中华人民共和国药典》中硫辛酸在水中为溶解度为1g/L(20℃),微溶于水,若天气降至0℃左右,硫辛酸溶解度明显降低,会快速析出大于输液器滤网网孔(10μm)的微粒堵塞输液器,建议在配送的过程中要用铝箔纸袋包装,注意保温。

(2)pH 的原因,硫辛酸属于有机酸类物质,其 pH 为 5.4,显酸性,故在酸性环境中易析出结晶,禁忌与葡萄糖配伍。

(3)硫辛酸结构式中含有二硫键(—S—S—),易与重金属形成不溶性络合物。硫辛酸与其他含有重金属的输液序贯使用时,需用生理盐水 50ml 冲管。

13. 药物经济学案例

药物经济学的特点就是同时评价特定治疗、药物或服务的成本与结果。如果只对成本进行比较,不考虑结果差异,则毫无意义;只考虑效果,不顾耗费的成本,会造成有限卫生资源的极大浪费。药物经济学的分析关键在于平衡成本与结果,在二者之间寻找一个最佳契合点。减少药品费用,仅是药物经济学分析的目的之一,更重要的是使药品得到合理使用,减少部分药源性疾病和不良反应的发生,把"合理"和"经济"融为一体。通过分析获得的治疗方案不一定是费用最小的,而是成本最合理的,健康结果最佳的。

如同种药物规格不同:丹参多酚酸盐有两种规格,一种为 100mg,另一种为 200mg。其用法用量为一次 200mg,用 250~500ml 5%葡萄糖注射液溶解后使用,一日 1 次,疗程 2 周。临床科室若选择规格 100mg 丹参多酚酸盐,则一次用量为两支;若选择规格 200mg 丹参多酚酸盐,则一次用量为一支,从成本来计算规格 100mg 的费用远远的高于规格 200mg 的费用。

儿科化疗患者使用注射用盐酸伊达比星的常用剂量为每次 5mg,如使用 10mg/支注射用盐酸伊达比星(善唯达),不仅增加了患者的经济负担,且会造成药物浪费,多余的废弃药液也存在污染环境的可能。应根据临床实际需求,申请购入 5mg 注射用盐酸伊达比星。

头孢替安(锋替欣)规格为 1g,儿童是一次 0.5g,一天两次;孢替安(替他欣)规格为 0.5g,儿童用法用量是相同的,但是孢替安(替他欣)的价格要相对低于头孢替安(锋替欣),儿童若选择头孢替安(锋替欣)就会产生更多费用,还会造成药品的浪费。所以我们应在信息系统中对头孢替安做了限制,替他欣只能在儿科使用,1g 以上的用量则只能开具锋替欣。

14. 具有刺激性的静脉药品案例

临床科室护理质控时其中有一项是关于静脉炎的发生率,对临床科室进行调研发现,临床护理人员只知道病人出现了静脉炎,但是具体是由哪种药物引起的不能确定,针对这种情况我们对所有的静脉用药进行统计分析,并制订了具有刺激性的静脉药品的列表(表 22-14-1)。

表 22-14-1　具有刺激性的静脉药品目录

药品分类	编号	药品名称	规格	其他名称	使用注意事项
头孢菌素类	1	头孢唑啉钠	1.0g	先锋霉素Ⅴ号、西孢唑啉、凯复唑、赛福宁	具有刺激性,静脉注射可能发生血栓性静脉炎。
头霉素类	2	头孢美唑	0.5g	先锋美他醇、头孢甲氧氰唑、新泰宁	静脉内大量给药时,可能会引起血管刺激性痛,应充分注意注射液的调配、注射部位及注射方法等并尽量缓慢注入。
林可酰胺类	3	克林霉素	0.3g	氯洁霉素、氯林霉素、博乐、克林美	静脉滴注可引起静脉炎,肌内注射局部可能出现疼痛、硬结和无菌性脓肿。
糖肽类	4	去甲万古霉素	0.4g	万迅	可引起血栓性静脉炎,应十分注意药液的浓度和静滴的速度,再次静滴时应更换静滴部位。
	5	万古霉素	500mg	稳可信、万君雅、来可信、方刻林	
抗分枝杆菌药	6	对氨基水杨酸钠	2g	对氨柳酸钠	静脉滴注久易致静脉炎。
抗病毒药	7	更昔洛韦	50mg	丽科伟、丙氧鸟苷、赛美维	本品溶液呈强碱性(pH=11),滴注时间不得少于1小时,并注意避免药液与皮肤或黏膜接触或吸入,如不慎溅及,应立即用肥皂和清水冲洗,眼睛应用清水冲洗,避免药液渗漏到血管外组织。

续表

药品分类	编号	药品名称	规格	其他名称	使用注意事项
抗病毒药	8	阿昔洛韦	0.25g/支	丽科欣、无环鸟苷、克毒星	本品静脉滴注时宜缓慢,否则可发生肾小管内药物结晶沉淀,引起肾功能损害的病例可达10%,并勿使之漏至血管外,以免引起疼痛及静脉炎。
抗心律失常药	9	盐酸胺碘酮	3ml:0.15g	可达龙、安律酮	炎症反应,通过直接外周静脉途径给药时出现的浅表静脉炎、注射部位反应,例如疼痛、红斑、水肿、坏死、渗出、浸润、炎症、硬化、静脉炎、血栓静脉炎、感染、色素沉淀以及蜂窝织炎。
抗贫血药	10	蔗糖铁	5ml:100mg	卫信康、维乐福	本品有刺激性,静脉滴注时谨防药液外渗。
抗肿瘤辅助药	11	左亚叶酸钙	25mg / 50mg	亨杰 / 左福能	本品有刺激性,刺激血管引起疼痛、血栓性静脉炎,故应注意注射部位和方法。
钙调节药	12	葡萄糖酸钙	10ml:1g	无	本品因刺激性较大,静脉注射时如漏出血管外,可引起组织坏死。
	13	氯化钙	0.3g:10ml	氯化钙注射液	氯化钙有强烈的刺激性,不宜皮下或肌内注射,静脉注射时如漏出血管外,可引起组织坏死。

续表

药品分类	编号	药品名称	规格	其他名称	使用注意事项
烷化剂类	14	白消安	10ml：60mg	白舒非、白血福恩、马利兰	本品应通过中心静脉导管给药,在处理和制备本品溶液时应格外小心。建议使用手套,因意外接触可能引起皮肤反应。如本品原液或稀释的溶液接触到皮肤或黏膜,请以清水彻底冲洗皮肤或黏膜。
	15	达卡巴嗪	0.1g	氮烯咪胺、甲嗪咪唑胺	1. 注射时防止药物外渗,避免对局部组织刺激; 2. 局部反应:注射部位可有血管刺激反应。
干扰转录过程和阻止 RNA 合成的药物	16	多柔比星	10mg	阿霉素	1. 药物外渗可引起组织溃疡和坏死; 2. 浓度过高引起静脉炎。
	17	表柔比星	10mg	法玛新、艾达生、表阿霉素	1. 注射时溢出静脉会造成组织的严重损伤甚至坏死; 2. 小静脉注射或反复注射同一血管会造成静脉硬化; 3. 建议以中心静脉输注较好。
	18	柔红霉素	20mg	柔毛霉素、红比霉素、正定霉素	本品静脉输注时尽可能慢,以防止引起血管疼痛,静脉炎和形成血栓,防止药液外渗。
麻醉用药	19	丙泊酚	20ml：0.2g	竟安	注射时可引起局部注射部位的疼痛。

药品分类	编号	药品名称	规格	其他名称	使用注意事项
生殖系统药	20	垂体后叶素	2ml:6单位	无	注射时药液外漏可引起组织坏死。
影响微管蛋白的药物	21	多西他赛	0.5ml:20mg	艾素、多帕菲、紫杉特尔、多西紫杉醇、泰素帝	注射部位可发生轻度反应，包括色素沉着，炎症，皮肤发红或发干，静脉炎或渗出及肿胀。
	22	长春瑞滨	1ml:10mg	盖诺、去甲长春花碱、诺威本、民诺宾	本品静脉用药外渗可引起局部皮肤红肿甚至坏死。
	23	长春地辛	1mg	西艾克、长春花碱酰胺、癌的散、去乙酰长春、花碱酰胺、艾得新	本品输注时有局部组织刺激反应，可引起静脉炎，应避免漏出血管外和溅入眼内。
抗糖尿病药	24	胰岛素	10ml:400单位	正规胰岛素、常规胰岛素、普通胰岛素	局部过敏反应一般发生于注射胰岛素后几小时或数日内，表现为注射部位出现红斑、丘疹、硬结。
烷化剂类	25	异环磷酰胺	0.5g	鲁迈、和乐生	注射部位可产生静脉炎。
抑制蛋白质合成与功能的药物	26	门冬酰胺酶	1万单位	埃希、左旋门冬酰胺酶	可引起关节肿痛、皮疹、皮肤瘙痒、面部水肿。
其他心血管系统药	27	果糖二磷酸钠	10g	无	注射过程中药液外渗到皮下时会造成疼痛和局部刺激。

15. 危害药品刺激性案例

临床调研时发现,临床护士在使用危害药品时,并不清楚危害药品所含刺激性成分的分类;在给病人治疗时,无法正确地选择输液工具和输液部位,导致严重不良反应的发生。针对这种情况,我们对所有的危害药品进行统计分析,按照其刺激性分为发泡剂、剥离剂、刺激剂、炎症剂及中性剂,同时制订了危害药品按刺激性分类列表(表 22-15-1)。

(1)发泡剂:能引起局部皮肤疼痛、炎症和灼烧、皮肤和组织结构死亡和坏死的药物。

(2)剥离剂:能够引起皮肤炎症和皮肤脱落的药物,偶会导致组织坏死。

(3)刺激剂:外渗后能在注射处引起炎症、刺激或疼痛的药物,偶会导致组织坏死。

(4)炎症剂:能够导致局部组织轻度至中度炎症和红斑的药物。

(5)中性剂:惰性或中性化合物,不引起炎症或损伤。

表 22-15-1　危害药品按刺激性分类目录

刺激性分类	编号	药品名称	规格	其他名称
发泡剂	1	安吖啶	1.5ml:75mg	安吖啶注射液
	2	卡莫司汀	2g:125mg	卡氮芥
	3	达卡巴嗪	0.1g	氮烯咪胺、甲嗪咪唑胺
	4	放线菌素 D	0.2mg	更生霉素
	5	多柔比星	10mg	阿霉素
			10ml:20mg	里葆多
	6	表柔比星	10mg	法玛新、艾达生、表阿霉素
	7	伊达比星	5mg;10mg	善唯达
	8	丝裂霉素	10mg	无
	9	氮芥	1ml:5mg;2ml:10mg	HN_2
	10	紫杉醇	100mg	白蛋白结合型
			5ml:30mg	泰素、安泰素、紫素、特素

续表

刺激性分类	编号	药品名称	规格	其他名称
发泡剂	11	长春花碱	10mg；15mg	长春碱、威保定、VLB
	12	长春新碱	1mg	醛基长春新碱、VCR
	13	长春地辛	1mg	西艾克、长春花碱酰胺、癌的散、去乙酰长春、花碱酰胺、艾得新
	14	长春瑞滨	1ml：10mg	盖诺、去甲长春花碱、诺威本、民诺宾
剥离剂	15	顺铂	20mg	顺氯氨铂
	16	多西他赛	0.5ml：20mg	艾素、多帕菲、紫杉特尔、多西紫杉醇、泰素帝
	17	多柔比星脂质体	10mg；20mg；50mg	阿霉素、ADM
	18	米托蒽醌	2ml：2mg	米西宁
	19	奥沙利铂	50mg	齐沙、乐沙定、草酸铂
	20	拓扑替康	2mg；4mg	和美新、托泊替康、金喜素
刺激剂	21	卡铂	10ml：100mg	波贝、伯尔定
			15ml：150mg	伯尔定
	22	依托泊苷	5ml：0.1g	鬼臼乙叉苷、足叶乙苷
	23	替尼泊苷	50mg	卫萌、威猛、邦莱
炎症剂	24	氟尿嘧啶	10ml：0.25g	5-氟尿嘧啶、5-FU
	25	甲氨蝶呤	20ml：500mg	氨甲喋呤、MTX
			0.1g	
	26	雷替曲塞	2mg	无
中性剂	27	贝伐珠单抗	4ml：100mg	安维汀

续表

刺激性分类	编号	药品名称	规格	其他名称
中性剂	28	西妥昔单抗	100mg	ERBITUX、爱必妥
	29	环磷酰胺	100mg;200mg	环磷氮芥、癌得星、CTX
	30	氟达拉滨	50mg	莱福乐、氟阿糖腺苷酸
	31	吉西他滨	0.2g;1g	泽菲、双氟脱氧胞苷、健泽
	32	异环磷酰胺	0.5g	鲁迈、和乐生
	33	美法仑	2mg	苯丙氨酸氮芥、MEL
	34	培美曲塞	0.2g	赛珍、普来乐、力比泰
			500mg	力比泰
	35	利妥昔单抗	10ml:100mg	美罗华
			50ml:500mg	

16. 肠外营养药品案例

　　临床调研发现,临床科室依然存在三大营养物质串滴的现象。在进行全静脉肠外营养治疗时,我们要考虑病人的能量、总液体量、非蛋白热卡、总氮、热氮比、维生素、微量元素、电解质等的需求。若直接将这三大营养物质直接串滴,这些营养成分发生某些物理、化学变化,会对患者的身体造成损害,甚至威胁生命,针对这种情况我们制订了肠外营养药品相关信息表(表22-16-1)。

　　(1)热氮比:非蛋白热卡(糖和脂肪提供的热量)与氮的比值;推荐的热氮比:(100~200)∶1

　　(2)糖脂比:糖所提供的热量与脂肪提供热量的比值。推荐的糖脂比:(1~2)∶1

　　(3)人体血浆渗透压:正常值280~310mOsm/L,<280mOsm/L为低渗,>310mOsm/L为高渗;人体外周静脉输液耐受渗透压为人体渗透压的3倍(约900mOsm/L),当超过900mOsm/L时,应从中心静脉进行输液。

　　(4)工业化三腔袋(卡文):热氮比为167∶1,糖脂比为46∶54,渗透压为750mOsm/L。

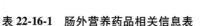

表 22-16-1 肠外营养药品相关信息表

营养素		品规	含量（g）	能量密度（kcal/g）	提供能量（Kcal）		渗透压（mOsm/L）
葡萄糖		5% 100ml	5	≈4kcal/g	20		278
		5% 250ml	12.5		50		278
		5% 500ml	25		100		278
		10% 100ml	10		40		556
		10% 250ml	25		100		556
		10% 500ml	50		200		556
		50% 100ml	50		200		2780
		50% 250ml	125		500		2780
脂肪乳	尤文（ω-3）	10% 100ml	10	≈10kcal/g	112（说明书）		273
	力文	20% 250ml	50		490（说明书）		273
	力能	20% 250ml	50		488（说明书）		273
	英脱利匹特	20% 100ml	20		200		273
	侨光卡路	20% 100ml	20		200		273
						氮量（g）	
氨基酸	安平	10% 500ml	50	≈4kcal/g	200	8	875
	乐凡命	8.5% 250ml	21.25		85	3.4	810
	乐凡命	11.4% 250ml	28.5		114	4.56	1130
谷氨酰胺	多蒙特	20% 100ml	20		80	3.2	1000
	力太	20% 100ml	20		80	3.2	921

17. 易致跌倒的静脉药品案例

在医疗机构关注的十大安全目标中，第七条明确提出，要防范与减少病人跌倒事件的发生．在临床调研时我们发现，临床科室都已经制订并认真落实了关于跌倒防范制度，但是跌倒的情况在临床上依然不断发生，通过对临床科室跌倒案例进行分析，发现一些跌倒是由于应用药物导致的，为避免由药物引起的跌倒事件的再次发生，我们特制定了易致跌倒的静脉药品列表（表22-17-1）．

表 22-17-1　易致跌倒的静脉药品目录

药品分类	编号	药品名称	规格	其他名称	导致跌倒的原因
脑循环与促智药	1	乙酰谷酰胺	0.2g 0.5g 0.3g 0.1g	忆备舒 胜迪 注射用乙酰谷酰胺 诺依	静脉时可能引起血压下降。
抗癫痫药及抗惊厥药	2	丙戊酸钠	400mg 0.4g	德巴金、二丙乙酸钠、α-丙基戊酸钠、敌百痉 汉非、二丙乙酸钠、α-丙基戊酸钠、敌百痉	1. 神经系统异常、意识模糊：治疗过程中，少数患者出现木僵或昏睡，有时导致一过性昏迷； 2. 锥体外系反应：一过性和(或)剂量相关短暂细微的姿势性震颤和嗜睡。
	3	硫酸镁	10ml:2.5g	无	1. 镁离子可抑制中枢神经活动，抑制运动神经-肌肉接头乙酰胆碱的释放，阻断神经肌肉联接处的传导，降低或解除肌肉收缩作用(肌肉无力)； 2. 对血管平滑肌有舒张作用，使痉挛的外周血管扩张，降低。
麻醉用药	4	丙泊酚	20ml:0.2g 50ml:0.5g	竟安 得普利麻	1. 本品通过激活 GABA 受体-氯离子复合物，发挥镇静催眠作用； 2. 对循环系统有抑制作用，本品做全麻诱导时，可引起血压下降； 3. 罕见应用本品术后一段时间无意识，并有时伴有肌肉张力增加。

续表

药品分类	编号	药品名称	规格	其他名称	导致跌倒的原因
麻醉用药	5	利多卡因	5ml:0.1g	赛罗卡因	1. 本品作用于中枢神经系统,引起嗜睡、感觉异常肌肉震颤、惊厥昏迷等不良反应; 2. 可引起低血压。
强心药	6	左西孟旦	5ml:12.5g	无	1. 降低血压; 2. 可引起头晕; 3. 可引起腹泻增加跌倒概率。
抗心律失常药	7	盐酸胺碘酮	3ml:0.15g	可达龙、安律酮	可致中度的一过性的血压下降。
	8	艾司洛尔	2ml:200mg	爱络	1. 低血压; 2. 眩晕; 3. 外周缺血、神志不清、嗜睡; 4. 偏瘫、无力、癫痫发作。
降压药	9	地尔硫䓬	10mg	合贝爽	1. 眩晕; 2. 直立性低血压。
	10	硝普钠	50mg	注射用硝普钠	1. 血压降低过快过剧,出现眩晕、肌肉抽搐; 2. 硫氰酸盐中毒或超量时,可出现运动失调、视力模糊、谵妄、眩晕、意识丧失、昏迷。
	11	酚妥拉明	10mg	甲苄胺唑啉、瑞支亭、利其丁	1. 体位性低血压; 2. 晕倒、乏力; 3. 神志模糊、共济失调,可能是心脑血管痉挛或阻塞的表现。

续表

药品分类	编号	药品名称	规格	其他名称	导致跌倒的原因
抗心绞痛药	12	单硝酸异山梨酯	5ml:20mg	欣康	1. 体位性低血压、眩晕、昏厥； 2. 过量使用会因血液动力学改变出现各种症状如颅内压升高引起的头痛，意识模糊、眩晕、麻痹。
	13	硝酸异山梨酯	5ml:5mg	爱倍	
	14	硝酸甘油	1ml:5mg	无	可发生体位性低血压、眩晕、虚弱、晕厥，过量可致腹泻、瘫痪和昏迷。
抗休克血管活性药	15	多巴胺	2ml:20mg	3-羟酪胺、多巴胺注射液	1. 全身软弱无力感； 2. 突然停药产生的严重低血压。
	16	多巴酚丁胺	2ml:20mg	—	大剂量会引起收缩压升高，心率过快。
周围血管扩张药	17	马来酸桂哌齐特	2ml:80mg	克林澳	由于过度扩血管作用引起的反射性交感神经兴奋所致心动过速、低血压。
	18	法舒地尔	2ml:30mg	普疏	由于过度扩血管作用引起的反射性交感神经兴奋所致心动过速、低血压。
	19	乌拉地尔	25mg:5ml	亚宁定、优匹敌	有外周和中枢双重降压作用（外周阻断 α_1 受体，中枢激动 5-羟色胺），多数因血压下降太快引起。
其他心血管系统药	20	尤瑞克林	0.15PNA单位	凯力康	1. 有个别病例可能对尤瑞克林反应特别敏感，发生血压急剧下降； 2. 与血管紧张素转化酶抑制剂（ACEI）类药物有协同降血压作用，合并用药可能导致血压急剧下降。

药品分类	编号	药品名称	规格	其他名称	导致跌倒的原因
其他心血管系统药	21	磷酸肌酸	0.5g/1g	杜玛、莱博通	快速静脉注射1g以上的磷酸肌酸可能会引起血压下降。
	22	冻干重组人脑利钠肽	0.5mg/支	新活素	本品引起了细胞内环单磷酸鸟苷（cGMP）的浓度升高，cGMP能扩张动脉和静脉，迅速降低全身动脉压、右房压和肺毛细血管楔压，剂量过大或滴注速度过快时会引起低血压。
	23	环磷腺苷葡胺	60mg；2ml：30mg	希麦舒、环磷腺苷葡胺注射液	1. 本品为非洋地黄类强心剂，具有正性肌力作用，能增加心肌收缩力，有扩张血管作用。 2. 剂量过大或滴速过快引起心动过速，低血压。
胃肠解痉药	24	阿托品	1ml：0.5mg；1ml：1mg；1ml：5mg；5ml：25mg	无	对中枢神经系统有轻度兴奋作用，量大时可导致精神紊乱，极大量对中枢神经系统则由兴奋转入抑制。 用药逾量表现为：动作笨拙不稳、神志不清、抽搐、幻觉、谵妄（多见于老年患者）；极大剂量可致惊厥。
肝病辅助药	25	二氯醋酸二异丙胺	40mg	雅普宜	滴注时需减慢滴速，并使病人卧床，低血压者慎用。
利尿药	26	呋塞米	2ml：20mg	速尿、呋喃苯胺酸	1. 大剂量或合用降压药，可引起低血压； 2. 急性心肌梗死，过度利尿可促发休克； 3. 还可引起体位性低血压。

续表

药品分类	编号	药品名称	规格	其他名称	导致跌倒的原因
利尿药	27	托拉塞米	20mg	泽通	1. 大剂量或合用降压药，可引起低血压； 2. 急性心肌梗死，过度利尿可促发休克； 3. 还可引起体位性低血压。
其他泌尿系统药	28	去氨加压素	1ml:4μg	翰固	高剂量时可引起一过性血压降低，伴有反射性心动过速。
抗糖尿病药	29	胰岛素	10ml:400U	常规胰岛素、普通胰岛素	低血糖所致头晕，甚而昏厥、抽搐、状似癫痫，昏迷不醒。

18. 含乙醇的静脉药品案例

在临床调研时我们发现，有的病人对乙醇过敏或在使用头孢类药物，但是在实际的用药过程中临床护士并不清楚哪些药品含有乙醇，所以导致变态反应不断发生，针对这种情况我们又制订了含乙醇的静脉药品信息表（表 22-18-1）。

表 22-18-1　含有乙醇的静脉用药品目录

药品分类	编号	药品名称	规格	其他名称	乙醇成分
肾上腺皮质激素类药物	1	氢化可的松	50mg 10ml:25mg	可的索、皮质醇	辅料内含乙醇
抗心绞痛药	2	硝酸甘油	1ml:5mg	硝酸甘油注射液	辅料内含无水乙醇
祛痰药	3	溴己新	4mg	注射用盐酸溴己新	辅料内含乙醇
			100ml	盐酸溴己新葡萄糖注射液	
理血剂	4	银杏叶提取物	5ml:17.5mg	金纳多	辅料内含乙醇
抗肿瘤药	5	多西他赛	0.5ml:20mg	艾素、多帕菲、泰素帝	辅料内含乙醇
	6	紫杉醇酯	30mg	泰素、安泰素、紫素、特素	辅料内含乙醇

19. 必须或建议使用灭菌注射用水溶解的药品案例

在临床调研时发现一些临床科室在使用葡萄糖、0.9%氯化钠溶解后出现浑浊或者变色等情况,针对这种情况我们查找《药剂学溶解影响因素》一书,发现一些药品稳定性会受酸碱度和离子强度的影响,在初溶阶段由于浓度较高更容易产生分子间聚集、药物水解等反应。酸碱度方面,10%葡萄糖、5%葡萄糖、0.9%氯化钠、注射用水,酸性逐渐降低(pH逐渐升高);而离子强度影响方面,0.9%氯化钠影响较大。因此,在初溶时采用葡萄糖注射液或0.9%氯化钠溶解对药品稳定性影响较大;相反,如果用注射用水pH在7左右溶解后,再用葡萄糖、0.9%氯化钠稀释,因药物已经成为分子溶液,稀释后影响相对较小。针对这种现象,为避免由于药品溶解不当导致不良反应的发生,我们特制订了必须或建议使用灭菌注射用水溶解的药品信息表(表22-19-1)。

表 22-19-1　必须或建议使用灭菌注射用水溶解药品目录

药品分类	编号	药品名称	规格	其他名称	必须或建议使用灭菌注射用水溶解
头孢菌素类	1	头孢呋辛	1.0g	头孢呋肟、达力新、伏乐新	灭菌注射用水
			1.5g	信立欣、头孢呋肟、伏乐新	灭菌注射用水
	2	头孢唑肟钠	1.0g	头孢唑肟钠、头孢去甲噻肟、益保世灵	灭菌注射用水/0.9%氯化钠/5%葡萄糖
	3	头孢硫脒	0.5g	吡胨头孢、硫脒头孢菌素、仙力素、灵流旷	灭菌注射用水或氯化钠注射液适量溶解
氧头孢烯类	4	拉氧头孢钠	0.5g	噻吗灵	灭菌注射用水/5%葡萄糖/0.9%氯化钠
β-内酰胺类-β-内酰胺酶抑制剂	5	哌拉西林钠-他唑巴坦钠	1.125g	邦达	灭菌注射用水
			4.5g	特治星、邦达	0.9%氯化钠/5%葡萄糖/灭菌注射用水

续表

药品分类	编号	药品名称	规格	其他名称	必须或建议使用灭菌注射用水溶解
β-内酰胺类-β-内酰胺酶抑制剂	6	美洛西林钠-舒巴坦钠	1.25g	凯韦可	灭菌注射用水/0.9%氯化钠
	7	头孢哌酮钠舒巴坦钠	1.5g	舒普深	0.9%氯化钠/5%葡萄糖/灭菌注射用水
			1.0g	安士杰	0.9%氯化钠/5%葡萄糖/灭菌注射用水
	8	头孢哌酮钠-他唑巴坦钠	2.0g	无	0.9%氯化钠/灭菌注射用水
单环β-内酰胺类	9	氨曲南	0.5g/1.0g	无	灭菌注射用水
大环内酯类	10	阿奇霉素	0.5g	希舒美	灭菌注射用水
利福霉素类	11	利福平	0.45g	甲哌利利福霉素、维夫欣	灭菌注射用水
糖肽类	12	去甲万古霉素	0.4g（40万U）	万迅	灭菌注射用水
	13	万古霉素	500mg	盐酸万古霉素、稳可信、万君雅、来可信、方刻林	灭菌注射用水
	14	替考拉宁	200mg	他格适、加立信	专用灭菌注射用水（药品自带）
抗分枝杆菌药	15	对氨基水杨酸钠	2g	对氨柳酸钠	灭菌注射用水
抗真菌药	16	伏立康唑	200mg	活力康唑、威凡	灭菌注射用水
	17	醋酸卡泊芬净	50mg/70mg	科赛斯	0.9%氯化钠/灭菌注射用水

续表

药品分类	编号	药品名称	规格	其他名称	必须或建议使用灭菌注射用水溶解
抗病毒药	18	更昔洛韦	50mg	丙氧鸟苷、丽科伟、赛美维	灭菌注射用水/0.9%氯化钠
	19	阿昔洛韦	0.25g	无环鸟苷、克毒星、丽科欣	灭菌注射用水/0.9%氯化钠
兴奋大脑皮层药	20	甲氯芬酯	0.2g	夫通	灭菌注射用水/5%葡萄糖
心血管系统药	21	果糖二磷酸钠	10g/瓶	无	灭菌注射用水 100ml
祛痰药	22	氨溴索	30mg	开顺	灭菌注射用水
	23	溴己新	4mg	注射用盐酸溴己新	灭菌注射用水
质子泵抑制药	24	兰索拉唑	30mg	奥维加、兰川	灭菌注射用水
肝病辅助药	25	还原型谷胱甘肽	1.2g	无	灭菌注射用水
			0.6g	古拉定、阿拓莫兰、L-谷胱甘肽、L-谷胱甘肽还原型	灭菌注射用水
促凝血药	26	卡络磺钠	20mg	罗欣	0.9%氯化钠/灭菌注射用水
免疫增强药	27	香菇多糖	1mg	元护、香菇糖、能治难、瘤停能、天地欣	灭菌注射用水
免疫抑制药	28	兔抗人胸腺细胞免疫球蛋白	25mg	抗胸腺细胞球蛋白、即复宁	灭菌注射用水
	29	巴利昔单抗	20mg	舒莱、巴西单抗、巴士单抗、巴希利玛	专用附带注射用水

续表

药品分类	编号	药品名称	规格	其他名称	必须或建议使用灭菌注射用水溶解
影响核酸生物合成的药物	30	甲氨蝶呤	0.1g	氨甲喋呤、MTX	灭菌注射用水
	31	氟脲苷	0.25g	无	灭菌注射用水
	32	磷酸氟达拉滨	50mg	莱福乐、氟阿糖腺苷酸	灭菌注射用水
	33	地西他滨	25mg	晴唯可	灭菌注射用水
干扰转录过程和阻止RNA合成的药物	34	多柔比星	10mg	阿霉素	灭菌注射用水
	35	表柔比星	10mg	法玛新、艾达生、表阿霉素	0.9%氯化钠/灭菌注射用水
拓扑异构酶Ⅰ抑制药	36	托泊替康	1mg	和美新	灭菌注射用水
烷化剂类	37	异环磷酰胺	0.5g	鲁迈、和乐生	灭菌注射用水
抗肿瘤辅助药	38	帕米膦酸二钠	15mg:5ml	博宁、丙氨磷酸钠、阿可达	专用灭菌注射用水（药品自带）
电解质调节药	39	门冬氨酸钾	1.712g:10ml	代甲	灭菌注射用水/5%葡萄糖/0.9%氯化钠
维生素类	40	脂溶性维生素	复方制剂	丰原林	灭菌注射用水
	41	水溶性维生素	复方制剂	水乐维他	灭菌注射用水/无电解质的葡萄糖注射液/脂肪乳注射液
	42	复合维生素	复方制剂	注射用脂溶性维生素（Ⅱ）/注射用水溶性维生素	灭菌注射用水
理血剂	43	血塞通	400mg	络泰	灭菌注射用水/0.9%氯化钠/5%葡萄糖

参考文献

1. 常青.静脉输液方式的演进.首都医药.2001,8(2):42-43.

2. 程开生,尹莉芳,周建平.双室袋输液发展概况.药学进展,2006,30(11):498-501.

3. 闫凤华,张晓晓,李涵.静脉输液微粒污染的危害与防治研究进展,第二届第二次中医护理学术交流会议论文汇编,2007.

4. 梁伟,邢述兰.输液微粒的来源与临床危害.医药导报,1994,13(4):183-184.

5. 窦娜,熊莉华,孙婷婷.实习护生全面性防护意识与针刺伤情况的调查与分析.护理管理杂志,2004,4(11):9-10.

6. 屠锡德,张钧寿,朱家壁主编.药剂学.第3版.北京:人民卫生出版社,2002.

7. 国家食品药品监督管理局药品认证中心编写.药品GMP指南:无菌药品.北京:中国医药科技出版社,2011.

8. 曹晶,李香凤,焦静等.塑料安瓿与玻璃安瓿临床使用便利性的比较.中华现代护理杂志,2011,17(32):3863-3865.

9. 王学亮,杨兆旭.我国即配型粉液双腔输液软袋的应用进展及生产系统.现代制造,2012,26(344):29-31.

10. 中华人民共和国药典委员会.《临床用药须知》化学药物和生物制品卷,624.

11. 北京药学会抗生素专业委员会.头孢类抗菌药物皮肤过敏试验高端论坛专家共识.临床药物治疗杂志,2008,6(4):1-2.

12. 陈新谦,金有豫,汤光.新编药物学.第17版.北京:人民卫生出版社,2011.

13. 李小寒,尚少梅.基础护理学.北京:人民卫生出版社,2014.

14. 米文杰,杨敏,高海青.静脉药物配置中心消耗性材料节约使用的研究.护士进修杂志,2008,23(9):808-810.

15. 米文杰,杨敏,高海青.静脉药物配置中心对护理人力资源优化配置的作用研究.中国实用护理杂志,2008,24(7):73-74.

16. Pedersen CA,Schneider PJ,Scheckelhoff DJ.ASHP national survey of pH armacy practice in hospital settings:dispensing and administration—2014.*Am J Health-Syst PH arm*,2015,72(1):1119-1137.

17. 方国枝,王守凤.静脉用药调配中心常见贴签差错分析与对策.安徽卫生职业技术学院学报,2013,12(6):8-10.

18. Kumar P,Reinitz HW,Simunovic J.Overview of RFID Technology and ItsApplications in the Food Industry.Journal of food science,2009,74(8):101-106.

19. 袁自龙,孙大成,刘丽兰.基于RFID的生产物流实时管理系统研究.现代制造工程,2015,

6：132-136.

20. 陈志辉,王颖纯,刘燕权.基于物联网环境的图书馆 RFID 技术应用现状的研究.情报杂志,2015,34(5)：196-210.

21. 王丽娜,冯欣,陈韵如.RFID 技术在图书馆中的应用及其存在问题的研究.应用科技：77.

22. 徐萍,罗建华.静脉用药调配中心基于条形码技术的运行管理.齐鲁药事,2012,31(3)：159-173.

23. 戴闽.骨科运动康复.北京：人民卫生出版社,2008.

24. 徐军.关节养护与骨关节炎防治.北京：金盾出版社,2014.

25. 燕铁斌.康复医学前沿.北京：人民军医出版社,2014.

26. 郑彩娥.实用康复护理学.北京：人民卫生出版社,2012.

27. 戴闽.骨科运动康复.北京：人民卫生出版社,2008.

28. 丁淑贞.实用护理职业防护管理.北京：中国协和医科大学出版社,2013.

29. 胡有谷.腰椎间盘突出症.北京：人民卫生出版社,2004.

30. 李家顺.颈椎外科学.上海：上海科学技术出版社,2004.

31. 韩光曙.医院的安全文化与医疗安全,中华医院管理杂志,2004,3(3).

32. 金泰廙,王生邬堂春.现代职业卫生与职业医学.北京：人民卫生出版社,2010.

33. Institute for Healthcare Improvement：Develop a Culture of Safety. http：//www. ihi. org/IHI/Topics/PatientSafety/SafetyGeneral/Changes/Develop+a+Culture+of+Safety. htm.

34. 刘放,周芝芳,孙洁胤.利巴韦林注射液与 3 种常用输液的配伍稳定性.西北药学杂志,2006,21(3)：16-19.

35. 陈健苗,汤晟凌,吴明东,等.注射用更昔洛韦与 4 种输液配伍的稳定性考察.中国药业,2011,20(8)：31-32.

36. 郑华,王成润,戚雪勇,等.注射用奥拉西坦在 4 种输液中的配伍稳定性.江苏大学学报医学版,2011,21(1)：80-83.

37. 陈进.依达拉奉在不同注射液中配伍稳定性的研究.安徽医药,2008,12(10)：907-908.

38. 余玫,牛秀明,杨敏.胞磷胆碱与常用输液配伍的体外稳定性探讨.齐鲁护理杂志,2006,12(19)：1863-1864.

39. 李金花,刘恒.单唾液酸四己糖神经节苷脂钠注射液不同输液中稳定性考察.中国药师,2013,16(11)：1749-1751.

40. 梁卉,胡乔乔,谭爱萍.盐酸胺碘酮注射液与 4 种临床常用输液的配伍稳定性考察.实用药物与临床,2011,14(3)：231-233.

41. 余俊先,陈秀兰,王汝龙.硝酸异山梨酯注射剂在两种输液中的配伍稳定性考察.中国药师,2012,15(7)：1033-1034.

42. 黄晨,郑如君.马来酸桂哌齐特注射液与 4 种输液配伍的稳定性评价.中国药物与临床,2009,9(9)：829-829.

43. 吴胜林,王霞,王懿睿等.盐酸法舒地尔注射液与 6 种常用输液配伍的稳定性考察.中国医院药学杂志,2010,30(14)：1235-1236.

44. 李明艳,覃枝华.三磷酸腺苷和全静脉营养液的配伍稳定性考察.中国医院药学杂志,2007,27(10)：1462-1464.

45. 郭良雪,李晓强,许向阳.阿魏酸钠注射液与4种输液配伍的稳定性.中国医院药学杂志, 2007,27(6):846-847.

46. 卜秀玲,高俊霞,李军.多索茶碱注射液在4种常用输液中的稳定性.中国医院药学杂志, 2004,24(2):125-126.

47. 苏雪媚,巩晓宇,黄伟东,等.氨茶碱注射液与5种常用输液的配伍稳定性考察.中国药房, 2013,(42):3986-3988.

48. 潘力,廖厚知.注射用盐酸氨溴索与5种注射液的配伍稳定性考察.中国医药导刊,2012, 14(6):1098,1083.

49. 唐祺,吴妍,邓晓媚,等.细辛脑注射液与6种常见输液配伍质量及稳定性考察.中国药业, 2015,24(21):96-99.

50. 陆妙.硫普罗宁注射液与常用葡萄糖注射液配伍的稳定性考察.中国医院药学杂志,2008, 28(15):1311-1312.

51. 王艳霞,张喜全,万顺之,等.6种配伍液中异甘草酸镁的稳定性.中国医院药学杂志,2008, 28(20):1801-1803.

52. 陈敏,孙为民,杨继红,等.甘草酸二铵注射液与4种输液配伍的稳定性考察.中国药物与 临床,2006,6(10):769-770.

53. 时银萍,管圆圆,潘莉,等.四种药物与常用输液溶媒的配伍稳定性考察.药学服务与研究, 2015,15(2):138-140.

54. 吴小平,刘放.注射用肌苷与5种注射液配伍的稳定性研究.西北药学杂志,2011,26(2): 128-130.

55. 刘光斌,赵丽萍,姜芳宁,等.注射用间苯三酚与6种常用输液的配伍稳定性考察.中国药 房,2013,(10):918-920.

56. 白云霞,齐薛红,帅武平,等.卡络磺钠在4种输液中的稳定性考察.中国医院药学杂志, 2006,26(11):1436-1437.

57. 宋士卒,王兰香,韩静文.奥扎格雷钠在转化糖等三种注射液中的稳定性考察.安徽医药, 2011,15(12):1603-1604.

58. 王成湖,易林高.注射用奥扎格雷钠与含果糖注射液的配伍稳定性考察.中国药房,2016, 27(2):191-192.

59. 韦敏,肖亿.4中抗肿瘤药物微泵持续给药的稳定性.中国医院药学杂志,2006,26(4):500- 501.

60. 黄丽君,刘伟,李力.托烷司琼注射液常见临床配伍稳定性考察.中国现代应用药学,2015, 32(5):595-598.

61. 辛学俊.甘草酸二铵和门冬氨酸钾镁在输液中配伍的稳定性.医药导报,2003,22(9):643- 644.

62. 徐亚杰,刘雅静,于佳.门冬氨酸钾注射液与肠外营养液的配伍稳定性考察.沈阳药科大学 学报,2015,32(4):311-316.

63. 孙瑞芳,刘蕾,赵学增.注射用维生素C的质量及配伍稳定性考察.中国医院药学杂志, 2012,32(3):237-238.

64. 王永香.热毒宁注射液与溶媒配伍稳定性研究.中国中药杂志,2010,35(22):2990-2993.

65. 严叶霞.疏血通注射液与 4 种溶媒配伍稳定性考察.中国药师,2013,16(7):1084-1085.

66. 朱建成,肖淼生,宋登鹏,等.参麦注射液与 5 种输液配伍稳定性考察.医药导报,2009,28（2）:259-260.

67. 刘璟,曾平,赵峰,等.银杏达莫注射液在常用输液中的稳定性考察.中国现代应用药学杂志,2008,25(5):465-467.

68. 赵树藩,殷立新,田彩锁,等.金纳多注射液在常用输液中的稳定性研究.中国现代应用药学杂志,2002,19(2):153-155.

69. 谢吉元,毛黎顺,李敏芝,等.丹参酮ⅡA 硫磺酸钠注射液与葡萄糖注射液及注射用水配伍制成不同浓度静脉滴注液的稳定性.贵州医药,2016,40(6):630-633.

70. 王林凤.谷红注射液在临床常用输液中的稳定性考察.中国药师,2016,19(10):1999-2004.

71. 高声传,王童超.血必净注射液与多种溶媒配伍的稳定性研究.中国药物警戒.2016,13（3）:180-182.

72. 杜娆,袁红,虞勋.热毒宁、痰热清、喜炎平注射剂临床使用稳定性.中国医院药学杂志,2016,36(13):1095-1099.

73. 陆瑶华.七叶皂苷钠在不同输液中的稳定性研究.药学服务与研究,2005,5(4):416-417.

74. 张海霞,方芸,葛卫红.苦参碱注射液与常用输液的配伍稳定性考察.药学与临床研究,2007,15(5):418-420.

75. 周天鸣,王锦玉,仝燕,等.复方苦参注射液在常用输液中的稳定性考察.中国实验方剂学杂志,2011,17(10):22-24.

76. 程海燕,刘放.注射用维生素 B_6 与 3 种常用输液的配伍稳定性考察.中国药房,2011(6):47-49.